现代急危重症与护理实践

冉 健 李金英 陈 明 主编

汕头大学出版社

图书在版编目（CIP）数据

现代急危重症与护理实践 / 冉健，李金英，陈明主
编. -- 汕头 : 汕头大学出版社，2021.8
ISBN 978-7-5658-4454-6

Ⅰ. ①现… Ⅱ. ①冉… ②李… ③陈… Ⅲ. ①急性病
—诊疗②险症—诊疗③急性病—护理④险症—护理 Ⅳ.
①R459.7②R472.2

中国版本图书馆CIP数据核字(2021)第176716号

现代急危重症与护理实践
XIANDAI JIWEI ZHONGZHENG YU HULI SHIJIAN

主　　编：冉　健　李金英　陈　明
责任编辑：李金龙
责任技编：黄东生
封面设计：梁　凉
出版发行：汕头大学出版社
　　　　　广东省汕头市大学路243号汕头大学校园内　　邮政编码：515063
电　　话：0754-82904613
印　　刷：三河市嵩川印刷有限公司
开　　本：710mm×1000 mm　1/16
印　　张：20
字　　数：335 千字
版　　次：2021 年 8 月第 1 版
印　　次：2022 年 1 月第 1 次印刷
定　　价：198.00 元
ISBN 978-7-5658-4454-6

前 言

Preface

随着医学的不断发展，急危重症救治已成为医护人员所关注的重点问题。抢救技术水平的高低，抢救处理是否妥善及时，直接关系到患者的生命安危。为提高急危重症的救治水平，提高紧急救治反应速度，确保迅速有效地救治各类急危重症，降低其病死率，医护人员亟须掌握并正确实施急危重症应急预案及其救治措施。为此，由我们工作在临床一线，从事临床一线工作多年，有专业特长的专家、教授们，从临床实际出发，结合近年来国内外最新资料，编写了《现代急危重症与护理实践》一书。

本书涵盖了急诊医学的主要课题，展现了急诊医学的快速发展，详细介绍了急诊临床实践的现状和进展，丰富了急诊医学的知识体系，促进急诊医学知识的传播和急诊医疗服务水平的提高，对中国急诊医学的发展具有重要意义。具体包括以下内容：临床常见鼻科急症、临床常见咽喉急症、临床常见耳科急症、神经系统急症、消化系统急症、骨科严重创伤、临床重症护理与监护、心肺复苏的护理和常见意外伤害的急救及护理。本书为急诊医师和其他急诊医疗服务从业者、医药相关人员提供详细的信息参考。

本书在编写过程中参考了大量的相关文献，也得到了医院相关医疗专家的鼎力支持，在此表示衷心的感谢！编写人员本着高度负责的态度，认真投入这项工作中，但因时间仓促和水平有限，若有不当之处，欢迎各界同人批评指正。

目 录

Catalogue

第一章 临床常见鼻科急症

第一节 鼻骨骨折

外鼻突出于面部中央，容易遭受外伤而发生鼻骨骨折。鼻骨骨折可单独发生，也可和其他颌骨骨折同时发生。外鼻前上的鼻骨上部厚而窄，而下端宽而薄，这种结构特点使鼻骨骨折多累及下部。鼻骨骨折一般伴有颜面部软组织的损伤，严重者常伴有颜面明显畸形、鼻中隔骨折、软骨脱位、眶壁骨折、额骨骨折、黏膜撕裂及鼻中隔血肿等。

一、分类

骨折类型与暴力的方向和大小有关。

传统分型将鼻骨骨折分为单纯性和粉碎性两种骨折，该种分型方法过于笼统，不能体现断端骨的移位情况或是否伴有邻近骨骨折。国内一些学者将鼻骨骨折分为8型。

（1）单纯鼻骨骨折。

（2）单纯缝合分离（鼻上颌缝、鼻额缝、两鼻骨间缝）。

（3）单纯上颌骨额突骨折。

（4）鼻骨骨折伴缝合分离。

（5）鼻骨骨折伴额突骨折。

（6）鼻骨骨折伴筛骨正中板骨折。

（7）鼻骨骨折伴同侧眼眶内侧壁骨折。

（8）上颌骨额突骨折伴同侧上颌窦壁骨折。

二、病因

外鼻突出于面部，平时创伤多由于撞击、跌碰、挤压、切割等引起，有挫伤、裂伤、切伤；战时多由于弹片、枪弹伤所致；其他有爆震伤、烧伤、化学伤等。

三、症状

最常见的症状是局部疼痛、鼻出血、鼻塞、鼻梁上段塌陷或偏斜、皮下淤血。数小时后鼻部软组织肿胀，开放性骨折者擤鼻后可出现皮下气肿，触之有捻发感，畸形则被掩盖，但触痛明显。严重骨折时可见鼻中隔骨折、软骨脱位、鼻中隔血肿等导致的鼻塞、下段鼻梁塌陷等症状。若鼻中隔血肿继发感染，则引起鼻中隔脓肿、软骨坏死、鞍鼻畸形等并发症。

四、检查

（一）移位和畸形

鼻骨骨折的类型取决于暴力的性质、方向和大小。如打击力来自侧方，可发生一侧鼻骨骨折并向鼻腔内移位，造成弯鼻畸形；如打击力量较大，可使双侧鼻骨连同鼻中隔同时骨折，使整个鼻骨向对侧移位，鼻偏曲畸形更为明显；如外力直接打击于鼻根部，则可发生横断骨折，使鼻骨与额骨分离，骨折片向鼻腔内移位。同时可并发鼻中隔和筛骨损伤；如鼻骨受到正前方的暴力打击时，可发生粉碎性骨折及塌陷移位，出现鞍鼻畸形。

（二）鼻出血

鼻腔黏膜与骨膜紧密相连，鼻骨骨折常伴有鼻腔黏膜撕裂而发生出血。

（三）鼻中隔血肿和脓肿

累及鼻中隔时，可见中隔偏离中线，前缘突向一侧鼻腔。若伴有鼻中隔血肿，可见中隔黏膜向一侧或两侧膨隆，触之较柔软。继发鼻中隔脓肿者，鼻背有明显压痛。

（四）眼睑部瘀斑

当鼻骨骨折伴有眶内侧壁骨折时，可因组织内出血渗至双侧眼睑及结膜下而出现瘀斑。

（五）脑脊液鼻漏

当鼻骨骨折伴有筛骨损伤或颅前凹骨折时，可发生脑脊液鼻漏。初期为混有血液的脑脊液外渗，以后血液减少则只有清亮的脑脊液流出。

（六）鼻骨影像学检查

影像学检查是重要的辅助手段，是重要的辅助诊断依据，对于判断骨折部位、骨折程度、骨折范围以及指导鼻骨复位很有帮助。鼻骨影像学检查包括鼻骨X线正侧位检查和鼻骨CT。鼻骨侧位片可观察到鼻骨骨折线的水平位置，在临床应用比较多，而正位片可判断骨折发生在哪一侧，在临床上很有价值。然而鼻骨骨折X线检查也存在漏诊和不足，由于两侧骨质影像重叠，不易看清对侧鼻骨，骨折也就更难判断。另外X线片曝光不足或过度，X线片质量差，检查者阅片经验欠缺等也是造成骨折漏诊的原因。另外X线片不能显示纵形、塌陷性及无移位的斜形骨折。因此X线检查阳性可作为鼻骨骨折诊断的重要依据，而X线检查阴性时也不能绝对否定鼻骨骨折的存在。

CT检查鼻骨采用冠状位及轴位扫描，必要时还可行三维重建。CT扫描既可显示线状骨折、一侧多处（粉碎性）骨折或塌陷性骨折，也能同时显示两侧鼻骨情况，更能充分显示骨折的部位和移位（成角）的程度，还可显示鼻中隔的骨折和移位。鼻骨骨折常合并复合伤，诊断有时不易发现，CT检查能清楚地显示骨折部位以及损伤范围及轻重，因此条件允许时应行CT检查。

五、诊断

鼻骨骨折的诊断主要根据外伤史、典型临床表现和局部检查来确定。鼻骨骨折后局部尚未肿胀时，可见移位畸形，门诊可发现骨折部位；已有明显肿胀后，骨折移位畸形可被掩盖，需经鼻内外仔细检查和鼻骨X线正侧位摄片甚至是CT才能确定诊断。疑有鼻中隔血肿可穿刺抽吸确诊。

六、鉴别诊断

本病一般有明确的外伤史，但诊断时应与正常的鼻骨变异进行鉴别，以免误诊。除正常的鼻骨骨缝有时被误诊为骨折外，鼻骨的正常变异也应引起诊断者的注意。这些正常变异包括鼻骨"内收"或"外撇"状变异，缝间骨以及"驼峰状"或"鹰嘴状"鼻骨尖变异。缝间骨多位于骨缝附近，呈游离的圆形或类圆形小骨片，与鼻骨尖"驼峰状"或"鹰嘴状"变异一样，均呈镶嵌状而非脱出状；鼻骨的"内勾"或"外撇"状变异多表现为两侧鼻骨尖对称性内收或外翘，骨质连续性良好。认识这些鼻骨的正常变异，可减少鼻骨骨折的误诊和漏诊。

七、急诊处理

对有严重复合外伤如颅脑损伤，面中部及上、下颌骨严重骨折，颈、胸、腹、四肢脊柱损伤及外伤性休克者，应按急诊抢救治疗原则处理，积极抢救患者生命。鼻部外伤应在生命体征稳定之后再行处理。

鼻骨骨折应依损伤程度以及是否存在复合伤采取不同治疗方案，对并发休克及意识障碍、颅脑损伤、颈胸腹损伤、四肢伤及上、下颌骨严重骨折的病例应按急诊外科救治原则，经其他科医生给予相应处理。通畅呼吸道、吸氧、抗休克、保持生命体征稳定。鼻骨骨折的复位可在14d内行鼻骨整复术，超出14d建议患者行整形外科Ⅱ期手术治疗。

八、治疗

鼻骨位于面部中央突出部位，随着生产、交通工具的发展及某些社会不安定因素的增加，在日常生活中，鼻部外伤的发生率相对增多。鼻骨骨折如处理不当，可导致外鼻畸形、鼻中隔偏曲及鼻功能障碍（鼻塞、头痛、流涕）等后遗症。因此，在急诊工作中处理其他外伤的同时，正确诊治鼻骨骨折十分重要。

（一）一般治疗

鼻骨单纯性骨折而无移位者不需特殊处理，24h内局部冷敷可以减轻肿胀，24h后局部热敷促进吸收。

（二）手术治疗

较多患者须行鼻骨骨折复位术。复位术以改善鼻部畸形、改善鼻腔通气等功能为目的。有外鼻畸形者，尽可能在伤后组织肿胀发生前复位，早期复位不仅使复位准确，且有利于早期愈合。若肿胀明显，则须在消肿后再进行手术复位，但一般不要超过10d，以免发生错位愈合，影响鼻腔的生理功能，增加复位难度。大多数鼻骨骨折可用闭合性复位法加以矫正，少数骨折超过2周者，则因骨痂形成而使复位发生困难，有时需行开放式复位。另外，对于一些儿童患者，由于鼻骨发育原因，伤后1个月内有时仍可行闭合性复位术。

1.适应证

（1）鼻部骨折后鼻梁变形，凹陷和（或）鼻中隔骨折，触诊有骨摩擦感。

（2）鼻骨X线片或者CT显示骨折错位。

2.禁忌证

（1）合并严重的颅脑外伤，应首先处理颅脑外伤。

（2）有严重的高血压、冠心病等全身性疾病，外伤后恶化、危及患者生命时应等待病情稳定后行骨折复位。

3.操作方法及程序

（1）闭合式复位法：先以1%麻黄碱丁卡因棉片行鼻腔黏膜表面收缩麻醉，不配合的小儿及精神紧张恐惧的成年患者可在基础麻醉或全身麻醉下进行，但须注意维持呼吸道通畅。

①单侧骨折：可将鼻骨复位钳一叶伸入患侧鼻腔内，一叶置于鼻外。将钳闭合并钳住软组织与骨折片，轻轻用力平行抬起鼻骨，并用手指在鼻外协助复位。如无鼻骨复位钳也可用钝头弯血管钳代替。复位后行鼻腔填塞。填塞物多用凡士林纱条，在鼻腔滞留时间一般不要超过72h。有条件的单位也可用膨胀海绵或其他填塞物局部填塞，以减轻由于纱条填塞给患者带来的严重不适。

②双侧骨折：可用鼻骨复位钳伸入鼻骨下塌处，置于鼻骨之下将其抬起，向前、上轻轻用力平行抬起鼻骨，此时常可听到鼻骨复位时的"咔嚓"声。注意复位钳伸入鼻腔且勿超过两侧内眦连线，以免损伤筛板；用另一手的拇指和示指在鼻外协助复位。

③鼻中隔须矫正者：如鼻骨骨折合并有鼻中隔骨折、脱位或外伤性偏曲，可

先用鼻骨复位钳的两叶，伸入两侧鼻腔置于鼻中隔偏曲处的下方，夹住鼻中隔，垂直向上移动钳的两叶，脱位、偏曲之处即可恢复正常位置。复位后需行鼻腔填塞。填塞物多用凡士林纱条，必要时在纱条上撒少量碘仿，这样填塞物在鼻腔最长可留置6~7d，有利于骨质的愈合。如鼻中隔骨折复位不满意，且骨折影响患者通气功能时，可在伤后半年以后行鼻中隔偏曲矫正术。

④伴有鼻中隔血肿者：血肿内的血块很难自行吸收，如穿刺抽取效果不佳，须早期手术清除，以免发生软骨坏死。常做"L"形切口或者平血肿下缘做切口，切口要够大，以彻底引流。术后鼻腔用凡士林碘仿纱条或膨胀海绵填塞，留置72h，并全身应用足量抗生素。

（2）开放式复位法：对于鼻骨上部分骨折，一般采用此法。做内眦部弧形切口，必要时行两侧内眦部切口并向中间连接成"H"形切口，将两个碎骨片连接在一起，或者根据骨折的情况用电钻穿孔，用不锈钢丝固定在额骨鼻突、上颌骨额突。填塞物在鼻腔滞留时间一般不要超过72h。填塞后给予适量抗生素预防感染。2周内不可用力擦压鼻部，并嘱患者勿用力擤鼻。

开放性鼻骨骨折的处理：对开放性鼻骨骨折，应争取一期完成清创缝合与鼻骨骨折的复位。在局部麻醉或全身麻醉下，首先止血，然后清创。因面部血供丰富，抗感染能力较强，所以要尽可能保留软组织及骨组织，而完全游离的碎骨片及异物皆应予以彻底清除。术中应尽量应用可吸收肠线缝合鼻腔黏膜，鼻内填压凡士林纱条或碘仿纱条后，将骨折对位，缝合皮肤。皮肤缺损不够缝合时，可游离周围皮肤，做减张缝合。如鼻翼缺损，采用耳廓复合组织移植修补术，或鼻唇沟翻转带蒂皮瓣或"Z"字成形术。如合并鼻窦骨折，则按鼻窦骨折处理原则处理；如有颅底骨折，应请神经外科协同处理。有脑脊液鼻漏时，一般不宜填压纱条，仅在前鼻孔放一无菌棉球，同时全身给予大量抗生素，以防发生颅内感染。

第二节　鼻窦骨折

一、额窦骨折

额窦骨折通常由直接的、快速的、高强度的暴力引起，占整个面部外伤的5%～12%，常合并其他头面部闭合或开放性损伤。其处理方法因不同部位、不同的受伤程度以及是否错位而不同。

（一）分类

1.按骨折部位

额窦前壁骨折、后壁骨折和鼻额管骨折。

2.按骨折类型

线型骨折、凹陷型骨折和粉碎性骨折。

3.按骨折是否与外界交通

闭合性骨折和开放性骨折。

其中，约1/3的额窦骨折累及前壁。约2/3为前后壁骨折和（或）鼻额管骨折。单纯后壁骨折比较少见。

（二）病因

交通事故最多见。此外，斗殴、运动、施工、跌倒和其他意外冲击可致本病。

（三）临床表现

1.一般临床表现

浅表损伤包括前额皮肤的擦伤、撕裂、皮下淤血、血肿。受伤区域可有触痛。如果损伤眶上神经，可有前额皮肤感觉减退。皮下气肿提示空气直接经伤口进入皮下或者额窦贯通伤。骨折范围较广，可出现明显的额部外形异常。凹陷性骨折急性期额部肿胀，肿胀消退后前额凹陷。粉碎性骨折可以出现眶上缘凹凸不平、后移，眼球向下移位。额窦黏膜撕脱可有鼻出血。

2.眶内临床表现

额窦底壁构成眶上壁。额窦底壁骨折碎片刺入眶内可引起相关表现，如眶内血肿、积气、结膜下血肿。损伤到视神经可致视力减退。眼外肌受损可致眼球运动障碍。

3.颅内临床表现

额窦后壁骨折可致硬膜外血肿。伴有硬脑膜损伤可有脑脊液鼻漏、颅内出血，严重患者出现颅高压症状、昏迷。

额窦创伤轻者皮肤、黏膜撕裂，重者额窦粉碎性骨折，硬脑膜、脑实质创伤。由于受伤后出现水肿、血肿，所以临床表现可能比较隐蔽，仅根据临床表现不能正确评估创伤程度。

（四）辅助检查

从鼻腔流出的液体可运用"Halo试验"初步判断是否为脑脊液。脑脊液弥散速度比血液快，会在滤纸上留下清晰干净的"晕"。但最终确诊依赖脑脊液实验室检查。鼻额位和侧位X线片可以显示骨折部位和气体。薄层额窦CT（层距1.5~3mm）是诊断额窦骨折的金标准，特别是轴位和冠位CT。但是，对于鼻额管骨折，CT诊断有一定困难。

（五）治疗

1.前壁线型骨折

一般皮肤无裂开、无变形，无需特殊处理，仅以预防感染和保持额窦通畅引流。

2.前壁凹陷性骨折

如移位不超过2mm，可非手术观察；如移位超过2mm，可行鼻外骨折复位或经内镜骨折复位；当为粉碎性骨折时，需行鼻外径路骨折复位，特别严重时会影响额窦引流的，可行额窦填塞术。

3.后壁骨折

应明确有无脑膜撕裂、脑脊液鼻漏、颅内血肿或脑组织挫伤。如出现颅内并发症，协同相关科室治疗。脑脊液鼻漏较轻微的可观察，如比较严重可用脂肪、筋膜或肌肉填塞修复。

4.鼻额管骨折

如通气引流好，可观察；如轻度狭窄，可置入T形管扩张；如损伤严重，可行额窦填塞术。

二、筛窦骨折

筛窦位于筛骨蜂房结构中，其上为筛顶所构成的前颅底，筛前后动脉从上方穿行。其外为筛骨纸样板所构成的眶内侧壁，眼眶内容物及视神经管与之相邻。筛顶与筛板相接，嗅丝经筛孔从筛顶穿过。临床上单纯筛窦骨折少见，可累及相邻结构。两侧眶间区之间的面中部骨折，是为"鼻眶筛骨折"。

（一）病因

外伤是其病因，多由交通事故所致。

（二）临床表现

1.鼻部症状

单纯筛窦骨折，多表现为鼻腔黏膜撕脱损伤所致的鼻出血，出血易止住。若有筛前动脉或筛后动脉破裂，则鼻出血猛烈，一般鼻腔填塞法难以止血。损伤筛板可致嗅觉减退。若同时出现筛板骨折及脑膜撕裂，则可出现脑脊液鼻漏。

2.鼻面部畸形和功能障碍

多为鼻眶筛骨折。表现为以鼻根部为中心的面中部畸形。鼻根及内眦部因骨折下陷而呈扁平状，内眦角变平，内眦窝消失，伤侧眼裂缩短，而内眦距中线的距离明显比对侧增宽，两内眦距离40mm以上（成人），可有眼球移位。鼻泪管损伤可导致溢泪。

3.眼部症状

上、下眼睑淤血，可出现典型的"眼镜征"。多伴有程度不等的眼部损伤，如球后血肿、视网膜水肿和视神经损伤、眼球内陷、眼球运动受限等，眶骨膜撕裂后可有复视和半侧头痛。

4.脑部症状

筛顶或筛板骨折碎片刺入颅内，可致颅内出血、血肿甚至昏迷。

（三）检查

常规行鼻额位鼻窦X线片，如有条件应进行鼻窦CT检查，鼻窦CT有利于判断骨折的确切部位及对眶、颅的影响，明确诊断，对于出现视力障碍的行视神经CT。

（四）诊断

根据病史及相关临床表现及影像学检查，诊断易明确。

（五）急诊处理

有开放性创口者，应先进行清创处理。清创时要尽量保留皮肤、皮下组织、内眦韧带和碎骨片。合并颅脑创伤和脑脊液鼻漏者，则应首先处理颅脑伤，保持呼吸道通畅，必要时行气管切开术，预防和控制感染。等伤情稳定后，再进一步施行手术复位治疗。

（六）治疗

（1）单纯筛窦骨折无并发症无需特殊处理。对于活动性鼻出血，可行填塞。如果填塞无效考虑为筛前动脉出血，可行眶内缘切口入路筛前动脉结扎术。

（2）合并视力严重受损或眼球活动障碍时，应尽早行内镜下或鼻外入路视神经管减压术、眶减压或眶壁整复术。

（3）对于合并脑脊液漏的患者，应避免鼻腔填塞，并给予抗生素预防感染，通过非手术治疗，脑脊液漏多可自愈，如1个月以上仍不能自愈或合并颅内感染应行鼻内镜下脑脊液鼻漏修补术。

三、上颌窦骨折

上颌窦位于上颌骨体中，为一锥形空腔。其前壁眶下缘下方为眶下孔，眶下神经及同名血管从此孔分出。后外壁与颞下窝及翼腭窝毗邻，上颌动脉行于其中。上壁为眶底，内侧壁与筛窦毗邻。上颌窦各壁骨折中以上颌骨前壁凹陷性骨折为常见，上颌窦顶后部的骨壁较薄，颌面部受伤时，也可发生骨折。上颌骨牙槽突骨较厚，骨折变形的机会不多，面部侧方外伤，可使颧骨及上颌窦外后壁骨折。

（一）病因

车祸外伤是其主要病因。

（二）临床表现

1.鼻部症状

多为鼻出血。上颌窦骨折可致窦腔黏膜撕脱出现鼻出血，多能自行停止。若骨折碎片损伤毗邻动脉如眶下动脉或上颌动脉，则出血汹涌，不易止住。

2.颌面部畸形和功能障碍

前壁凹陷性骨折可致局部肿胀、塌陷、双侧不对称。眶下神经损伤则可伴同侧上唇、鼻翼、眶下部的麻木。外侧壁骨折可致张口受限、咬合关系错乱。

3.眼部症状

多发生于上颌窦上壁（眶底）骨折，主要表现为眼睑部皮下淤血肿胀、球结膜充血或黏膜下出血、眼球内陷和复视及眼球运动障碍。

（三）检查

上颌窦CT水平及冠状扫描，并加三维重建，可准确诊断骨折部位、范围及方向。

（四）诊断

上颌窦骨折可根据准确病史和全面的颌面部检查，以系统的方式完成。检查首先评估外形及其对称性，注意挫伤、裂伤或肿胀瘀斑。然后对所有骨面进行有顺序的触诊，留意有无骨摩擦感或骨壁错位、骨结构和轮廓的不对称以及触痛。评估病人的咬合关系，若出现水平方向差异、触痛或不正常咬合动作，表明可能存在上颌骨折的可能。观察眼球活动是否受到限制，应进行被动牵拉试验以排除机械嵌顿的可能。最后结合上颌窦CT可以明确诊断。

（五）急诊处理及治疗

1.评估伤情，开放气道，维持生命体征

上颌窦骨折多为复合伤，如合并颅脑外伤可与相关科室协作治疗。对于严重多发性颌骨骨折，由于出血多，组织移位明显，碎骨片及牙碎片等堵塞，有的神志不清，随时会发生窒息。气管切开术能有效避免窒息，保持呼吸道通畅。同时应尽快建立液体通道，补足血容量，纠正休克。

2.上颌窦各壁骨折治疗

对于线性骨折，如无其他并发症、不影响面部形态和功能，可非手术观察。对于各壁移位骨折，均应积极治疗，避免并发症。根据骨折部位可选择不同手术入路如结膜囊入路、睑缘下、Caldwell-Luc入路进行骨折复位，复位后可用微型钛板固定。

四、蝶窦骨折

蝶窦位于颅底中央蝶骨体内，位置深，毗邻视神经管、颈内动脉、第Ⅱ—Ⅵ对脑神经及海绵窦。单独蝶窦骨折一般少见，多合并颅脑损伤、颅内出血和颅底骨折。

（一）诊断

其合并症临床表现为脑脊液鼻漏、视力减退、眼球活动障碍及颅内出血。

（二）急诊处理及治疗

（1）单纯蝶窦骨折无合并症无需治疗。

（2）蝶窦骨折须警惕损伤蝶窦外侧壁的颈内动脉，常引起致死性大出血，有时形成假性动脉瘤，表现为反复发生的鼻腔大量出血。如怀疑大血管损伤，须行MRA或CTA检查以明确诊断，如确为颈内动脉壁破裂或不全裂伤，须行介入治疗。

第三节　鼻腔异物

鼻腔异物是指鼻腔中存在外来的物质。自体的死骨、凝血块、鼻石、痂皮以及呕吐、打喷嚏进入鼻腔的食物等亦属这一范畴。

一、分类

（一）内源性

死骨、凝血块、鼻石、痂皮等。

（二）外源性

1.生物类
（1）植物类：花生、葵花籽、西瓜子、葡萄干、杨梅干、黄豆、绿豆、板栗、枣核、棉花、纸制品、木屑等。
（2）动物类：水蛭、蚊虫、蝇蛆及食物类中的动物壳等。
2.非生物类
塑料装饰、金属球片、橡皮粒、笔帽等。
据文献报道及临床观察，动物类鼻腔异物较少见。

二、病因

（1）儿童及老人，尤其是患有老年痴呆、独居或居住条件不佳的老人是主要好发人群。
（2）幼儿对外界好奇心强，玩耍时将异物塞入鼻腔或被其他玩伴塞入鼻腔，造成鼻腔异物。外伤时异物弹入或经面部穿入鼻腔造成残留。
（3）动物类异物多为夜间昆虫、水蛭爬入宿者鼻腔。
（4）医源性异物多为棉球、棉片、纱条或器械断端残留所致。

三、临床表现

（一）早期临床表现

早期患者可表现为鼻腔阻塞（多为单侧）、睡眠张口呼吸，可伴有鼻出血、流脓涕、头痛等。如为动物类异物患者自觉有虫爬感，害怕或不能表达的幼儿会有搓鼻、擤涕等表现。外伤所致的鼻腔异物面部可留有伤口。鼻腔检查时可发现鼻腔黏膜充血、水肿、分泌物较多。位置浅的异物可窥及。

（二）晚期临床表现及并发症

如异物位置较深、存留时间较长可引起鼻腔局部黏膜溃疡，继而引起全身症状如发热、贫血等。鼻腔阻塞时间较长使鼻窦引流不畅可引起鼻窦炎相应症状。异物存留时间长，炎性分泌物蒸发，浓缩分解出多种无机盐类逐渐沉积于异物表面，以此为核心，形成鼻石，局部检查可以发现。

四、检查

（一）前鼻镜检查

大多位置浅的异物通过前鼻镜检查可以发现，辅以麻黄碱收缩鼻腔，如异物在鼻腔停留时间过长形成肉芽或鼻石，可用探针证实。

（二）鼻内镜检查或纤维鼻咽镜检查

适用于位置过深、伴有出血或大量分泌物的鼻腔异物。

（三）头颅X线片

适用于金属异物。

（四）鼻腔鼻窦CT

如果患儿内镜检查配合不佳、异物累及上颌窦或眶内、尖锐金属异物形状难以确定可辅助CT检查。

（五）其他检查

鼻腔MRI。

五、诊断

对于有明确的异物史，患者或家属可以描述异物的种类、形状，辅以前鼻镜、鼻内镜或纤维鼻咽镜一般可明确诊断。异物史不详的患者，一般通过上述检查可以明确诊断；如果患者配合不佳或有外伤史、鼻腔情况不佳可辅助头颅X线片或CT明确诊断。

六、鉴别诊断

（一）小儿鼻窦炎

对于无明确异物史的患儿，有鼻塞、反复流脓、呼气有臭味的症状，易误诊为小儿鼻窦炎。两者鉴别要点如下。

1.仔细询问病史

一般鼻腔异物的患儿可能无法诉说或害怕家长责怪而不敢诉说，仔细询问患儿或家属获得相关病史。

2.仔细检查

不能因为患儿配合不佳而简单检查，这样易漏诊。

3.放射学检查

影像学上，小儿鼻窦炎鼻窦可见积脓、密度均匀、形状不规则。鼻腔异物则可表现为鼻腔异常密度灶、形态规则、边缘整齐，伴或不伴鼻窦炎症。

4.抗生素治疗

小儿鼻窦炎一般抗生素治疗有效，症状减轻。鼻腔异物抗生素治疗症状不减退或易反复。

（二）鼻出血

对于临床上原因不明的涕中带血，检查无法找到原因的情况应考虑异物的可能。

七、急诊处理及治疗

（一）仔细询问病史

1.异物的性质

植物性的炎症刺激较大，容易继发感染，必要时给予抗生素治疗；动物性的可先用丁卡因麻醉；具有腐蚀性的异物如碱性电池取出后可用25％维生素C液冲洗并给予抗生素治疗。金属物质可用小型磁铁吸出。

2.异物停留时间长短

时间短对鼻腔黏膜刺激较小，常规取出后可观察；时间较长黏膜炎症反应重，需用抗生素治疗。

3.异物的形状、大小、钝锐情况

圆形物质需用前端为环形的器械绕至异物后方勾出，切勿用镊子夹取。扁长异物可用镊子夹取。小的纸片、棉絮停留时间不长可压迫健侧鼻孔吹出。锐利的铁丝、刀片需配合CT检查明确插入的范围，以免盲目取出造成出血和邻近组织损伤。

（二）检查

检查前常规麻黄碱和丁卡因收缩鼻腔黏膜和表面麻醉，减轻患者疼痛和扩大视野。一般异物对鼻腔黏膜刺激后鼻腔有分泌物，可吸出。患儿配合不佳需家属协助。取异物时可采用头低位或仰卧头偏一侧，避免异物落入气管造成医源性气管异物。

（三）外伤性鼻腔异物

（1）评估伤情：如伴有其他重要部位损伤、鼻腔情况可按先急后缓的原则先处置其他部位；大量失血时测量血压、脉搏，查验血型，开放静脉通道，提高血浆渗透压，输血以免休克。

（2）评估鼻腔异物情况：检查面部、鼻腔情况看是否存在开放性伤口、鼻出血的位置，配合鼻内镜检查、CT检查定位。

（3）根据以上情况决定手术时机、入路及方法。

第四节　鼻出血

鼻出血或称鼻衄，是鼻腔、鼻窦或其邻近组织或器官急性出血，从前鼻孔或后鼻孔流出。其出血部位包括鼻腔、鼻窦及邻近器官，如鼻咽部、咽鼓管、鼻泪管、海绵窦及颈内动脉。

一、分类

鼻出血可按照年龄、部位及出血原因进行分类。

1.按年龄

可分为成人鼻出血和儿童鼻出血。16岁以上为成人，16岁以下为儿童。鼻出血在儿童时期很常见，青壮年较少见，中年比青壮年多见，老年是成人出血高峰期，所以，鼻出血在年龄段上呈双峰分布。现在研究表明，儿童鼻出血由于慢性低度炎症所致鼻中隔新生血管形成。

2.按部位

可分为前部出血和后部出血。这种分类方法有争议。有人建议后部出血定义为在使用头灯、黏膜收缩剂和吸引器的情况下不能确定的部位。现推荐按照梨状孔分为前部出血和后部出血。前部出血包括鼻中隔前段、前庭皮肤和皮肤黏膜移行处。

3.按出血原因

可分为原发出血和继发出血。原发出血是指找不到明确病因的出血。这种出血占绝大多数，70%左右。继发出血又分为局部因素和全身因素。这种分类方法决定了临床处置的不同。

二、临床表现

因病因、部位不同而表现各异，具体可表现为以下几点。

（一）鼻出血、涕中带血

绝大多数患者表现为鼻出血。原发性出血、局部因素所致鼻出血多为单侧，全身因素可致双侧鼻腔出血。可间断反复出现，也可持续性出血。量多少不一，少者仅涕中带血，多者数十毫升或数百毫升，容易继发失血性休克。速度不一，慢者缓缓流出，多为静脉出血。快者来势汹汹，呈喷射性出血。出血由后鼻孔流出，口吐鲜血者多为动脉性出血。

（二）口中吐血、痰中带血

任何鼻出血的患者如果卧位、头后仰均可出现口吐鲜血。前部出血来势较凶时立位即使头前倾也可出现口吐鲜血。单纯口中吐血或痰中带血需警惕鼻咽部来源的出血。

（三）贫血

慢性少量鼻出血可出现贫血相关的临床表现。

（四）周围循环衰竭、休克

急性鼻出血成人超过500mL可致头晕、口渴、乏力、口唇苍白等；超过500mL常有出冷汗、血压下降等表现；超过1000mL可有休克表现。

三、检查

（一）专科检查

前鼻镜检和间接鼻咽镜检查较方便简单，可发现鼻前部出血和鼻咽部出血。硬质内镜或纤维（电子）鼻咽镜检查可明确出血部位，亦可发现隐蔽出血部位如嗅裂、中鼻道等。

（二）实验室检查

一般对于出血量不详、出血量大、反复鼻出血、出血难止的患者，需行血常规、血生化、凝血功能、毛细血管脆性实验等检查，作为病因诊断的参考依据，必要时行骨髓穿刺检查，出血量大需要输血的需检查血型。

（三）影像学检查

对于顽固性鼻出血、严重鼻出血、鼻外伤、怀疑鼻腔鼻窦占位等鼻出血患者，需行X线、CT、MRI检查，甚至血管介入、造影或数字减影血管减影检查。其中，血管造影检查目的是诊断严重的或顽固的鼻出血的供血血管，为血管结扎或血管栓塞提供依据。

四、诊断及鉴别诊断

根据病史、临床表现、检查判断患者是否为鼻出血、初步判断出血原因、确定出血部位及估计出血量。

（一）判断是否为鼻出血，排除口腔出血、咽喉出血、呕血及咯血

对于病史明确血液从前鼻孔流出、临床表现为鼻出血、涕中带血的患者，容易诊断。但对于仅有口中吐血、痰中带血或者口鼻均有血液流出的患者需与以下鉴别。

1.口腔、咽（口咽及下咽）喉出血

常有相关疾病，如牙龈炎、牙齿疾病、舌肿瘤、口腔溃疡、扁桃体肿瘤、下咽及喉部肿瘤等；伴有相应部位不适或疼痛。鼻咽部肿瘤出血一般为晨起痰中带血。口腔、咽喉出血无需仰卧可出现血液从口中流出。检查可发现相应部位病变。

2.呕血

常有消化道疾病史，呕血前有上腹部疼痛、恶心、呕吐、腹胀等胃病或肝病史。鼻出血咽下血液可出现胃部不适，故腹部不适在出血后出现。当血液从消化道呕出，可呈喷射状，剧烈时可从口鼻同时涌出。如出血部位为胃部或以下，涌出物颜色可为咖啡色、褐色，伴有胃液、食物残渣，如位于食管，则为鲜红色或暗红色，胃镜、X线钡剂可确诊。

3.咯血

常有呼吸道及心脏疾病史，咯血前可有咳嗽、咳痰、发热、胸闷等，剧烈时可从口鼻涌出，胸部体检、X线、CT及支气管镜检查可发现。

（二）初步判断出血原因

确诊为鼻出血后，需进一步明确病因。根据年龄、性别及既往史可有初步印象。小儿患者多由慢性炎症、外伤、急性炎症等引起，鼻腔异物亦可导致；青年患者首先考虑原发性出血，但需警惕鼻咽纤维血管瘤；中年患者需考虑鼻中隔毛细血管扩张症及鼻咽癌；老年患者需警惕鼻腔鼻窦肿瘤、高血压、肝肾功能不全引起的鼻出血；妊娠患者需考虑可能与妊娠有关。

（三）明确出血部位

根据病史、年龄可有初步印象。仔细询问患者鼻腔出血首先来源于哪侧鼻腔，然后重点检查。小儿患者多数或者全部来源于鼻中隔前下部利特尔区；青年以上患者仔细检查鼻中隔、中鼻道、嗅裂、吴氏静脉丛、鼻咽部。对于就诊时出血已停止的，可通过血痂附着部位来推断出血部位；对反复出血而鼻腔无明显出血灶，需考虑鼻窦出血，可行影像学检查或上颌窦穿刺。

（四）估计出血量

根据患者及家属描述、症状、生命体征及相关检查来判断出血量。临床上判断是否出现休克见表1-1。

表1-1　出血量及相关临床表现

出血量（mL）	Hb（g/L）	脉搏（次）	血压（mmHg）	尿量	主要症状
轻度＜500（全身总量的10%～15%）	正常	正常	正常	正常	头晕、畏寒
中度800～1000（全身总量的20%）	100～80	＞100	90/60～70/50	尿少	口渴、心悸、眩晕、晕厥
重度＞1500（全身总量的30%以上）	＜80	＞120	＜70/50	少尿	烦躁意识
				无尿	模糊昏迷、水肿

五、急诊处理及治疗

鼻出血属于急症，需按照"急则治其标，缓则治其本"的原则。

（一）判断是否为活动性出血及出血量

迅速判断是否为活动性出血。前鼻孔流出血液易判断。当患者咽下血液时，不表现为口鼻出血，应使患者立位头向前倾，不要咽下血液。同时询问病史、观察患者精神状态、周身皮肤、眼结膜、口腔黏膜等，监测血压、脉搏、心率、体温，同时抽血化验。判断失血量，如出血量不大，且出血速度不快，应行止血；如出血量大且快，应首先行抗休克治疗，同时立刻止血。

（二）镇静、生命复苏

1.镇静

鼻出血时，患者往往精神紧张，有时面色苍白，呈虚脱现象，有时血压升高，加重出血，故首先予以安慰、镇静。对烦躁不安者，可少量注射巴比妥类。老年人适用苯海拉明、异丙嗪；对心力衰竭、肺源性心脏病患者忌用吗啡以免引起呼吸抑制。

2.解除呼吸道梗阻

外伤患者伴有呼吸不畅应解除呼吸道梗阻。患者需取坐位或半坐位，注意保持呼吸道通畅，防止血液经后鼻孔流入口腔，咽下后刺激胃肠道引起恶心、呕吐或误吸入呼吸道而引起窒息。

3.抗休克

对于失血量较多时，需立刻建立静脉通道、备血。危重大出血和老年患者应建立中心静脉通道，便于快速补液输血。

（1）快速补液、输血纠正休克：主张先输液。存在以下情况考虑输血：收缩压低于90mmHg，或较基础收缩压下降超过30mmHg；血红蛋白低于70g/L，血细胞比容低于25%；心率增快，超过120次/分。

（2）病情危重时，不宜单独输血而不输液，因患者急性失血后血液浓缩，此时输血并不能有效地改善微循环的缺血、缺氧状态。

（3）输注库存血较多时，每600mL血静脉补充葡萄糖酸钙10mL。常用液体包括等渗葡萄糖液、生理盐水、平衡液、血浆、全血或其他血浆代用品。急性失血后血液浓缩，血较黏稠，应静脉输入5%～10%葡萄糖液或平衡液等晶体液。失血量较大（如减少20%血容量以上）时，可输入血浆等胶体扩容剂。必要时可输血，紧急时输液、输血同时进行。

（4）血容量充足的指征：意识恢复；四肢末端由湿冷、发绀转为温暖、红润，肛温与皮温差减小（1℃）；脉搏由快转弱。非静脉曲张性上消化道出血诊治流程为正常有力，收缩压接近正常，脉压大于30mmHg；尿量多于30mL/h；中心静脉压恢复正常。高龄、伴心肺肾疾病患者，应防止输液量过多，以免引起急性肺水肿。

（三）局部止血

对于非活动性出血如在询问病史、结合鼻腔情况的基础上无特殊发现，一般先观察，无需特殊的止血措施；对于少量出血的患者，以止血为主；对于紧急且大量出血，需在抗休克对症治疗的同时，行紧急止血。

1.寻找出血部位

（1）器械准备：前鼻镜、枪状镊、压舌板、弯盘、棉片、纱条（凡士林或碘仿纱条）、吸收性明胶海绵、膨胀海绵、1%麻黄碱、1%丁卡因、后鼻孔填塞纱球、导尿管、电动吸引器、鼻用吸引管、冷光源、硬质鼻内镜等。

（2）预估出血部位：询问病史判定侧别。坐位时鼻腔无填塞的情况下，后鼻孔出血，考虑后部出血。

（3）清理鼻腔及寻找出血点：1%麻黄碱或0.1%肾上腺素棉片收缩鼻腔黏膜。配合吸引器在前鼻镜下或内镜下重点检查鼻中隔、下鼻甲、中鼻甲、中鼻道、嗅裂、后鼻孔及鼻咽部。

2.止血方法

（1）指压法：适合少量出血及出血部位在利特尔区的患者。用手紧捏双侧鼻翼或将患侧鼻翼压向中隔10~15min，同时冷敷前额及后颈。嘱患者将口中血液吐入容器，以估算出血量及防止咽下刺激胃部。

（2）烧灼法：适用于反复出血和有固定出血点者。在前鼻镜或鼻内镜下，于出血部鼻黏膜表面麻醉。化学烧灼为出血部点涂50%硝酸银或30%三氯醋酸，利用其蛋白凝固作用使破裂的小血管封闭，也可用电灼、双极电凝、射频、冷冻或者激光。由于CO_2和YAG激光易引起较大面积烧伤，故以KTP激光较为合适。应先烧灼出血点周围，最后再在血管断端处烧灼，避免在鼻中隔相对的两面同时烧灼，以免穿孔。烧灼后应局部涂搽软膏或者薄荷油滴鼻，防止干燥。鼻内镜精确定位，效果较好。

（3）填塞法：适用于出血剧烈、渗血面大、出血部位不明者。此法利用填塞物直接压迫出血部位，使破裂的血管闭塞而达到止血目的，是目前运用最广泛、最有效的止血方法。填塞材料包括可吸收材料和不可吸收材料。前者包括吸收性明胶海绵、纤维素蛋白胶、淀粉海绵、可吸收高分子止血棉，其优点是避免抽出时造成黏膜二次损伤。后者包括棉片、纱条、膨胀海绵、止血气囊或水囊等。填塞物填入后一般2～3d取出，碘仿纱条可延至7d。

①前鼻孔填塞法：对于出血量较少，部位明确者，可行棉片、止血海绵、纳西棉、膨胀海绵等直接或蘸有止血药前鼻孔填塞。其优点是对黏膜损伤较小，缺点是因局部形成压力较小，填塞物不易贴附出血面，止血效果不佳。对于鼻腔前部出血、出血量大、出血部位不明者，行凡士林或碘仿纱条填塞。方法有二，一是将纱条剪成5～8cm的纱条段，在鼻腔黏膜收缩和表面麻醉的基础上将其置入可疑出血部位，相继向前上或前下叠加施加压力；二是将整条纱条做成袋状将远端固定于鼻咽部，由后向前相继叠加填紧。

②后鼻孔填塞法：若出血侧鼻腔经前鼻孔填塞后仍有血流入咽部或由对侧鼻孔涌出者，提示出血部位在鼻腔后部或鼻咽部，此时应行后鼻孔填塞。后鼻孔填塞物不可留置过久，一般应于24～36h取出，否则易引起多种并发症，严重者可致颅底骨髓炎、脑膜炎等，故后鼻孔填塞尤应注意防止感染。主要填塞物是锥形纱球。现多主张改用带通气管的气囊压迫，不仅可明显减轻患者痛苦，而且能大大降低并发症的发生。纱球的后鼻孔填塞方法是：先用表面麻醉剂喷患侧鼻腔和咽部，取细导尿管由前鼻孔插入鼻腔，沿鼻底经后鼻孔而至口咽部，将其首端用止血钳拉出口外，尾端则留于前鼻孔外。再将事前准备好的无菌凡士林油纱球（锥形纱球，稍粗于大拇指头）取双线系于导尿管前端，将导尿管尾端从前鼻孔向回拉，红球即由口腔向后停留于咽部，此时速用止血钳将纱球向后上推入鼻咽部，并同时将鼻孔处的导尿管尾端向外拉紧，使纱球堵塞于患侧后鼻孔。前鼻孔露出的双丝线不可放松，继续进行前鼻填塞，再于前鼻孔放一干纱球，将双丝线在纱布球上打结，使后鼻填塞的纱球不致向下滑脱。将纱球上垂于咽部的双线从口腔引至颊部，用胶布固定，留作2d后取出纱球时向下牵引之用。

（4）手术治疗：适用于上述治疗无效、反复发作难治性、严重鼻出血，主要有以下几种。

①鼻中隔手术：a.黏膜下剥离术。对于鼻中隔前部黏膜出血点反复出血的病例，可采用此法。操作方法与常规鼻中隔黏膜下切除术相同，如有偏曲的鼻中隔软骨应予切除，剥离范围应稍广些。Narwla（1987）根据一组资料研究后认为，此法优于结扎动脉，之所以有效，可能是由于一些病例实际上有鼻中隔偏曲，或者充分破坏了黏膜下血管网之故。b.瘢痕形成法。鼻黏膜表面麻醉，用眼科三角刀在鼻中隔易出血区做3条切口，长1~1.5cm，切开黏膜，割断扩张的毛细胞血管，切口两侧做1~2mm宽的黏膜下剥离，压迫24h。目的是造成瘢痕，使鼻中隔利特尔区怒张的血管封闭。

②血管结扎术：用于治疗顽固性鼻出血、严重鼻出血、外伤或手术损伤出血严重者。因中鼻甲平面以上为筛前和筛后动脉供血，中鼻甲平面以下为颈外动脉系供血。所以相应部位出血可结扎筛前动脉、筛后动脉、颈外动脉或分支。

（5）介入治疗：又称血管栓塞，是通过数字减影血管造影（DSA）技术定位出血部位，行相应部位血管内栓塞，适用于反复发作顽固性鼻出血、严重鼻出血及动脉瘤破裂的患者。

（四）全身治疗

卧床休息，减少活动量，适量镇静药，适当止血药，补充血容量，纠正贫血、休克，注意水电解质平衡，防止继发感染，注意心肺脑情况，积极寻找病因。

第二章　临床常见咽喉急症

第一节　咽部外伤

咽部为吞咽和呼吸的必经之路，咽部外伤多因异物损伤、医源性损伤、化学腐蚀和灼伤所致，可单独发生，亦常伴有口腔或喉颈食管伤。

咽部外伤分类：

（1）咽部灼伤；

（2）咽部机械性创伤。

一、咽部灼伤

（一）病因

咽部灼伤可分为热灼和化学灼伤两类。

1.咽部热伤

绝大多数发生于儿童，多为对小儿照顾不周，误饮沸水或进食烫热的食物而致，成人多见于火焰、高热蒸汽或其他高温液体致伤，故常伴有头、面、颈部的严重灼伤。

2.化学灼伤

多因误服苛性化学物质如强酸、强碱、重金属盐、氨水等物质引起，同时常有口腔及食管的灼伤，黏膜接触碱性腐蚀剂后，使脂肪皂化，蛋白质溶解，引起组织液化坏死，病变穿透性强，易向深层发展；黏膜接触酸性腐蚀剂后，其病理改变主要是水分吸收，蛋白质凝固，局部组织呈凝固性坏死改变，穿透力稍弱。

（二）临床表现

1.伤后的主要症状

口腔、咽喉疼痛，吞咽痛，咽下困难，流口水等，继有高热、流涎、咳嗽、发音障碍、喘鸣或呼吸困难等症状。化学伤由于化合物的毒性，可有昏睡、失水、高热、休克等，甚至导致死亡。儿童会伴有吸吮困难及烦躁不安等。此外，可有精神不振、嗜睡、食欲缺乏、体温增高，并有轻重不等的中毒症状。呼吸困难多因喉水肿及咽喉部分泌物潴留，堵塞呼吸道所致，为咽喉灼伤致死的主要原因，多数见于伤后5～10h，因此在此期间应密切观察，24h后若未出现呼吸困难，即可认为脱离呼吸困难的危险期。

2.咽喉组织损伤的程度

应视致伤物的温度（热灼度）和腐蚀剂的性质、进入的容量以及停留的时间而定。因为致伤物在咽喉生理狭窄区停留时间较长，所以舌腭弓、腭垂、会厌舌面、杓状软骨及其皱襞、咽食管交界处的损害多较严重。按其损伤程度分为3度：Ⅰ度灼伤较多见，表现为咽黏膜弥漫性充血、水肿，创面愈合后无瘢痕形成；Ⅱ度灼伤病变累及黏膜层及肌层，黏膜水肿更为显著，黏膜表面覆有坏死性假膜或痂皮；Ⅲ度灼伤最为严重，常见于化学性灼伤（如氨水、苛性钠）。苛性钠灼伤可致黏膜深度坏死，炎症持久，坏死性假膜需经3～4周才消失。轻者可恢复，重者继脱痂和肉芽形成之后，产生瘢痕结缔组织，并发各种畸形，严重者可妨碍吞咽和呼吸。

（三）检查

1.局部检查

可见口腔、软腭、腭垂、咽后壁、会厌舌面等处黏膜损害，有水疱、糜烂、假膜、充血、水肿等改变或伴有头部灼伤体征。

2.化学灼伤后的临床表现

比较典型，误咽碱性物，其呕吐物为黏性、油腻样，含有黏膜碎片。苛性碱作用于组织，溶解和破坏蛋白质，成为凝胶状的肿块，痂皮软而深，为浑浊的灰色膜。硝酸灼伤的结痂常呈黄色、褐色或棕色，硫酸致伤则为黑色痂，醋酸和碳酸的痂为白色。碘、氨水、醋酸中毒时病人常呼出明显的气味。现场毒物、呕吐物化验，有助于明确毒物性质。

3.急性期胸部X线检查

有助于了解并发症，灼伤1周后可考虑行食管镜检查，以了解食管灼伤情况。

（四）诊断

患者有咽部接触热源物质或苛性化学物质史，并出现咽喉部疼痛、吞咽困难、流涎，或有声嘶、刺激性咳嗽，甚至呼吸困难等症状。局部检查见口腔、咽喉黏膜损害，有水疱、糜烂、假膜、充血、水肿等改变或伴有头部灼伤体征，即可确诊。

（五）急诊处理及治疗

（1）急性期应首先进行中和治疗，服强碱者，可用食醋、橘子汁、柠檬汁、牛奶、蛋清等中和；对酸类用氢氧化铝凝胶、肥皂水或稀氧化镁乳剂等中和，但忌用碳酸氢钠、碳酸钙中和，防止其产生的二氧化碳使受伤的食管和胃发生破裂。

（2）并发喉水肿及咽喉阻塞，将危及病人生命，应密切观察，以免延误病情。Ⅲ度灼伤，呼吸道有明显的灼伤，应在呼吸道梗阻症状出现以前，先行气管切开术；Ⅱ度以内灼伤，无呼吸道阻塞表现者可暂时观察。呼吸困难出现在灼伤12h以内，应早期施行气管切开术，发生在12h以上者可暂时严密观察。

（3）应用足量广谱的抗生素，以预防和控制感染。

（4）糖皮质激素具有抗休克、消水肿，避免呼吸道阻塞及抑制肉芽及结缔组织生长的作用，能减少瘢痕形成；其缺点则为易致食管穿孔及使感染扩散。咽喉灼伤宜早期足量使用，如口服有困难可静脉应用。

（5）应给予保暖、输血、输液以抗休克、纠正电解质紊乱等；给予镇静、镇痛药、维生素等。

（6）局部治疗应保持口腔清洁，伤口表面喷布次碳酸铋粉末或涂甲紫等；饭前口服1%普鲁卡因15mL可以缓解吞咽疼痛，对增加营养水分及改善全身情况有利。

（7）为预防日后形成咽部狭窄，必要时应早期插鼻饲管。

（8）咽部灼伤后造成严重咽喉狭窄和闭锁的患者，待病情稳定后行整复术。

二、咽部机械性创伤

（一）病因

咽部机械性创伤多由外界的直接暴力引起，如战伤、交通事故、工伤、自杀等，也可来自内部的创伤如手术损伤、异物损伤等。咽外部的刺伤或切伤多见于口咽和喉咽，伤口多在舌骨和甲状软骨之间，以利刃刎颈的切伤多为横行，锐利兵器所致的刺伤、切伤和割伤多为盲管伤（非贯通伤），皮肤刺入口较小，向内刺入较深，或为贯通伤。挫伤为钝器的击伤，可致深部组织断裂。爆炸伤常引起颈部组织广泛损伤。

（二）临床表现

1.出血

咽喉挫伤，仅伤及黏膜者出血较少，常为痰中带血。咽喉开放性损伤，因颈部血管多，出血量较多，有时可致休克。如伤及颈动脉，可致大出血死亡。如颈内静脉穿破，有引起气栓的危险。盲管伤，伤口小而出血量多，特别是伤口接近总动脉分支部位，应考虑有大血管损伤。如颈部伤口小，出血虽不多，但颈部有迅速增大的血肿，或有搏动性包块，有收缩期杂音和震颤，则为动静脉瘘。如颞浅动脉或面动脉搏动消失，亦提示颈部大血管损伤，应立即处理，以免延误病情。咽喉创伤易发生邻近组织感染，并发生继发性出血，应引起注意。

2.呼吸困难

咽喉气管创伤无论是开放性损伤或闭合性损伤皆可引起不同程度的呼吸困难。下颌骨及舌损伤致舌后坠；喉部软组织肿胀阻塞；颈部血肿压迫；喉及气管软骨骨折、脱位、异物、弹片、碎骨片、血块、双侧喉返神经损伤致双侧声带外展瘫痪皆可引起呼吸困难，表现为吸气性呼吸困难，应及时处理。由于昏迷致咳嗽及吞咽反射减弱甚至消失，咽部分泌物不能下咽，流入气管内，阻塞下呼吸道并进入肺泡引起吸入性肺炎，可加重呼吸困难。

3.吞咽困难

咽喉创伤后局部疼痛致吞咽困难。伤口合并感染，杓会厌皱襞水肿，周围肌肉炎症，致吞咽疼痛，出现吞咽困难。疼痛严重时，食物可流入气管内引起吸入性肺炎。开放性咽损伤时，食物可自伤口流出，亦可呛入气管内，食物可循伤道进入周围组织，引起严重感染，局部肿痛严重，加重吞咽困难。

4.声嘶

闭合性喉外伤，可伤及声带造成声带黏膜肿胀、淤血、断裂；伤及喉返神经或杓状软骨脱位可致声带瘫痪。开放性喉外伤因气流自伤口漏出，可出现不同程度发声障碍。

5.皮下气肿

闭合性喉气管损伤，或喉气管刺伤，在咳嗽或呼吸时，空气可循裂口进入颈部软组织形成皮下气肿。气肿一般局限于颈部，亦可扩展到面、胸、腹，也可自气管前间隙进入纵隔引起纵隔气肿及气胸。

6.继发感染

清创不彻底，伤口处理不及时，咽喉部唾液及食物可循伤口进入周围组织，引起炎症感染。或被吸入气管支气管内，导致严重吸入性肺炎。感染严重可致软骨坏死，引起喉、气管、食管狭窄。因此，彻底清创，全身及局部应用抗生素预防感染十分重要。

（三）检查

（1）患者一般情况：如呼吸、脉搏、血压等。咽内部的刺伤，常伤及口咽后壁或软腭，咽部有出血及血肿、黏膜破裂、腭垂黏膜下淤血，呈蓝紫色肿胀。颈部挫伤常出现颈部肿胀或瘀斑，如伴有颈部软组织内出血及气肿，则颈部粗大；如伴有喉挫伤可有喉软骨骨折及脱位。锐器伤伤口虽小，但损伤较深，大多并发皮下气肿及咯血。切伤多见于刎颈者，以横切口多见，大多位于甲状舌骨膜及甲状软骨，切伤后常因颈阔肌及颈前纵肌收缩而使伤口扩大。

（2）严重的咽喉开放性外伤：常可通过伤口见到咽壁及喉内组织。枪伤、炸伤等外伤的范围广泛，常伴有颈部大血管、颈椎、颈段气管或食管外伤。伤口位于颈部大血管部位者，检查应慎重，准备良好的照明设备及抢救止血器械，否则不能贸然取出伤口内的凝血块或异物，也不宜用探针探查伤口，以免引起大出血。

（3）局部检查：闭合性喉外伤者，颈部皮肤有瘀斑或血肿，有皮下气肿时可扪及捻发音，喉部有压痛。甲状软骨骨折塌陷者，喉结消失或变形、有时可扪及骨擦音。间接喉镜检查可见咽喉黏膜出血、血肿、声带撕裂伤、喉腔变形、杓状软骨脱位、声带瘫痪等。开放性喉外伤可见到颈部皮肤伤口，喉气管软骨骨折等。

（四）诊断

1.有咽部创伤史

2.开放伤

颈部可见创口出血、漏气，有血性泡沫；可有呛咳，自口中或伤口中咯出血块或新鲜血液，失血多时多有休克表现，必要时X线、CT检查，确定诊断不难。

3.闭合伤

（1）喉内损伤：见有咽喉疼痛、声音嘶哑，严重者伴呼吸困难，或有咯血；间接喉镜下多见咽或喉黏膜血肿，或有黏膜破损、出血，受伤时间较长者可有溃疡。

（2）环杓关节脱位：一侧声带运动受限，患侧杓状软骨突出于声门之上，且伴红肿，CT示双侧杓状软骨不对称。

（3）喉外损伤：可见颈部皮下淤血、触痛，或有喉外部畸形，颈前皮下或有气肿，触之有捻发音。

（4）X线检查：排除纵隔气肿，以确定诊断。

（五）急诊处理及治疗

1.出血的处理

颈部较大的血管受伤时可发生严重出血。大出血的紧急处理为指压颈总动脉暂时止血，减少出血量。伤口局部压迫可止血，但应防止填塞物进入咽部引起呼吸困难。待患者一般情况好转后或止血条件具备时，详细检查伤口，查清活动性出血点，较小的血管以血管钳止血并结扎；较大的动静脉裂口可以细丝线缝合；必要时可行血管吻合术。

2.解除呼吸困难

咽部开放性伤口如情况紧急，可将气管套管插入伤口或以吸引器导管进入咽腔，吸除呼吸道内的分泌、血块和取出异物，保持呼吸道通畅。如外伤范围较广，有喉、胸腹部外伤时应行气管切开术。

3.防治休克

在休克症状出现之前应预防。患者出血过多，应立即输血、输液，应用强心剂等，注意保暖，采取头低位。

4.伤口的处理

以生理盐水或过氧化氢溶液反复冲洗伤口后，清创并缝合，根据解剖学关系应尽可能恢复其结构，咽部黏膜应尽可能对位缝合，缺损较大者可以邻近组织修复，然后分层对位缝合。后期出现咽部瘢痕性狭窄者可经口扩张、激光烧灼、药物注射或咽侧切开整复。

5.营养供给

咽部伤口影响进食者，应插鼻胃管鼻饲流质。

6.异物的处理

表浅易取的异物，或远离主要血管的异物可于急诊取出。异物位于大血管附近或异物随颈动脉搏动者应考虑到手术的危险性和复杂性，应在充分准备下予以取出。

此外，注意应用抗生素防止感染，预防瘢痕性狭窄，及时注射破伤风免疫球蛋白，处置并发症等。

第二节　咽部异物

咽部异物在耳鼻咽喉科急诊相当常见。

一、病因

（1）青少年因进食匆忙，食物未经仔细咀嚼而咽下所致。

（2）中、老年患者多因咀嚼功能差、口内感觉欠灵敏所致。

（3）儿童不良习惯，将各种小物件含入口中所致。

（4）精神、神志状态不正常者。

（5）自残或外伤性因素所致。

二、临床表现

（1）患者主诉咽痛（多为刺痛感，疼痛位置比较固定）、吞咽痛或吞咽障碍、讲话疼痛、唾液增多、刺破黏膜者有时伴出血，可见假膜形成，并发感染者疼痛较重，较大异物存留喉咽部可致吞咽及呼吸困难，鼻咽部异物较少，久之会有臭味。存留在会厌谷、梨状窝等处的异物未被及时取出可致喉水肿等致命并发症。

（2）病程长或异物所致损伤可发生会厌炎、会厌脓肿、咽侧壁脓肿和局部大出血等。另有极少数情况下，异物可自咽部游走至颈部皮下、甲状腺，甚至咽旁间隙穿出皮外，刺破颈总动脉导致致命性大出血。

三、诊断

（1）患者常有明确异物史，大多数患者可准确指出异物所在侧，或在颈外指出异物所在的平面。异物种类以鱼刺、竹刺、骨刺等锐性异物常见，细小鱼刺多位于扁桃体表面和咽侧壁；较大的鱼刺、牙刷毛、竹刺等常易停留在舌根、会厌谷及梨状窝等处。

（2）根据病史，判断异物的性质、种类及可能存在的部位，进行针对性的检查。根据经咽至喉再入食管的路径由前而后进行循序检查，大多数咽部异物不难发现。检查顺序应采取口咽（软腭、扁桃体及各隐窝、咽侧壁、舌根）—咽后壁—喉咽（会厌谷、梨状窝）—鼻咽，不要漏查，对可疑部位重点详细检查。对于咽反射敏感、恶心严重的患者，可在1%丁卡因表面麻醉下进行检查。具体方法是先于舌下喷少许1%丁卡因溶液，观察5min无过敏反应（变态反应）再喷咽部，如遇过敏反应者应行相应处理，妊娠妇女慎用。

（一）口咽部

可直接用压舌板进行检查，以腭扁桃体处停留异物最多。细小的鱼刺类异物进入扁桃体隐窝内，扁桃体下级与舌根之间及扁桃体与咽腭弓之间的细小异物较难发现，应仔细检查。寻找方法如下：①在患者指出有异物的一侧检查扁桃体的各个隐窝，观察有无分泌物，有无异物残端外露，必要时，可在表面麻醉下用枪状镊在隐窝内探寻；②用纱布拉出患者的舌头，用压舌板轻压舌根部，检查扁桃体与舌根之间有无异物，再观察扁桃体隐窝口有无异物尖端显露，此时扁桃体处于紧张状态，扁桃体陷窝内的鱼刺类异物可向外稍有突出；③拉住舌头，用间接喉镜伸至扁桃体后方观察扁桃体与咽腭导之间，也可观察从前面看不到的扁桃体隐窝内有无异物。

（二）喉咽部

可用间接喉镜、纤维喉镜、电子喉镜或直接喉镜检查舌根、会厌谷、梨状窝。由于异物存留，患者口腔内分泌物较多，半透明的鱼刺异物容易被误认为是黏液丝或唾液泡边缘；另外，当会厌谷伸展不开时，其中的异物也难发现。梨状窝底部异物有时亦难发现。

（三）鼻咽部

用鼻内镜检查或鼻咽镜检查可发现鼻咽部异物。鼻咽部异物较为少见。

（四）咽后壁异物

对于借助于压舌板也不能观察到的深部咽后壁，可以用较小直径的间接喉镜按一定顺序从不同的角度观察寻找。对于舌体肥厚、在表面麻醉下仍难以查找的病人，可以借助于纤维喉镜来寻找并取出异物。寻找方法如下：①在间接喉镜下，若发现舌根部或会厌谷有唾液丝时，让患者吐出分泌物，反复观察，唾液丝可以变形或消失，而鱼刺类异物始终形状不变；②会厌谷伸展不好时可拉住舌体或嘱病人做伸舌动作，此时会厌谷暴露，以便观察；③异物存留时间较长，局部可发生炎症、充血，鱼刺类异物反复刺破黏膜，可以形成假膜，这时容易找到异物；④梨状窝底部若有异物往往有唾液滞留在梨状窝。此时可拉住患者的舌尖，嘱患者做嗳气动作。当患者嗳气时梨状窝张开，便于观察。

对于细小的鱼刺、竹签等异物在视诊未见，患者疼痛明显者可辅以指检，在有划伤处常有异物停留。对于有假膜存在的部位，可为异物划伤，亦可有异物存在，须细心探寻。有少数异物如金属丝等可包埋入黏膜下，甚至进入咽后间隙或咽旁间隙，可经X线摄片确诊。

四、治疗

（1）找到异物后可用镊子、血管钳或异物钳将其取出，横向异物使用前后开口异物钳，纵向异物使用左右开口异物钳。闭钳进入，接近异物时张开。确实夹到异物后，适当用力将异物带出。尽量避免异物钳长时间在咽腔探查，避免夹及黏膜。

（2）对于舌体肥大、颈短、恶心、明显不能配合者，可于表面麻醉下经纤维喉镜或硬管喉镜下取出异物。

（3）喉咽部异物病程较长者引起会厌炎、喉炎等，予以消除水肿、抗炎、雾化、吸氧等治疗。

（4）咽异物发生咽后脓肿或咽旁脓肿者，应从口咽或颈侧行脓肿切开排脓引流术。

（5）因异物刺伤咽部黏膜后被咽下，患者亦会有异物感，如经上述方法反复检查未发现异物，可以保守观察，一般疼痛及异物感在24h后逐渐消失。

第三节　喉外伤

喉位于颈部中线，前有下颌骨、胸骨及颈前带状肌保护，后有颈椎及斜方肌等保护，两侧有胸锁乳突肌、血管神经鞘及脂肪等软组织，一般不易受到外伤，喉外伤约为全身外伤的1%，但随交通事故的增多，喉外伤亦有增加的趋势。急性喉外伤病情多危急，早期正确的判断病情，对于合理的处置和预后至关重要。

喉外伤包括挫伤、软骨骨折或脱位及开放性损伤等。发生外伤后，除喉部症状外，在重症病例，还因颈部大血管受伤而发生致命性大出血、脑供血障碍及脑缺氧等症状；脊髓损伤，脊髓受伤，则出现高位截瘫；若合并臂丛损伤，可出现上肢瘫痪；胸膜顶受损，可发生气胸。由于喉外伤可合并其他重要器官损伤，处理不及时或稍有不当，即可危及生命，或遗留严重的后遗症。

喉外伤的早期症状主要是喉部症状，如不同程度的声音嘶哑、痰中带血，或呼吸困难、吞咽困难及大出血，若不及时救治，则可能出现继发性大出血、邻近器官的感染；晚期可出现喉狭窄、声带麻痹、环杓关节脱位或固定。

喉外伤损伤较轻者可在严密监测下进行抗炎、雾化、激素等综合治疗。重症病例需行气管切开使呼吸道通畅后再进一步检查，确定损伤部位及程度。凡遇下述情况，应立即手术探查，避免或减少喉狭窄、窒息等严重并发症的发生：

（1）喉阻塞需行气管切开者；

（2）进行性皮下气肿；

（3）考虑有喉气管软骨暴露或软骨塌陷骨折；

（4）喉气管黏膜撕裂严重；

（5）双侧声带麻痹者。

对于开放性喉外伤应按照外科处理原则进行处置，出现休克者，应及时给予补充血容量，有活动性出血者，及时给予压迫或止血钳止血，对于病情比较稳定的病例应清创、探查、止血，恢复正常的喉、气管解剖结构。

总之，喉外伤早期适时的正确处理是挽救患者生命，防止瘢痕狭窄，恢复正常呼吸和发音功能的关键。

一、分类

（一）根据损伤的来源

1.外部直接暴力损伤

包括车祸伤、绳索绞伤或勒伤、枪弹伤及锐器或钝器伤等。

2.来源内部损伤

包括气管插管或手术器械损伤等。

（二）根据损伤部位和程度

根据损伤部位，可分为声门上、声门区及声门下损伤。根据损伤的程度可分为轻度和重度喉外伤。

（三）根据喉腔损伤是否通过颈部皮肤与体外相通

闭合性和开放性喉外伤。

1.闭合性喉外伤

多因前方外力冲击、挤压或扼勒喉部而发生不与颈部体表相通的喉软组织挫伤、软骨骨折或脱位的喉腔创伤。甲状软骨骨折多见于前中央部分，骨折线多呈纵行，环状软骨骨折多发生于环状软骨板，亦可见环状软骨弓。喉腔黏膜表现出血和水肿，喉关节可出现脱位，喉返神经可能受压或机械暴力而出现麻痹。由于此类损伤颈部皮肤无伤口，常延误诊断和治疗，重者可出现窒息死亡或遗留难以处理的喉气管狭窄，影响患者的生活质量和生命。

2.开放性喉外伤

多因刀、枪、炮弹或刺伤，颈前有开放性伤口，并与喉腔创面相通，累及喉软骨、肌肉等软组织；可伴有颈部血管损伤，继发大出血或窒息，累及颈髓可造成截瘫或肢体活动障碍，多需急诊处理，纠正休克、手术探查、清创缝合及软骨复位、喉腔支架扩张等整复手术。

二、病因

（1）喉外伤：多来自外界的直接暴力损伤，如交通事故、机器乳伤、自杀（自缢等绳索绞伤、刎颈）及枪弹伤等，亦有来源内部的外伤，如手术损伤（麻醉插管、鼻胃管所致损伤）；异物外伤等，对于烫伤和化学腐蚀伤，可参阅食管腐蚀伤。

（2）闭合性喉外伤：多为外界暴力直接打击喉部，如工伤或交通事故的撞伤或挤压、拳击伤、钝器打击伤、自缢或扼伤。开放性喉外伤多为切割、刺伤或火器伤，弹片或枪弹之类火器可累及颈椎等重要器官。

三、症状

喉外伤症状因外伤程度、部位、受累器官而有所不同，本文按闭合性喉外伤和开放性喉外伤分别阐述。

（一）闭合性喉外伤

闭合性喉外伤是指喉腔软组织挫伤、软骨骨折及脱位，主要表现为局部疼痛，说话、吞咽或咳嗽时疼痛加重；声嘶或失声；喉黏膜破裂可出现痰中带血或咯血；如喉腔黏膜肿胀严重或血肿、环状软骨骨折、双侧喉返神经麻痹，可有进行性呼吸困难，甚至出现窒息；由于吞咽时喉部运动，使疼痛加剧而出现吞咽困难；严重的闭合性喉外伤可发生外伤性或出血性休克。

（二）开放性喉外伤

1.出血

多来自面动脉舌下支、喉上或下动脉、甲状腺或甲状腺动、静脉，出血常较严重，可引起休克。血液流入下呼吸道，可引起窒息，患者就诊时常表现强制性头颈部体位，此时应避免头颈部移位活动，及时清除呼吸道血液。若伤及颈动脉，往往来不及救治而死亡。

2.声嘶

如伤及声带、环杓关节或喉返神经，则会声嘶甚至失声。

3.吞咽困难

多因喉痛严重，吞咽时喉的上下运动致使吞咽困难，如伤及喉咽或颈段食管，则会发生唾液、食物从伤口流出。

4.呼吸困难

原因主要有喉软骨骨折，尤其是环状软骨骨折；喉腔黏膜肿胀或血肿，以及血液流入下呼吸道、纵隔气肿、气胸，均可出现呼吸困难。

四、检查

（一）闭合性喉外伤

（1）颈部皮肤肿胀或瘀斑：若喉黏膜损伤和喉软骨骨折，空气经破损的黏膜和软骨缝隙进入皮下，引起皮下气肿，触诊时出现"捻发音"，严重时皮下气肿可扩展头面部，以及胸腰部；颈部触诊可触及软骨碎块。

（2）间接喉镜或纤维喉镜检查，可见喉腔黏膜肿胀或血肿形成、声门变形、声带运动障碍或断裂。

（3）喉部CT检查：明确喉软骨骨折的存在及严重程度。

（二）开放性喉外伤

1.皮下气肿

颈部皮下气肿多因咳嗽所致，空气经破损的黏膜进入颈部皮下，还可经颈深部间隙进入纵隔，引起纵隔气肿；如肺尖损伤，可引起气胸。

2.伤口情况

不同的致伤器械引起的伤口是不同的：利器切伤，边缘整齐；锐器刺伤，伤口小；枪弹伤时，伤口小；弹片伤时，伤口较大。

3.CT等影像学检查

可明确其他脏器复合伤的部位及程度。

五、诊断

早期准确的诊断及适时的处置，对于预后至关重要。

（一）闭合性喉外伤

1.有颈部外伤史

喉部疼痛，吞咽时明显加重。

2.喉外伤

喉外伤较重时喉黏膜损伤或软骨骨折，出现颈部皮下气肿，咳嗽较重时，可扩散至头面部或胸腰部，空气进入纵隔或胸膜顶损伤出现呼吸困难，有时颈部皮下血肿或瘀斑。

3.声嘶

多由于喉黏膜水肿或血肿、声带麻痹。

4.咯血或痰中带血

多由于喉腔黏膜破损，同时注意有无软骨暴露，以及软骨暴露刺激肉芽增生而发生喉狭窄。

5.呼吸困难

主要因喉黏膜水肿、血肿喉软骨骨折塌陷、脱位阻塞呼吸道使喉腔狭窄，对于环状软骨骨折，应高度警惕，必要时应预防性气管切开。

6.颈部检查

局部皮肤血肿或瘀斑，有触痛，皮下气肿可有"捻发音"，偶可触诊到破碎的软骨。

7.间接喉镜或纤维喉镜检查

间接喉镜或纤维喉镜下可见喉黏膜肿胀、黏膜下血肿或出血，声门因软骨骨折变形；可见声带单侧或双侧活动受限、不对称及固定不动，检查时注意喉结有无畸形，此标志甲状软骨骨折或移位。

8.影像学检查

如CT检查，可明确软骨有无骨折及骨折的类型、程度，胸部X线片可明确有无气胸。

（二）开放性喉外伤

（1）有明确的外伤史，喉部受到重伤可累及颈部大血管、喉动、静脉或甲状腺动、静脉，出现大出血或血液流入下呼吸道而窒息。喉软骨损伤，特别是环状软骨骨折或缺损，易引起呼吸困难，有时患者处于颈部强制体位，此时尽量地避免颈部随意活动或未做处理即行CT检查。纵隔气肿或气胸时，亦可出现呼吸困难，检查应迅速而动作轻柔。

（2）患者因失血表现面色苍白，颈部伤口不断流血、呛咳，自口中或伤口咳出血凝块及新鲜血液。颈前伤口漏气，出现血性泡沫、呼吸急促、烦躁不安、声嘶或失声，严重时出现休克。

（3）吞咽时若有唾液由伤口流出，可能来自喉咽或颈段食管。甲状舌骨膜的切割伤或声门上甲状软骨骨折，应注意检查声带运动，若声带活动受限或固定，则表明环杓关节或喉返神经受累。

（4）利刃伤口整齐，锐器刺伤，皮肤裂口小，但伤口深。自杀者常有大小不等的伤口。弹片伤或玻璃等伤，应注意有无异物残留在软组织中。

（三）喉部烧伤、化学伤及热力伤

（1）详细询问病史，明确致伤物质及接触方式、时间等。

（2）主要表现为声嘶、喉痛、咳嗽、唾液增多，有时痰中带血；严重者出现呼吸困难、呼吸急促，继发感染者可出现脓血痰，甚至咳嗽出坏死的假膜。

（3）患者眉毛等毛发烧焦，口腔、鼻腔、咽部、喉黏膜充血肿胀，有时可见渗出纤维蛋白形成假膜。

（4）烫伤可见口腔黏膜损伤甚至食管、胃烫伤，可有全身中毒症状。

（5）严重呼吸道烧伤，可在伤后30min出现喉水肿，引起吸气性呼吸困难、发绀、窒息而昏迷或死亡。累及气管、支气管，很快出现呼吸急促、呼吸音减低，48h后出现肺部感染。

（6）烈性腐蚀剂损伤可出现气管食管瘘。

六、鉴别诊断

（1）根据喉外伤病史，结合临床表现和影像学检查，均能明确诊断。对于喉外伤患者，经初步处理病情稳定后，应尽早明确有无软骨骨折，受累喉软骨骨折的严重程度，对于避免和减少术后喉狭窄的发生非常重要。

（2）出现以下临床表现，多提示存在喉软骨骨折或喉气管离断。较为广泛的或进行性皮下气肿，可累及头颈部或胸、腰部，触诊常有明显的"捻发音"；喉结触诊或环状软骨触诊变形，出现吸气性呼吸困难；合并纵隔气肿；颈部强制体位，颈部活动时出现咯血或较重的吸气性呼吸困难。

（3）对于喉外伤的患者要注意全身检查，明确有无头颅、胸腹及四肢合并伤，必要时应相关学科会诊，酌情处置。

七、急诊处理

通过迅速而仔细的检查，及时抓住主要矛盾（出血、休克、窒息、颈椎损伤等），首先进行抢救。急救处理必须果断而迅速、准确，尽快使病人转危为安，为进一步治疗争取时间。

（一）止血

应使患者平卧位，以防出血误吸气道，引起窒息。对于强制体位患者，尽量避免颈部活动，以免离断的喉气管移位而出现窒息。当外伤损及大血管，出血汹涌，可先用纱布及手指紧压出血处，然后逐渐松开，以便迅速发现出血部位，钳夹缝扎。喉内严重渗血，需打开喉腔给予止血，止血过程中，吸引器必不可少，尤其对于防止血块、血液误吸呼吸道。在止血过程中，时刻要保持呼吸道通畅。

（二）保持气道通畅

已出现喉阻塞或估计喉阻塞不可避免，宜早做气管切开术。若颈部创面与喉气管相通时，可暂时将气管插管插入气管并稳妥固定，继之做气管切开术后，再将插管拔出。在气管切开前、切开过程中及气管切开后，均随时吸引器吸除创腔内的血液和分泌物，以防误吸入呼吸道，保持气道通畅是全面救治的基础。

（三）防治休克

对于失血过多，血压下降，宜先输入晶体液，补充血容量，不能改善应补充胶体液，并随时酌情输血。

八、治疗

（一）一般治疗

对于单纯喉黏膜挫伤，应禁声使喉部休息，无需特殊处理。对于喉软骨骨折而无移位者，应限制颈部活动及吞咽活动。如多发软骨骨折，或软骨粉碎移位，宜先行低位气管切开，然后喉裂开复位，并用细钢丝或钛合金钢板固定，消除喉腔创面，喉内放置喉模3周。复位最好在外伤后4周内进行，避免因瘢痕形成而使复位发生困难。密切观察喉外伤患者，喉黏膜肿胀明显者，气管切开宜尽早施行。伤后鼻饲7~10d，这样减少喉部运动，减轻喉痛，以利于损伤部位的愈合。

如无呼吸困难，可先给予抗炎、对症及补液治疗，严密观察有无皮下气肿及其进展情况。

（二）开放性喉外伤的处理

对于开放性喉外伤，经急救处置病情稳定后，应对创伤进一步处理。

1.清创

出血控制后，用过氧化氢溶液和生理盐水反复冲洗创腔，将血凝块、异物、分泌物等彻底清除，切除坏死或不健康的组织，对于喉黏膜及软骨，除明确坏死外应尽量保留，以防日后喉腔无支架塌陷狭窄。清创过程中，仔细寻找隐蔽或痉挛的血管稳妥止血。

2.缝合

若喉气管离断，应可吸收缝合线首先缝合。仔细检查创缘，力求原位缝合，恢复喉腔正常结构，必要时利用离断但仍鲜活的软骨片做修复材料，以保持喉腔宽敞。

3.放置喉模

对损伤严重者，为防止喉狭窄，应闭合喉腔前防止喉模（指套喉模或T形管），放喉模前必须做气管切开术。

4.鼻饲

保证患者必要的营养和补充水分，减少喉体运动，防止食物污染创面，同时可减少喉痛，利于创面的愈合。

（三）术后处理

1.抗感染

常用青霉素或头孢菌素类抗生素，以防继续感染。

2.预防破伤风

使用破伤风抗毒素或人破伤风免疫球蛋白。

3.加强监护

对气管切开者，按术后常规护理；未做气管切开者，应密切观察患者呼吸，做好随时气管切开的准备；床边备氧气与吸引器；注意血压、脉搏，观察伤口敷料及气管分泌物；定期检测肝肾功能，纠正酸碱和电解质紊乱；对于危重病例，要密切注意全身情况，并备心肺复苏及抢救药品；对于自杀者，要采取切实措施，严防意外，并与家属做好充分的沟通。

第四节 喉异物

异物嵌顿在喉腔称为喉异物，易引起喉痉挛窒息，属危险病之一。较大异物不能进入声门，较小的异物落入气管成为气管支气管异物，只有能嵌顿在声门的异物才能停留在喉腔，因此喉异物并不多见，喉异物占呼吸道异物的2%～12%。

喉异物多发生在5岁以下的幼儿，多因口内含异物或进食时，突然说话、哭闹或摔倒等将异物吸入喉腔，并出现严重的呼吸困难，偶有成人误吸鱼骨或铁钉等。

喉异物严重阻塞呼吸道时会导致重度、极重度吸气性呼吸困难，使患者处于濒死状态，病情危急。因此，必须当机立断、分秒必争，及时有效地采取抢救措施，才能挽救患者的生命。

一、分类

临床上常见的喉异物有以下几种。

1.有尖锐部分的异物

如针、别针、铁钉、果壳等，容易刺入喉黏膜而嵌顿。

2.形状扁平的异物

如骨片、铁片、花生壳等容易嵌顿声门。

3.较大的气管异物

如花生米、蚕豆、小玩具等，落入气管后刺激呼吸道出现咳嗽，异物被气流冲击到声门下，声带痉挛，异物被嵌顿声门而成喉异物。

二、病因

（1）多因口含异物或饮食时，说笑或哭闹、嬉笑等活动，将异物误吸喉腔；抑或异物误吸气管支气管，因咳嗽反射呼出气流将异物冲到喉腔，声门痉挛嵌顿异物。

由于婴幼儿喉部的解剖、生理及其生长特点，易致喉异物。常见的喉异物为花生米、瓜子、核桃仁及果冻等，异物嵌顿在喉内引起喉痉挛，使喉腔变窄影响呼吸。如异物嵌顿时间长使喉黏膜水肿，分泌物潴留，进一步使喉阻塞加重。如果异物体积较大，可直接阻塞喉口或嵌顿于声门裂及声门下。如果为较大光滑的圆形异物，可在主气道内自由滑动，加上其吸取气道内的水分，体积膨胀则可嵌顿于声门下，症状波动不稳，可突发窒息危及生命。

发生急性喉梗阻时，肺泡换气严重不足，引起低氧血症及高碳酸血症。乳酸及二氧化碳潴留可引起呼吸性酸中毒，导致窒息。严重呼吸困难可加重心脏负担，发生急性心力衰竭；同时随着缺氧加重，自由基生成过多，可致中枢神经系统不可逆损害甚至死亡。

（2）老年人的吞咽功能变化随着年龄的增长，喉神经功能开始低下，肌张力减弱，韧带松弛，其结果导致吞咽预备功能下降。饮酒及脑血栓的患者，因喉神经麻痹，更易致喉异物。

三、症状

（1）喉黏膜对于外源性物质都会引起刺激性发射，并出现剧烈性咳嗽。喉异物多在进食时哭闹或嬉戏突然发生，或幼儿将玩具放入口中玩耍，突然摔倒，出现突然发生的剧烈咳嗽、喉痉挛、呼吸困难、发绀等，并有声嘶。

（2）呼吸困难的程度与异物大小、形状有关，扁薄骨片不会将喉腔完全堵塞，异物嵌顿出现阵发性咳嗽，气流可从异物旁通过，呼吸困难并不严重；喉黏膜损伤，可有痰中带血和喉痛。较大异物或喉痉挛，呼吸困难较为严重甚至窒息死亡。

（3）创面感染化脓，喉黏膜肿胀，并出现吞咽疼痛和呼吸困难。

四、检查

（1）患者声嘶，儿童哭闹时声嘶加重，注意吸气时可伴喉鸣。若呼吸困难不重，凡能合作的患者，间接喉镜下均能发现异物，必要时直接喉镜或纤维喉镜下检查，并同时准备取出异物。

（2）对于金属异物，影像学有利于定位，有时可发现隐藏的异物。

（3）声门下嵌顿异物，情况危急，有窒息危险，应立即取出异物；或将异物用力吹入气管，并争取时间气管镜下取出异物。

五、诊断

根据异物呛入史、典型表现，结合喉镜检查或影像学检查，诊断多不困难。

六、鉴别诊断

应与喉痉挛鉴别。后者多见2～3岁婴幼儿，无异物吸入史，常有营养不良、体弱或佝偻病，可能与血钙过低相关。表现夜间突然发生的吸气性呼吸困难及喉喘鸣，惊恐不安，出冷汗，面色发绀，似窒息，但多在深吸气后症状缓解。发作持续时间短暂，仅数秒或1～2min，可反复发作，或连续发作。发作时及发作后均无声嘶、发热等，喉镜检查多无异常。

七、急诊处理

（1）对于高度怀疑喉异物，并出现严重喉阻塞，为赢得抢救时间，应就地以最快的速度，立即使用直接喉镜或麻醉喉镜，暴露喉口，同时立即取出喉内嵌顿性异物；如果发现异物嵌顿在声门裂试夹失败，应立即推移异物到一侧主支气管，如无明显通气改善仍须即刻气管插管，避免呼吸、心跳停止。

（2）插管或环甲膜穿刺后可以一定程度地缓解气道阻塞，生命体征稍稳定后在气管镜下再取出异物。Ⅲ度喉阻塞如喉喘鸣明显，使用麻醉喉镜检查或喉内异物直接取出。否则须在全身麻醉下，使用直接喉镜推移声门裂之嵌顿异物，再联合使用气管镜取出异物。

（3）在抢救处理异物的同时，建立起静脉通道、高流量给氧，吸出呼吸道内分泌物，防止喉痉挛和术后喉水肿的发生，监护基本生命体征状态变化。

八、治疗

（1）须及早在直接喉镜下取出异物。术前应准备气管镜和异物钳，便于术中异物落入气管时使用。如呼吸困难明显应先行紧急气管切开，待呼吸困难缓解后，行直接喉镜下异物取出，亦可在气管切开处向上取出异物。

（2）喉异物危险性大，应加强教育宣传，不要将针、钉、小玩具等含在口中玩耍，进食时不要哭闹、嬉戏或玩耍，不要吃整个花生或蚕豆，儿童食物中避免混有鱼刺、鱼骨或其他碎骨类，避免误吸入呼吸道。

第五节　喉阻塞

喉部及周围组织的病变，使声门区附近气道堵塞，导致呼吸困难，称为喉阻塞，亦称喉梗阻。它不是一种独立的疾病，而是一个由各种不同病因引起的症状。

喉阻塞导致的阻塞性呼吸困难，常引起机体缺氧和二氧化碳蓄积。这两种情况对全身的组织器官都有危害。特别是对耗氧量较大，同时也是对缺氧最为敏感的组织——脑和心脏的损伤最为严重和明显。

一、分类

分为急性喉阻塞和慢性喉阻塞。

二、病因

（一）急性喉阻塞病因

1.炎症

如小儿急性喉炎、急性喉气管支气管炎、喉白喉、急性会厌炎、喉脓肿；喉部邻近部位的炎症，如咽后脓肿、咽侧感染、颌下蜂窝织炎等。

2.外伤

喉部挫伤、切割伤、烧灼伤、火器伤、高热蒸气吸入或毒气吸入。

3.异物

喉部、气管异物不仅造成机械性阻塞，并可引起喉痉挛。特别是较大的嵌顿性异物，如塑料瓶盖、玻璃球、大的中药丸等。

4.水肿

喉血管神经性水肿，药物过敏反应，心、肾疾病引起的水肿。

5.肿瘤

喉癌、多发性喉乳头状瘤、喉咽肿瘤、甲状腺肿瘤。

6.畸形

喉蹼、先天性喉鸣、喉软骨畸形、喉瘢痕狭窄。

7.声带瘫痪

双侧声带外展瘫痪。

（二）慢性喉阻塞病因

（1）喉外伤后遗症：如瘢痕性喉狭窄，医源性损伤（如气管切开、内镜检查、气管插管特别是长期带气囊插管）引起的喉部肉芽组织增生或软骨支架坏死性病变。

（2）喉部良、恶性肿瘤手术后引起的瘢痕性增生：如较为广泛的声带乳头状瘤、各类半喉切除术。

（3）颈部病变的压迫：如颈部肿瘤、巨大甲状腺肿，颈部转移性癌等。

三、症状

（一）吸气期呼吸困难

吸气相为主的呼吸困难是喉阻塞的主要症状。在吸气时气流将声带斜面向下、向内推压，使声带向中线靠拢，在以上病因引起的喉部黏膜充血肿胀或声带固定时，声带无法做出正常情况下的外展动作来开大声门裂，使本已变狭的声门更加狭窄，以致造成吸气时呼吸困难进一步加重。呼气时气流向上推开声带，使声门裂变大，尚能呼出气体，故呼气困难较吸气时为轻。因此表现为以吸气性呼吸困难为主的呼吸困难。

（二）吸气期喉鸣

其是喉阻塞的一个重要症状。吸入的气流，挤过狭窄的声门裂，形成气流旋涡反击声带，声带颤动而发出一种尖锐的喉鸣声。

（三）吸气期软组织凹陷

因吸气时空气不易通过声门进入肺部，胸腹辅助呼吸肌均代偿性加强运动，将胸部扩张，以助呼吸进行，但肺叶不能相应膨胀，造成胸腔内负压增加，将胸壁及其周围的软组织吸入，使颈、胸和腹部出现吸气性凹陷（颈部：胸骨上窝和锁骨上、下窝；胸部：肋间隙；腹部：剑突下和上腹部），称为三凹征或四凹征。凹陷的程度常随呼吸困难的程度而异。儿童的肌张力较弱，凹陷征象更为明显。

（四）声音嘶哑

常有声音嘶哑甚至失声。病变发生于室带或声门下腔者，声嘶出现较晚或不出现。

（五）缺氧症状

初期机体尚可耐受，无明显的缺氧症状。随着阻塞时间的延长，程度的加重，开始出现呼吸快而深，心率加快，血压上升。若阻塞进一步加重则开始出现缺氧而坐卧不安，烦躁，发绀。终末期则有大汗淋漓，脉搏微弱，快速或不规则，呼吸快而浅表，惊厥，昏迷，甚至心搏骤停。缺氧程度可通过经皮血氧检测仪来判断。

（六）呼吸困难分度

为了区别病情的轻重，准确地掌握治疗原则及手术时机，将喉阻塞引起的吸气期呼吸困难分为4度。

一度：安静时无呼吸困难表现；活动或哭闹时，有轻度吸气期呼吸困难。

二度：安静时也有轻度吸气期呼吸困难，吸气期喉鸣和吸气期胸廓周围软组织凹陷，活动时加重，但不影响睡眠和进食，亦无烦躁不安等缺氧症状。脉搏尚正常。

三度：吸气期呼吸困难明显，喉鸣声甚响，胸骨上窝、锁骨上、下窝、上腹部、肋间等处软组织吸气期凹陷显著，并因缺氧而出现烦躁不安，不易入睡，不愿进食，脉搏加快等症状。

四度：呼吸极度困难。由于严重缺氧和二氧化碳蓄积增多，患者坐卧不安，手足乱动，出冷汗，面色苍白或发绀，定向力丧失，心律失常，脉搏细弱，血压下降，大小便失禁等。如不及时抢救，可因窒息、昏迷及心力衰竭而死亡。

四、诊断

（1）根据病史、症状及体征，对喉阻塞的诊断并不困难。一旦明确了喉阻塞的诊断，首先要判断的是喉阻塞的程度。

（2）至于查明喉阻塞的病因，则应视病情轻重和发展快慢而定。轻者和发展较慢，病程较长的，可做间接或纤维喉镜检查以查明喉部病变情况及声门裂大小。但做检查时要注意，因咽喉部麻醉后，咳嗽反射减弱，分泌物不易咳出，可使呼吸困难明显加重，且有诱发喉痉挛的可能，故应做好气管切开术的准备。重者和发展较快的，则应首先进行急救处理，解除喉阻塞后再做进一步的检查，明确其病因。

五、鉴别诊断

（一）与支气管哮喘，气管支气管炎相鉴别

喉阻塞引起的呼吸困难，临床上还必须与支气管哮喘，气管支气管炎等引起的呼气性、混合性呼吸困难相鉴别，见表2-1。

表2-1 吸气性、呼气性、混合性呼吸困难的鉴别

病因或临床表现	吸气期呼吸困难	呼气期呼吸困难	混合性呼吸困难
病因	咽、喉、气管上段等处的阻塞性疾病，如咽后脓肿、喉炎、肿瘤、异物或白喉	小支气管阻塞性疾病，如支气管哮喘、肺气肿	气管中、下段阻塞性疾病，或上、下呼吸道同时有阻塞疾病、如喉气管支气管炎、气管肿瘤
呼吸深度与频率	吸气运动加强，延长，呼吸频率基本不变或减慢	呼气运动增强延长，吸气运动亦稍加强	吸气与呼气均增强
颈、胸部软组织凹陷	吸气时有明显"四凹征"	无"四凹征"	无明显四凹征，若以吸气期呼吸困难为主者则有之

病因或临床表现	吸气期呼吸困难	呼气期呼吸困难	混合性呼吸困难
呼吸时伴发声音	吸气期喉喘鸣	呼气期哮鸣	除上呼吸道伴有病变者外，呼吸时一般不伴发明显声音
咽喉、肺部检查	咽、喉检查有阻塞性病变，肺部有充气不足的体征	肺部有充气过多的体征	胸骨后可闻气管内呼气期哮鸣声

（二）与肺源性、中枢性和心源性呼吸困难相鉴别

1.肺源性呼吸困难

吸气和呼气均困难。支气管哮喘时出现明显的呼气性困难，无声嘶。肺部听诊可闻及哮鸣音。如为肺部炎症，则肺部听诊可有湿啰音。X线检查可协助诊断。

2.中枢性呼吸困难

由于呼吸中枢受抑制而引起。呼吸次数慢或不规则，如潮式呼吸、间歇性呼吸，点头呼吸等。

3.心源性呼吸困难

呼气、吸气都困难，坐位或立位时减轻，平卧时加重，患者有心脏病的症状和体征。

六、急诊处理

（一）一度、二度

无需急诊处理，可密切观察病情变化。

（二）三度

在严密观察呼吸变化并做好气管切开术准备的情况下，可先试用对症治疗和病因治疗。若经非手术治疗未见好转，应及早手术，以免造成窒息或心力衰竭。因恶性肿瘤所引起的喉阻塞，应行气管切开术。

（三）四度

立即行气管切开术。若病情十分紧急时，可先行环甲膜切开术。

七、治疗

呼吸困难的程度是选择治疗方法的主要依据。同时要结合病因和患者一般情况，耐受缺氧的能力（儿童、老人、孕妇一般对缺氧的耐受能力较差）等全面考虑。

（一）一度

明确病因后，一般通过针对病因的积极治疗即可解除喉阻塞，不必做急诊气管切开术。如通过积极控制感染和炎性肿胀，取出异物，肿瘤根治手术等手段治疗病因，解除喉阻塞。

（二）二度

对症治疗及全身治疗（如吸氧等）的同时积极治疗病因。由急性病因引起者，病情通常发展较快，应在治疗病因的同时做好气管切开术的准备，以备在病因治疗不起作用，喉阻塞继续加重时急救。由慢性病因引起者，病情通常发展较慢；且病程较长，机体对缺氧已经耐受，大都可以通过病因治疗解除喉阻塞，避免做气管切开术。

（三）三度

根据病因医疗条件，患者体质等全面衡量而决定。如为异物应及时取出，如为急性炎症，可先试用药物治疗，若观察未见好转或阻塞时间较长，全身情况较差时，应及早施行气管切开。因肿瘤或其他原因引起的喉阻塞，宜先行气管切开，待呼吸困难缓解后，再根据病因给予其他治疗。

（四）四度

因病情危急，应当机立断，行紧急抢救手术。利用麻醉喉镜引导进行气管插管，或插入气管镜解救呼吸或行环甲膜切开。待呼吸困难缓解后再做常规气管切开术，然后再寻找病因进一步治疗。

第六节　喉痉挛

喉痉挛指喉部肌肉反射性痉挛收缩，使声带内收，声门部分或完全关闭而导致病人出现不同程度的呼吸困难甚至完全性的呼吸道梗阻。

一、分类

分为小儿喉痉挛（蝉鸣性喉痉挛）和成人喉痉挛。

二、病因

（一）小儿喉痉挛（蝉鸣性喉痉挛）

（1）可能与血钙含量过低有关，多发于体弱、营养不良或患佝偻病者。上呼吸道或消化道疾病常为此病之诱因，如鼻部疾病、腺样体肥大、慢性扁桃体炎、肠道寄生虫病及便秘等。

（2）症状的产生是由于喉内收肌痉挛，促使声门闭合所致。

（二）成人喉痉挛

1.局部刺激

局部刺激引起的反射性后痉挛最常见。如进行喉部检查及治疗时，异物通过或存留于喉部时，急性或亚急性喉炎，咽部应用腐蚀剂刺激喉部，声带边缘的肿瘤，腭垂过长等，均可发生反射性喉肌痉挛。

2.喉返神经受刺激

颈部或纵隔淋巴结肿大，肿瘤、主动脉瘤、肺结核等致喉返神经受刺激。甲状腺手术时损伤喉返神经，除可能引起喉麻痹外，也可诱致喉痉挛。

3.中枢神经性疾病

脊髓痨（又称进行性运动性共济失调）为最常见。喉痉挛可为此病之初发症状，或为喉麻痹之前驱症状。癫痫常发生喉痉挛，狂犬病患者喉外展肌也呈痉挛状态。

4.神经官能性疾病

癔症患者常反复发生喉痉挛样表现。

三、症状

（一）小儿喉痉挛

（1）往往于夜间突然发生呼吸困难，吸气时有喉鸣声，病儿惊醒，手足乱动，头出冷汗，面色发绀，似将窒息。但每在呼吸最困难时做一深呼吸后，症状骤然消失，患儿又入睡。

（2）发作时间较短，仅数秒至1～2min。频发者一夜可以数次，也有一次发作后不再复发者，患儿次日晨醒来往往犹如平常。

（二）成人喉痉挛

骤然发作的呼吸困难，吸气粗长伴喘鸣，呼气呈断续的犬吠声，患者易惊慌失措。多为时甚短，常在做一次深呼吸后发作终止而呼吸正常。其表现如下。

1.痉挛性咳嗽

为较常见和发作较轻的一种类型，如无器质性疾病，多为神经症的一种无用的清理咽部的表现，神经衰弱者多易患此病。耳鼻咽及胸部有敏感病区，因反射作用而发生。如取出外耳道耵聍栓塞时可诱发痉挛性咳。发作时表现为一种短促、哮吼性或炸裂性咳嗽，无痰液及声嘶。多发作于白天，入夜时停止。间歇期不定，可持续数月至数年之久，而不致影响患者健康。喉部检查无特殊性发现，治疗以镇静、解痉为主，辅以喉部理疗及心理治疗。

2.痉挛性失声

多发生于用声多而情绪紧张者。痉挛发生于欲说话或正在说话时，突然失声，不能发出一字；如勉强发声，则觉喉部疼痛，停止说话，痉挛即止。喉镜检查声带紧张呈内收位，发声时声门紧闭或产生不规则运动，余无阳性体征。治疗以静息少语和发声训练为主，情绪紧张者，可给予镇静药。

四、检查

1.成人喉痉挛

喉镜检查：吸气时两侧声带仍相接触，极似两侧外展肌麻痹，但实为内收肌痉挛所致，可致患者不停地发声，后因必须吸入空气，随着患者的一次深吸气，声带乃向外展。

2.小儿喉痉挛

喉镜检查多无明显阳性体征。

五、诊断

1.成人喉痉挛

根据典型的症状和检查，诊断一般较易。但应在发病间歇期行颈部、胸部、喉部及神经系统检查，以便查出其病因而予以治疗。

2.小儿喉痉挛

本病的特征为突发发作、骤然终止，无发热及声嘶。患儿全身健康状况及营养状况不良等有助于诊断。

六、鉴别诊断

1.成人喉痉挛

与双侧喉返神经麻痹等相鉴别。

2.小儿喉痉挛

应与喉异物、先天性喉鸣等相鉴别。异物病例常有异物史。先天性喉鸣患者出生后症状即已存在，且发作多在白天，2～3岁后多可自愈。

七、急诊处理

对正处于痉挛发作的患者，可予镇静药，辅以吸氧、制动处理，严密观察呼吸情况，如痉挛发作持续时间较长，有缺氧症状时可行气管插管或气管切开术。

八、治疗

（一）成人喉痉挛

（1）对精神因素引起者，可向患者说明此病特征，每当发作时必须保持镇静，闭口可用鼻缓缓呼吸，发作常可自行消退；在发作时慢慢地喝一点热饮料，做颈部热敷，或吸入亚硝酸异戊酯，也可使痉挛停止。

（2）若为器质性疾病所引起者，除对病因治疗外，需考虑做气管切开术，以免发生窒息。

（3）近年有报道使用A型肉毒杆菌注射治疗喉肌痉挛，有一定的疗效。

（二）小儿喉痉挛

（1）对体弱、易发喉痉挛的患儿，给予钙剂及维生素D，多照晒阳光；扁桃体炎、腺样体肥大等病灶应予处理。

（2）发作时应保持镇静，松解患儿衣服，以冷毛巾覆盖面部，必要时撬开口腔，使其做深呼吸，症状多可缓解，有条件时可给氧气吸入。

第三章 临床常见耳科急症

第一节 外耳外伤

外耳由耳廓（auride）、外耳道及相应的神经血管及淋巴组成。其中，耳廓位置突出外露，容易遭受各种外伤。早期治疗可预防其畸形愈合，避免二期重建。此外，耳廓因其表面皮肤菲薄，无皮下脂肪，且耳廓软骨的营养供应缓慢，外耳外伤后若处理不及时或不当，易发生感染。

一、病因及分类

外耳外伤的病因主要由直接暴力外伤（如利器外伤，拳击等）引起，分为耳廓外伤及外耳道外伤。

（一）耳廓外伤

耳廓外伤可分为耳廓挫伤（皮下淤血或血肿形成，软组织肿胀）、耳廓割伤（创缘收缩，软骨暴露）、耳廓扯伤及咬伤（不规则，软骨破碎）、耳廓断离伤（耳廓部分或完全断离）、化学腐蚀伤及热损伤，常伴有邻近组织损伤。

（二）外耳道外伤

受伤后外耳道发生肿胀，上皮受损，如有感染，则可有肉芽组织增生。痊愈后常后遗外耳道瘢痕性狭窄。

二、临床表现

（一）全身症状

患者可有头晕。单纯外耳外伤的患者全身症状较少见。当合并其他器官外伤时，可出现血压、呼吸、脉搏等生命体征的变化及相应器官外伤的表现。

（二）耳局部症状

1.耳廓血肿

耳廓血肿多发生于挫伤之后，因暴力使耳部血管破裂，血液瘀积于软骨与软骨膜之间。在耳廓表面可见呈半圆形红色的皮下肿块，质软。患者除有局部疼痛外，无其他明显症状。耳廓血肿如果没有得到及时治疗可发生感染，或逐渐发生机化及钙化。

2.出血

耳廓的血液供应丰富，前后主要有颞浅动脉和耳后动脉供应，且两者之间有细小分支相吻合，因此耳廓外伤时若伤及上述动脉会导致大量出血，一般压迫可暂时停止而在外耳道骨部与软骨部交界处有上颌动脉的耳深动脉走行于此，因此，外耳道外伤伤及改动脉时出血较凶。耳道填塞可暂时止血。

3.耳廓外形改变

包括耳廓完整性的破坏。如表面皮肤撕脱和（或）软骨缺损（多见于直接暴力）；耳廓皮肤凝固性坏死（多见于化学腐蚀伤）。耳廓烧灼伤的临床表现分3度：Ⅰ度烧伤只有表浅的上皮层受到影响，表现为红斑，有时可伴有受损部位的肿胀。Ⅱ度烧伤主要发生于皮肤2/3以内的损失，表现为受损部位皮肤缺损及表面水泡。Ⅲ度烧伤时累及真皮全层，可伤及软骨，表现为干燥或潮湿的焦痂。除去痂皮后可见溃疡，其上覆盖有肉芽组织。

（三）听力损失及耳鸣

单纯外耳外伤的患者较少有听力损失。部分患者可诉有耳鸣，一般为短暂性，伤后3～7d可消失。伴有中耳及内耳外伤者可有不同程度的听力损失及耳鸣（见相应章节）。

（四）眩晕

当患者合并迷路或前庭神经损伤或内耳震荡时，常发生眩晕及自发性眼震。

三、检查

所有外伤患者的检查，首先要注意患者的生命体征，其次要检查受伤部位和身体其他部位的改变：病情严重时，常需边检查边治疗；在患者有意识障碍、病情不允许搬动或者某一部位伤情严重而掩盖其他部位征象等情况下，医生需凭经验先做出初步判断，然后再仔细检查。

（一）体格检查

首先要观测生命体征。

1.呼吸

呼吸频率>25/min或<15/min，有无呼吸困难、呼吸过浅或发绀等情况。

2.循环

脉率>100/min或脉搏微弱、触不清，收缩压<90mmHg或毛细血管充盈时间>2s。

3.意识状态

是否有意识障碍、对答迟钝或对疼痛刺激反应迟钝。

（二）专科检查

耳部检查耳廓常有皮下淤血或血肿形成，软组织肿胀，耳廓割伤者创缘收缩，软骨暴露，耳廓扯伤及咬伤者其伤口不规则，软骨多有破碎，耳廓离断伤者耳廓完全切断。伤及外耳道者常有外耳道出血、皮肤撕裂、骨壁塌陷、错位及下颌关节嵌入，血鼓室或鼓膜穿孔。

（三）听力学检查

声导抗及纯音测听多为正常。当损伤累积中耳及内耳时声导抗测试多为B型或A型。纯音测听：可显示不同程度的传导性或感音性听力损失。听觉脑干诱发电位可有波Ⅰ—波Ⅴ潜伏期及波间期的改变。

（四）前庭功能检查

合并颞骨骨折伤及前庭的患者可表现为前庭功能受损甚或丧失。

四、诊断

根据患者的外伤史及查体所见可基本做出诊断。须对外伤的严重程度做出初步评估，严重程度评估包括伤口的深度、污染程度、生命体征，并发症的发生等，如外耳损伤伴有听力损失、鼓膜破裂或鼓室积血，或有眩晕，或有面瘫者皆为中耳及内耳受损所致，则应考虑颞骨骨折可能。

五、急诊处理

（一）严密观察生命体征

（1）注意患者呼吸频率及节律。患者一般为卧位。颅内压增高者若意识清楚，可抬高床头15°～30°，以利颅内静脉血回流。对昏迷患者必须及时清除呼吸道分泌物。如判断短时间内不能清醒者，应早做气管切开。

（2）观察意识状态、血压、脉搏、肢体温度、皮肤和甲床色泽、周围静脉充盈情况、尿量等，密切观察其意识、瞳孔和肢体活动变化，必要时应做颅内压监护或及时复查CT。

（二）局部伤口处理

生命体征稳定时，尽早清创，最好在伤后6h内进行，如条件不允许，可给予有效的抗感染药，酌情推迟清创时间，但最长不得超过伤后72h；对已感染的伤口，应清除坏死组织和异物，改善引流。患侧耳部的处理如下。

1.耳廓撕脱伤

首先及时清创，如条件不允许，可给予有效的抗感染药，酌情推迟清创时间，但最长不得超过伤后72h；对已感染的伤口，应先清除坏死组织和异物，改善引流。未发生感染者应及时清创缝合，修整伤缘，尽量保留软组织。准确对位，用小针细线对位缝合，缝合时不应贯穿软骨，缝线采用无创伤性缝线更佳。软骨部分缺失而未发生软骨膜炎者，可将软骨略做修整后再行对位缝合；局部已感染者，伤口处可用生理盐水稀释后的青霉素液或庆大霉素液、1%过氧化氢溶液等清洗后再做对位缝合。对于耳廓已完全断离者，离断耳廓应以干净纱布包裹置于塑料再植袋中运输（如无再植袋，可包裹浸泡于干净自来水中，以保持其部分干净、潮湿、冷却）。并在内袋放置冰水混合物，以保持温度在4℃（避免组织与冰水直接接触以防冻伤），应尽早进行再植。有报道，两层的离断组织在热缺血48h以上、冷缺血13d以上不能存活。50%的移植物在热缺血30h甚至冷缺血10d后存活。将断耳以无菌生理盐水洗净后，用将边缘受损组织切除，活力碘消毒，立即进行对位缝合，严格控制感染。缝合时针数尽可能少。包扎伤口时可用涂油抗生素软膏的活力碘纱布覆盖并固定6～7d，无需加压。若断离的耳廓已经没有缝合成活的可能，可以直接缝合断端以待二期成形或行耳廓重建。

2.外耳化学腐蚀伤的处理

可用大量清水冲洗。使用无菌凉敷料包扎有利于减少损伤的进一步蔓延。类固醇软膏可用于减轻皮肤的局部反应。若皮肤受损范围广、软骨裸露，需在创伤愈合后择期行耳廓重建。

3.外耳热烧伤

Ⅰ度烧伤及Ⅱ度烧伤：可立即用水或冰降温，外敷类固醇药膏减轻局部症状，外以凡士林纱布覆盖固定，也可使用镇痛药。Ⅲ度烧伤：在立即降温之后，除去焦痂，根据软骨裸露情况，可适当从耳廓周围采取裂层皮片来保护软骨，然后用活力碘纱布包扎固定。其中尽早覆盖裸露的软骨至关重要。同时使用广谱抗生素预防感染。局部症状控制后，伤口愈合后应尽早进行耳廓重建。

（三）选用足量广谱抗生素，预防继发感染

（四）伤口较深时需注射破伤风免疫球蛋白

六、治疗

（一）早期治疗

对于外伤的患者首先观察生命体征，维持呼吸道通畅，必要时应行气管切开术。

（二）治疗局部急症

处理同前所述。除此之外，还有如下处理。

1.耳廓血肿的处理

因耳廓皮下组织较少，血液循环较差，血肿不易自行吸收。如未得适当处理，可发生下面两种后果：

（1）血肿机化收缩而致耳廓畸形；

（2）继续感染形成化脓性软骨膜炎。治疗：可在无菌操作下，用粗针抽出积血后进行加压包扎。如反复行之无效，可于血肿上做一与耳轮平行的切口，排出积血或取出血块，再做加压包扎，严防感染。

2.外耳道的处理

治疗以预防感染为主，局部进行严格消毒，严禁行外耳道冲洗。用抽吸的方法或用小刮匙及细棉签清除土、耵聍及脱落破碎组织。尽量保持外耳道干燥，不宜涂搽甲紫液，以免妨碍观察，必要时可用消毒卷棉子轻拭后，以消毒的抗生素软膏纱条或碘仿纱条填塞外耳道，防止感染及外耳道狭窄。如肉芽生长过多，且有狭窄的趋势者，可在感染控制后，彻底刮除肉芽组织，并将骨性外耳道骨质磨除一部分，并加以植皮，以扩大外耳道。

（三）全身治疗

为预防感染，选用足量广谱抗生素，预防继发感染。伤口较深时需注射破伤风免疫球蛋白。

第二节　中耳外伤

中耳介于外耳与内耳之间，是位于颞骨中的不规则含气腔和通道，包括鼓室、咽鼓管、鼓窦及乳突。中耳的功能是将外界的声音传递到内耳，中耳外伤可导致传导性和（或）感音神经性听力损失。

一、病因及分类

（一）直接外伤

鼓膜是介于鼓室与外耳道之间的膜性结构，虽位于外耳道深部，但因甚薄，故易遭受外伤。直接外伤易导致鼓膜破裂，如外耳道异物或取异物时的外伤、挖耳、冲洗外耳道耵聍时用力过猛，使用抽吸法吸取外耳道脏物时负压过低，或矿渣溅入外耳道或误滴腐蚀剂等。头部外伤或颞骨骨折累及中耳者，也可引起中耳损伤。

（二）间接外伤

多发生于空气压力急剧改变之时，如炮震、爆炸、掌击耳部、飞机起飞或降落时未做适当的咽鼓管开放动作、咽鼓管吹张或擤鼻时用力过猛、分娩时用力屏气、跳水时耳部先着水面等，均可造成不同程度的鼓膜或中耳结构损伤。

二、临床表现

（一）耳闷

中耳内外压力不平衡，咽鼓管不能开放调节时可有耳闷症状。

（二）听力下降

大多数原因导致的中耳外伤会造成不同程度的听力下降，且听力下降有着各自不同的特点：如爆震后即刻出现听力下降，听力下降的程度和性质与爆震引起的损伤部位有关；单纯鼓膜破裂，听力损失较轻；合并有听骨链中断的传导性听力损失较重；而合并内耳及听神经损伤的患者听力损失更严重，常为混合性听力损失。

（三）耳鸣

中耳外伤可致不同程度、不同音调的耳鸣。耳鸣可随听力下降而同时出现，可持续数小时至数天不等。如爆震性耳聋引起的耳鸣多呈高调，持续时间较长。耳鸣的程度和时间可与听力下降一致，或不一致。耳鸣一般发生在听力下降侧。

（四）耳痛

直接外力和间接外力引起的中耳外伤均有耳痛，见于鼓膜穿孔、鼓室黏膜撕裂等中耳损伤，一般在鼓膜破裂刹那间，耳痛加剧，数日内可消失。

（五）眩晕

当患者合并迷路或前庭神经损伤或内耳震荡时，常发生眩晕及自发性眼震，且伴恶心、呕吐及平衡失调症状。

（六）其他症状

合并其他部位外伤者可能合并因颅脑，颅底骨折或及其他部位的损伤，可出现昏迷、休克、脑脊液漏等症状，损失面神经时可引起面瘫。

三、检查

（一）耳镜检查

直接外力造成的中耳损伤，鼓膜多呈不规则状或裂隙状穿孔，直接外伤引起的穿孔一般位于鼓膜的后下方，间接外伤引起的穿孔多位于前下方。外耳道可有血迹或血痂，穿孔边缘可见少量血迹。若出血量多或有水样液流出，提示有颞骨骨折或颅底骨折所致脑脊液耳漏的可能。

（二）听力学检查

鼓膜穿孔时声导抗多为B型，鼓膜完整而听骨链中断时多为Ad型。直接外伤引起的单纯鼓膜破裂，听力损失较轻多为传导性听力损失；爆震伤常招致内耳受损而呈混合性聋，多因爆炸时的巨响使听觉分析器产生超限抑制所致；如迷路同时受震荡，则可因外淋巴瘘或圆窗破裂等而发生严重耳聋。耳蜗电图和听性脑干反应可客观评估听力损失的程度及受损部位。

（三）前庭功能检查

包括眼震电图和眼动视图等检查。

（四）其他检查

严重外伤者必要时可行颞骨高分辨率CT或MRI，以了解鼓室、内听道、颞骨病变等情况。有颅脑外伤者应在神经外科的配合下行必要的神经系统检查。

四、诊断

根据明确的外伤史，外伤后引起相应的临床症状，以及必要的检查即可做出诊断。诊断时还应对患者受伤前的听力情况有所了解，以便判断是否有伪聋。

五、急诊处理

（一）观察生命体征

观察意识状态、血压、脉搏、肢体温度、皮肤和甲状色泽、周围静脉充盈情况、尿量等，密切观察其意识、瞳孔和肢体活动变化，必要时应做颅内压监护或及时复查CT。

（二）局部处理

清创外耳道内存留的异物、泥土、血凝块等，用乙醇溶液消毒外耳道及耳廓，外耳道口可用消毒棉球堵塞。

六、治疗

（一）中耳损伤的治疗原则

与一般的耳外伤一致。早期保持外耳道清洁和干燥，忌用滴耳液。可在无菌操作下，将穿孔周围的鼓膜复位，以期自行愈合。对2周后未愈合的小穿孔，可采用烧灼法、挑刺法促进愈合。2个月后仍未愈合者，可行鼓膜修补术或鼓室成形术。避免感冒，切勿用力擤鼻涕，以防来自鼻咽部的感染。如无感染征象，则不必应用抗生素。疑有耳部感染者，应局部给予清洗、滴用抗生素滴耳液，全身应给予抗生素控制感染。中耳损伤所致鼓室内出血，继发纤维增生、听骨链挫伤中断或伴有面瘫者，均须手术探查及治疗。

（二）合并内耳损伤的治疗

主要以促进听力恢复和控制症状为主，促进听力的恢复应在毛细胞和听神经尚未变性、萎缩前早进行，可给予神经营养药如B族维生素，或多种维生素制剂如施尔康，神经因子生物制剂如神经生长因子，细胞活性药物如三磷腺苷、辅酶A等，改善内耳微循环如银杏叶制剂，丹参、氟桂利嗪等，还可辅以高压氧等治疗。

（三）其他治疗

伴有恶心、呕吐、平衡障碍等前庭功能异常者，卧床休息，适当给予镇吐和镇静药。

第三节　外耳道异物

外耳道异物是耳科较为常见的急诊，在儿童和成人均可发生，但多见于儿童。儿童患者多数由于好奇将玩耍的小物件如小弹珠等物品塞入外耳道内所致；而成人患者则多数因为挖耳、外伤时遗留异物、昆虫爬入外耳道或强噪声环境中保护听力时耳道内塞入物不慎留入外耳道内。

一、分类

1.动物性异物

如昆虫等。

2.植物性异物

如谷粒、豆类、坚果等。

3.非生物性异物

如玻璃珠、小塑料件、砂石等。

二、病因

外耳道异物的病因多种多样，如前所述，小儿的外耳道异物多由于好奇将小物件塞入耳道内，如无明显症状，可长期不被发觉。成人挖耳时使用耳勺、棉签等可部分断裂遗留在外耳道内；飞蛾等昆虫可在患者夜间睡觉时爬入外耳道内，这种情况在夏天更为多见。近年来，有微型耳道内耳机滞留于耳道内形成外耳道异物的报道。

三、临床表现

由于外耳道的感觉十分敏锐，对于大多数人而言，外耳道异物均可引起不同程度的不适感。而且越接近鼓膜位置的异物，所导致的不适感越强烈。外耳道异物的临床表现因异物的大小、形态及种类不同而有所不同。

（1）疼痛是外耳道异物最常见的表现。植物性异物可遇水膨胀，引起外耳道大部分甚至完全性的堵塞，患者即出现患侧耳部疼痛，并且伴不同程度传导性听力下降表现；坚硬且边缘锐利的外耳道异物可直接刺激外耳道皮肤引起局部剧烈疼痛，如果位置深，可引起鼓膜损伤。

（2）外耳道出血也是常见的表现。尤其形态尖锐的异物，或患者试图自行用器械将异物取出时更为常见。

（3）少数情况下，外耳道异物可较长时间未被发现（这种情况在幼儿多见），从而导致外耳道感染，出现耳道内分泌物，局部皮肤红肿、疼痛等一系列炎症性表现。

（4）对于少数患者，异物可刺激外耳道及鼓膜引起反射性咳嗽及眩晕表现。

（5）如果外耳道异物系活动性昆虫，由于昆虫在外耳道内的活动可引起患者极大的不适感，可表现为剧烈耳痛、噪声，并对患者心理造成极大恐惧感，部分昆虫甚至可引起鼓膜的损伤。

（6）对于既往存在鼓膜穿孔的患者有产生鼓室内异物的可能。

四、检查

（1）在大多数情况下，常规耳镜检查即可在外耳道内发现异物存在。但对于某些位于外耳道底部深处的微小异物则不容易发现。有时由于异物在外耳道内存留时间过长，可引起局部炎性反应，导致局部分泌物增多，或被耵聍、肉芽组织包裹，如患者异物史不明确时，容易被漏诊。

（2）对于耳镜检查未明确异物或特殊种类异物的患者，如异物类型为不透光型，可行颞骨X线平片或颞骨CT以明确诊断。

五、诊断

一般情况下，根据患者的异物史及耳镜检查发现耳道内异物即可明确诊断，必要时可结合影像学检查协助诊断。

六、鉴别诊断

需与外耳道炎、耵聍栓塞、外耳道肿瘤等疾病相鉴别。

七、急诊处理

对于不同类型的异物，急诊处理各有不同。

（一）非生物性异物

（1）使患者平静，勿惊慌失措。

（2）如果异物离外耳道近，可借助器械将其轻柔取出；否则需由专科医生借助专用耳科器械处理。

（3）可嘱患者头偏向患侧耳，有时可借助重力作用将其倒出。

（二）生物性异物

（1）使患者平静，勿惊慌失措。

（2）一定不要让患者试图用手指挖出生物性异物，因为这些可能会使生物活动加剧，从而加剧耳道损伤。

（3）嘱患者头偏向患侧，试图让其飞出或爬出耳道。

（4）若以上措施无效，需由专科医生进一步处理。

八、专科处理

（一）昆虫类异物

先用乙醇或地卡因等滴入耳内，使虫体失去活动能力，然后用镊子取出，或行外耳道冲洗。也可试用在暗室中以亮光贴近耳部将虫诱出。异物取出后应行外耳道清洁消毒处理，以免外耳道皮肤继发感染。

（二）圆球形异物

可用刮匙或耳耵聍钩，顺外耳道壁与异物间的空隙越过异物后方，然后轻轻将异物向前钩出。禁用镊子或钳子挟取，以免异物从器械滑脱，掉入耳道深部，加大取出难度。

（三）细小异物

可使用负压吸引将其小心吸出，也可用外耳道冲洗法将其冲出。

（四）已膨胀的植物性异物

可先用5%硼酸酒精或95%乙醇滴耳数日，一般情况下每日3~4次，每次5~8滴，使其脱水缩小体积后再行异物取出。

（五）异物取出术

对于小儿或配合欠佳的成人患者，宜在短暂全麻下取出，以免造成医源性损伤，对于过大的异物或刺入外耳道骨性部分的异物，可能需行耳内或耳后切口的外耳道异物取出术。

第四节 急性声创伤

一、概述

急性声创伤是因一次突然发生的强烈爆震或声音引起的听觉器官损害，亦称爆震性聋、创伤性聋、耳冲击震伤。多发生在军事演习及战争期间火器发射或其他突然发生的巨响；也发生于崩山、筑路采矿等爆破作业现场；也见于生活中的一些意外爆震，如锅炉、煤气罐、高压锅及家用电器中的电视机、电冰箱等；也有因放爆竹而引起耳聋者。战争时由于大量使用重磅炸弹、大口径火炮等武器，发病率明显升高。

二、病因

在爆炸、火器发射所致的急性声损伤时，噪声强度往往超过140dB，甚至可达170~180dB。在火炮或炸药爆炸的瞬间，因高温、高压气体的迅速膨胀，炮管的震动和喷火，周围空气的压力产生强烈变化，并从爆炸源向四周传播，致形成爆炸压力波，其中能量较大部分最初以超声速（1200~2100m/s）传播，这就是通常所说的冲击波；其余部分即声波（1100m/s），也就是通常所指的强噪声，冲击波的能量和速度随传播距离增加而逐渐消耗和衰减，所以冲击波于传播一定距离后，逐渐变为具有声速的声波。冲击波由超压和负压所组成，其中，超压波起主要作用。冲击波为导致听器损伤的主要因素，它具有巨大的压力。

当人们在暴露的空间受到原发冲击波的作用时，外耳道的气压突然改变，并于瞬间达到最高值，此时机体来不及通过咽鼓管的调节使鼓膜内外压力平衡而造成明显的压力差。当后者超过一定生理限度时，就可导致鼓膜破裂，听骨骨折、脱位和鼓室内出血等中耳损伤。强大的压力波可经穿孔通过中耳而直接作用于蜗窗，传至外淋巴液。若鼓膜尚未破裂，则压力波作用于鼓膜后经听骨链和前庭窗传至外淋巴液。上述直接或间接压力都可引起外淋巴液的流体压力，并通过前庭膜或基底膜传至蜗管中的内淋巴，使内淋巴液产生剧烈波动，从而造成内耳螺旋器、听神经纤维和血管的损伤。与致伤有关的几个因素如下。

（一）压力波峰值与超压持续时间

压力波峰值是压力波致伤作用中最重要的参数，一般在作用时间相同的条件下，压力峰值越高，致伤作用越大。另外，在其他条件相似时，压力波的持续时间越长，致伤作用亦越大。

（二）压力波频谱的特性

一般如压力波的能量相当集中，即能量分布为狭频带，对听器的损伤比宽频带严重。

（三）暴露的次数

在一定的压力波峰值条件下，暴露次数越多，中耳损伤越重，即总的听觉损失越大，但若第一次暴露就使鼓膜穿孔，则再次暴露所造成的内耳损伤，却比第一次的损伤程度轻。此因中耳传声系统破坏后，压力波不能有效地传入内耳。

（四）人员所处位置

位于可防冲击波的地势或居于室内者其损伤情况较轻。在非密闭的工事或建筑物内，冲击波压力上升较慢，损伤的严重性一般也较小。人员距爆炸越近，损伤也越严重；在无工事防护的情况下，面向爆震一侧的损伤，包括鼓膜穿孔，常比对侧严重。若爆震时，患者邻近墙壁，则面向墙壁一侧的损伤可比对侧严重。

（五）个体差异

听器被冲击波致伤的个体差异很大。在炸弹和火炮等武器作用下同一地段的人员，听器损伤的程度相差很大，有的很轻，有的极重。核爆炸时同地区内人员听器损伤的情况亦不相同。

（六）年龄差异

就鼓膜穿孔来说，对大气压力突然增高，年轻人比年老者有较大的抵抗力。

（七）个体防护情况

戴有耳塞、耳罩、防声帽或采取适当简易防护措施者，可减轻耳部损伤。

（八）耳部情况

大多数中耳传音结构的病变，如鼓膜穿孔，听骨链损坏，或耳硬化症等，可减少传入内耳的声能量，从而减轻内耳声损伤。中耳肌麻痹的疾病，当强声刺激时，失掉保护作用，反使内耳更易遭受伤害。多数内耳疾病，尤其是耳蜗性聋，因多有重振现象，对噪声刺激较为敏感，外耳道内积蓄的大量耵聍可能会减弱冲击波的作用。

三、临床表现

（1）经爆震后，均有暂时性严重耳聋，有的在最初几分钟内听不到任何声音，但不久又听到声响，随后就感到耳鸣、耳痛、眩晕等各种症状。

（2）听力下降：一般在爆震伤后即可出现听力下降，有的在短时间内听力完全丧失，随后逐渐恢复。但严重的爆震伤可一次致永久性聋。听力下降的程度和性质依损伤的部位不同而异，中耳损伤常为传导性聋，内耳及听神经损伤多为感音神经性聋，两者兼有者引起混合性聋。严重的爆震伤可致永久性聋，巨大声响能引起功能性聋，即突然发生的强噪声并非作为物理因素造成内耳听觉器官的器质性损伤，而是作为心理因素引起听中枢功能抑制，导致耳聋，或是爆震性耳聋和功能性耳聋同时存在。两耳多呈重度聋，主观和客观听力检查不相符合。

（3）爆震后耳鸣可即刻出现，多呈高调，持续时间较长。

（4）耳痛见于鼓膜穿孔、鼓室黏膜撕裂等。中耳受损伤的情况下，一般数日内可消失。

（5）头痛见于强烈的爆震后，重者可伴有脑震荡，头痛、头晕。

（6）眩晕多为旋转性眩晕，表现为恶心、呕吐及平衡功能失调等症状。

（7）爆震除引起听器的损伤外，还可引起全身性损伤，如在爆炸和火器发射时，可伴有肺损伤，如肺泡破裂、肺出血、肺水肿等；也可引起胃肠出血、穿孔，肝脾血肿、破裂，膀胱破裂，心肌挫伤，眼挫伤及脑震荡。剧烈的爆炸伤可同时引起颅脑外伤，并出现休克、昏迷等严重的全身症状。

（8）鼓膜充血或散在小出血点。鼓膜穿孔，松弛部穿孔很少见。鼓膜破裂时，常有出血。穿孔边缘不齐，常呈三角形、椭圆形或肾形。听力检查：听力损失程度依损伤的程度不同而异，但听力损失的范围主要在4000～6000Hz。耳蜗电图和听性脑干反应测听可帮助了解耳聋的部位和客观评价听力损失的程度。严重爆震伤者必要时可行高分辨率CT或磁共振，以了解鼓室、内耳道、颞骨的病变情况。

四、诊断

根据患者有噪声暴露史＋症状＋体格检查发现鼓膜损伤，结合听力学及颞骨CT等影像学检查可诊断。

五、治疗

爆震性聋患者常同时有中耳损伤和内耳损伤，早期治疗可取得较好疗效，拖延日久者疗效极差。

（一）中耳损伤

主要表现为鼓膜破裂，一般裂伤无组织缺损者，都能在2～3周自行愈合。据报道，凡穿孔小于鼓膜面积的80%者，多能自愈，自愈率为81.4%。注意保持外耳道清洁和干燥，忌用滴耳液；如外耳道有明显污染，则可应用全身性抗生素以防感染。对两周后仍未愈合的小穿孔可用三氯醋酸烧灼其穿孔边缘，促使组织新生，促进愈合；3个月后仍未愈合者，应行鼓膜修补术，损伤听骨链，则应考虑做鼓室成形术；中耳已有感染流脓者，按急性化脓性中耳炎处理。

（二）内耳损伤

致骨导听力下降者应及时治疗，以恢复听力，尽早给予神经营养药，如维生素A和B族维生素等；血管扩张药如葛根素、烟酸等；肾上腺皮质激素能消炎退肿，改善内耳微循环，对耳聋亦有效。伴有恶心、呕吐、平衡障碍者，应卧床休息，适当给予镇吐和镇静药。对功能性耳聋，应以精神疗法为主，可配合针刺或药物疗法。

第五节 突发性耳聋

突发性耳聋（以下简称突聋）是一种突然发生的原因不明的感觉神经性耳聋，又称暴聋，特发性突聋等。De Klevn（1944年）首先描述此病。突发性聋发病率逐年有所增加，并趋向年轻化。多在3d内听力急剧下降，发病急，进展快，治疗效果直接与就诊时间有关，应视为耳科急诊。确切病因尚不清楚。发病率约为10人/10万。无性别差异，中年以上为好发年龄。一般多为单侧发病，少数患者为双侧发病，可同时或先后发病。

一、病因

确切病因尚不清楚。一般认为本病与病毒感染、血管疾病、内淋巴水肿（膜迷路积水）、迷路膜破裂有关。病毒感染是引起本病的最常见原因。其感染途径可为血行途径，经脑膜途径及圆窗途径。

血管病变在突聋发病机制中有重要意义。由于血管痉挛、栓塞、血栓形成、血管受压、血管内狭窄、出血、血液凝固性增高、动脉血压波动及其他血管障碍，因缺氧而使螺旋器感觉结构发生变性。此外，迷路膜破裂，膜迷路积水导致突发性耳聋也有报道。

二、分类

依据不同的听力图类型，德国耳鼻咽喉-头颈外科学会将突发性耳聋的分为5型。

1.高频听力下降型

外毛细胞或内毛细胞受损可导致高频区域听力下降或听力陡降。

2.低频听力下降型

动物实验研究表明，膜迷路积水可能是低频听力下降的原因之一，此外，局部组织缺血缺氧也造成低频感音神经性耳聋。

3.中频听力下降型

其病因尚不清楚，推测与局部供血障碍有关。

4.全频听力下降型（平坦型）

一般认为全频听力下降病因主要是血管纹功能障碍，血管痉挛，组织缺血缺氧等。

5.全聋或极度聋型

血管堵塞或血栓形成等可能是其原因。

三、临床表现

（一）症状

1.耳聋

突然发生的非波动性感音神经性听力损失，常为中或重度。听力损失可在瞬间、数小时或数天内发生，也有晨起时突感耳聋。慢者耳聋可逐渐加重，数日后才停止进展。可为暂时性，也可为永久性。多为单侧，偶有双侧同时或先后发生。双侧耳聋往往有一侧较重。可为耳蜗聋，也可为蜗后聋。约有1/3患者听力在1~2周亦可逐渐恢复，如1个月后听力仍不恢复，多将为永久性感音性耳聋。

2.耳鸣

耳聋前后多有耳鸣发生，约占70%，一般于耳聋前数小时出现，多为嗡嗡声，可持续1个月或更长时间。有些患者可能强调耳鸣而忽视了听力损失。

3.眩晕

可伴有不同程度的眩晕，恶心、呕吐，数日后缓解，不反复发作。

4.耳闭，耳堵塞感

耳闭，耳堵塞感一般先于耳聋出现。

5.除第Ⅷ对脑神经症状以外，无其他脑神经症状。

（二）检查

1.全身检查

指针对心血管系统、神经系统、血液系统、免疫系统的全面检查。

2.实验室检查

包括血常规、红细胞沉降率、红细胞数量、血细胞比容、出凝血时间、凝血酶原时间、血小板计数等。血清学检查包括分离病毒和抗体滴定度测量，还可考虑血糖、血脂和血清支原体、梅毒、HIV等。

3.影像学检查

包括颅脑和颞骨的CT和MRI。颈部血管和椎动脉的B超和血管造影等。

4.专科检查

常包括耳部检查、听力学检查以及前庭功能检查等。耳部检查通常检查外耳道、耳廓、鼓膜情况，突聋患者鼓膜常无明显改变，偶可见鼓膜颜色微红，但没有明显的炎症，鼓室积液表现。听力学检查通常包括音叉试验，纯音听阈测试，声导抗测试，听性脑干反应，耳声发射等。前庭功能检查常为眼震电图或眼震视图检查。

四、诊断

根据病史、症状和专科及全身检查，一般可对突发性耳聋做出诊断。

（1）病毒感染所致突聋患者可提供听力损失前几周流感、感冒、上呼吸道感染病史。血管病变致突聋者可提供心脏病或高血压史，也可有糖尿病、动脉粥样硬化、高胆固醇血症或其他影响微血管系统的系统性疾病的病史。迷路膜破裂患者多有一清楚的用力或经历过气压改变的病史，如困难地排尿、排便、咳嗽、打喷嚏、弯腰、大笑等，或游泳、潜水等。

（2）耳部检查一般外耳道和鼓膜未见明显异常，听力学检查包括音叉试验和纯音听阈测试，一般表现为单侧的，偶为双侧的感音神经性耳聋。声导抗测试，提示中耳功能正常，但是根据听力损失程度，声反射阈可能升高或者引不出。耳声发射在突聋耳引不出或反应幅值下降。ABR测试显示为反应阈的提高。眼震电图及前庭功能检查可为受损耳的半规管功能低下。颅脑MRI排除颅脑占位性病变，颞骨CT排除是否有内耳畸形。

五、鉴别诊断

（一）分泌性中耳炎

不少突聋患者表现为低频听力下降，这些患者初发症状为耳闷及低音调耳鸣，酷似分泌性中耳炎，咽鼓管功能不良。突聋诱因——感冒或上呼吸道感染也与分泌性中耳炎类似。因此，少数突聋可被误诊为分泌性中耳炎以致延误治疗。电耳镜检查鼓膜，声导抗和标准化的纯音听阈测试一般可以鉴别，但是还应注意两病同时发生。

（二）梅尼埃病

突聋患者常伴有眩晕，易误诊为梅尼埃病。但突聋患者的眩晕不反复发作，仅一次发作导致耳聋而终结，听力表现无波动性。虽两者均可能有前庭功能障碍，但眼震电图检查突聋有时有方向交换性眼震，在发病3d内可见迷路兴奋期快相向患侧的自发性眼震，其后转向快相向健侧的麻痹性眼震。此外，甘油试验阴性也可与梅尼埃病相鉴别。

（三）听神经瘤

听神经瘤少数以突聋为首发症状，脑干诱发电位，眼震电图及影像学检查往往可以鉴别。为排除听神经瘤，应做内听道X线摄片或CT桥小脑角扫描。

（四）高血压、糖尿病和梅毒、血液病

进行全身系统检查，排除高血压、糖尿病和梅毒、血液病等，有条件者在发病后3周内可进行病毒分离检查。

六、急诊处理

积极寻找病因，早期综合治疗。患者尽可能住院治疗，卧床休息，限制水、盐摄入。对伴有严重眩晕者，应采用镇静药如地西泮、冬眠灵（氯丙嗪）等药。改善内耳微循环，早期应用糖皮质激素，降低血液黏稠度和纤维蛋白原。可用具有扩张末梢小血管和抑制血小板凝集作用药前列腺素ATP，溶于低分子右旋糖酐静脉滴注亦可加用地塞米松5~10mg静脉滴注。同时，应积极治疗原发病，

如高血压，糖尿病，高脂血症等。

七、治疗

（1）患者住院治疗，卧床休息，限制水、盐摄入。

（2）积极治原发病，如高血压，糖尿病，高脂血症等。

（3）糖皮质激素类早期应用效果较佳，包括泼尼松（强的松）、泼尼松龙及地塞米松等。激素对神经损害及病毒引起的耳蜗及蜗后聋有效。

（4）改善内耳微循环的药物如金纳多，低分子右旋糖酐，复方丹参等。

（5）营养神经类药物应及早使用，如维生素A、维生素B_1、维生素B_{12}、谷维素及能量合剂（ATP、辅酶A、细胞色素C）等药物。

（6）降低纤维蛋白酶原的药物，如降纤酶，东菱克栓酶等。

（7）混合氧或高压氧治疗，临床证实混合氧可增加脑血流量，高压氧可提高氧分压，应根据实际情况酌情采用。

第四章　神经系统急症

第一节　急性颅内高压症

颅内压增高是神经系统疾病最常见的病理过程。当颅腔内容物体积发生变化，如脑容积增加、脑血流容积增加和脑脊液容积增加时，均会导致颅内压增高。颅内压增高，系指颅腔内容物对颅腔壁所产生的压力超过了正常范围，即患者侧卧位做腰椎穿刺，脑脊液静水压超过2kPa（200mmH$_2$O）时所产生的一系列临床表现。颅内高压未经治疗或不恰当的治疗，将引起严重的脑功能损伤甚至死亡。凡急性起病，症状和体征于1～3d达高峰，伴有生命体征改变者，称为急性颅内高压症。

一、病因及发病机制

颅内容积主要由3种成分构成：脑组织容积（约1400mL）、血液容积（约150mL）和脑脊液容积（约150mL）。其中任何一种成分的增多均将引起颅内压增高。

（一）脑组织容积增加

脑组织容积占颅腔总容积的绝大部分（80%～90%），任何原因引起的脑组织容积增加均会导致颅内压增高。脑组织水肿是最常见的脑容积增加因素，当细胞内外渗透压改变时，水分向细胞内移动引起脑细胞内水肿。当脑血管内压或脑室内压增高超过脑间质压时，水分向血管外或室管膜外移动，引起脑组织间质水肿。当血管通透性增加时，水电解质和蛋白质等大分子物质渗出血管外，引起脑组织间质水肿。当各种有害物质破坏脑细胞膜结构时，既可引起脑细胞内水肿，又可引起细胞间质水肿。脑组织水肿的机制有时很简单，有时又很复杂，必须认真分析判断，以提高治疗的针对性。此外，脑组织容积增加的另一常见因素是颅内占位性病变，如脑出血、脑脓肿、脑寄生虫病、脑肿瘤、硬膜下或硬膜外血肿等非正常的颅内容物占据了颅内空间。颅骨异常增生或颅骨大面积凹陷性骨折将使颅腔变小，脑体积相对增加。

（二）脑血流容积增加

脑血流容积约占颅腔总容积的10%，其大部分存在于压力低、容积大的脑静脉系统内。脑静脉系统循环障碍（血栓形成）、脑血管自动调节机制障碍基础上的动脉血压突然增高、脑血管扩张（缺氧、高碳酸血症、血管运动中枢受刺激、血管扩张药）时，脑血流容积急剧增加。

（三）脑脊液容积增加

脑脊液容积约占颅腔总容积的10%。脑脊液主要有脑室脉络丛产生，每小时20mL，每日约500mL；脑脊液的回吸收主要由蛛网膜颗粒完成，从而保持脑脊液总量（正常成人脑脊液150mL）恒定。当血浆渗透压下降或脉络丛病变（炎症、肿瘤）时，脑脊液分泌过多，当蛛网膜颗粒阻塞、脑静脉窦血栓形成、脑脊液蛋白含量增高时，脑脊液回吸收障碍；当脑室系统（如中脑导水管）受压或粘连时，脑脊液循环受阻。脑脊液分泌过多、回吸收障碍、循环受阻，是造成脑脊液容积异常增加的三个最基本因素。

假若颅内高压的发生和发展较为缓和，有一个逐步升高的过程，则颅腔容积的代偿力才能充分发挥，可在颅内压监测所示容积/压力曲线上清楚看到代偿期，并有较好的顺应性。若颅内高压发生与发展急骤，迅即超出容积代偿力，越过容积/压力曲线的临界点，直线上升，则很快进入失代偿期。此时，颅腔容积的顺应性极差，即使从脑室放出1mL脑脊液，也可使压力下降0.4kPa（40mmH$_2$O）以上说明患者已至衰竭阶段。若颅内高压达到平均体动脉压水平时，脑灌注压已低于2.6kPa（20mmHg），则脑血管趋于闭塞，中枢血液供应濒临中断，则患者将陷入死亡状态。

二、诊断

（一）临床表现特点

头痛、呕吐与视盘水肿谓颅内压增高"三主征"。但急性颅内压增高仅有头痛与呕吐。视盘水肿一般要在颅内压增高48h后才出现。急性病例随颅内压迅速增高很快会出现昏迷。

1.头痛

发生率约为60%，皆因脑膜、脑血管或神经受牵扯或挤压所致。常表现为持续性头痛，阵发性加剧，常因咳嗽或排便等用力动作而加重，颅内某一部位的病变可产生远离部位的头痛。但如肿瘤或炎症直接侵犯脑膜或血管，则头痛的部位有一定的定位。小儿因颅缝未闭，颅压增高时使颅缝分开，故无头痛，只觉头晕。急性颅内压增高多由于外伤所致颅内血肿、脑挫伤、严重脑水肿等引起脑室系统的急性梗阻，因此其头痛剧烈，而且不能被缓解，常很快发生意识障碍，甚至脑疝。

2.呕吐

恶心和呕吐常是颅内压增高的征兆，伴剧烈头痛的喷射状呕吐则是急性颅内压增高的佐证。若呕吐后头痛缓解可能是高颅压头痛的表现，严重者不能进食，食后即吐。患者常因此而严重失水、体重锐减。呕吐是因迷走神经核团或其神经根受刺激所致。

3.视盘水肿

系颅内压增高致眼底静脉回流受阻之故。时间较长的视盘水肿可致视神经萎缩，最后导致失明。视盘水肿是诊断颅内压增高的准确依据，但视盘无水肿却不能否定颅内压增高的诊断。由于急性颅内压增高病情进展迅速，一般很少发生此种情况。

4.意识障碍

它是急性颅内压增高最重要的症状之一，系由中脑与脑桥上部的被盖部受压缺氧或出血，使脑干网状上行激活系统受损所致。慢性颅内压增高不一定有意识障碍，但随着病情进展，可出现情感障碍、兴奋、躁动、失眠、嗜睡等。

5.脑疝

由于颅内压增高，脑组织在向阻力最小的地方移位时，被挤压入硬膜间隙或颅骨生理孔道中，发生嵌顿，称为脑疝。试验证明：颅内压高达2.9～4.0kPa（290～400mmH$_2$O）持续30min就可发生脑疝。脑疝发生后，一方面是被嵌入的脑组织发生继发性病理损害（淤血、水肿、出血、软化等）；另一方面是损害邻近神经组织，阻碍和破坏脑脊液和血液的循环通路和生理调节，使颅内压更为增高，形成恶性循环，以致危及生命。

临床常见的脑疝有小脑幕裂孔疝和枕骨大孔疝。前者多发生于幕上大脑半球的病变，临床表现为病灶侧瞳孔先缩小后散大、意识障碍、对侧偏瘫和生命体征变化，如心率慢、血压高、呼吸深慢和不规则等；后者主要由增高的颅内压传导至后颅凹或因后颅凹本身病变而引起。早期临床表现为后枕部疼痛，颈项强直。急性的枕骨大孔疝常表现为突然昏迷、明显的呼吸障碍（呼吸慢、不规则或呼吸骤停），心率加快是其特征，也有心搏随呼吸并停者，而血压增高则不如前者明显。

（二）临床分期

颅内压增高的临床表现分为4期：代偿期、早期、高峰期和晚期（衰竭期）。

1.代偿期

一般情况下，颅内有8%～11%的代偿容积（颅腔容积与脑容积之差），从而使颅内具有一定的顺应性。颅内顺应性是颅内容积变化与压力变化的比值。当颅内容积开始增加时，脑脊液从颅腔内挤入硬脊膜下腔，血液从扩张的脑静脉挤出颅腔，此时颅内顺应性良好，颅内压波动在正常范围内，临床上不出现症状和体征。然而一旦这一机制耗竭，颅内容积的轻微增加便可导致明显的颅内压增高。老年人因脑萎缩（脑容积减小）而代偿容积增大，即便颅内容物增多较明显，也不会出现显著的颅内压增高表现。因此，对老年人需特别警惕潜在的危险，并注意疾病的发展。其持续时间取决于病变的性质、部位和发展速度，严重缺氧、缺血、急性颅内血肿等多为数分钟到数小时。

2.早期

颅内代偿容积失代偿时，颅内压增高，脑血流量减少，脑组织缺血缺氧，临床上出现3个典型症状：头痛、呕吐、视盘水肿。此时如及时去除病因，脑功能容易恢复。

3.高峰期

病情发展到较严重阶段，颅内压几乎与动脉舒张压相等，脑灌注压和脑血流量仅为平均动脉压和正常脑血流量的1/2，脑组织有较重的缺血和缺氧表现，并明显地急剧发展。此期如不及时采取有效治疗措施，往往出现脑干衰竭。

4.晚期

此时颅内压几近平均动脉压，脑组织几乎无血液灌流，脑细胞活动停止、脑细胞生物电停放。临床表现为深昏迷、一切反射均消失、双瞳孔散大、去大脑强直、血压下降、心搏微弱、呼吸不规则甚至停止。此期虽经努力抢救，但预后恶劣。

（三）颅内压的监测

1.有创颅内压（ICP）监测

虽然临床症状和体征可为ICP变化提供重要信息，但在危重患者，ICP升高的典型症状和体征，有可能被其他症状所掩盖，而且对体征的判断也受检测者经验和水平的影响，因此是不够准确的。判断ICP变化最准确的方法是进行有创的ICP监测，实施的指征为：①所有开颅术后的患者；②CT显示有可以暂不必手术的损伤，但GCS评分小于7分，该类患者有50%可发展为颅内高压；③虽然CT正常，但GCS小于7分，并且有下列情况两项以上者，即年龄大于40岁，收缩压小于11.0kPa（82.5mmHg），有异常的肢体姿态，患者发展为颅内高压的可能性为60%。

实施有创ICP监测的方法有4种。

（1）脑室内测压：在颅缝与瞳孔中线交点处行颅骨钻孔并行脑室穿刺，或在手术中置入细硅胶管，导管可与任何测压装置相连接。通过塑胶盖与血流动力学监测仪的测压系统相连接，结果非常满意。为便于引流脑脊液，可在塑胶盖前端连接一个三通。如果没有电子测压装置，则改用玻璃测压管测压。

脑室内测压最准确，且可通过引流脑脊液控制颅内压，但有损伤脑组织的风险，在脑严重受压而使脑室移位或压扁时也不易插管成功。此外，导管也容易受压或梗阻而影响测压的准确性。脑室内测压最严重的并发症是感染，因此管道内必须保持绝对无菌并防止液体反流。

（2）硬膜下测压：即将带有压力传感器的测压装置置于硬脑膜下、软脑膜表面，可以避免脑穿刺而损伤脑组织，但准确性较脑室内测压差，感染仍是主要风险。

（3）硬膜外测压：将测压装置放在内板与硬膜之间，无感染风险，但准确性最差。

（4）腰穿测压：在急性ICP升高，特别是未做减压术的患者不宜采用，因有诱发脑疝形成的可能。一旦脑疝形成后，脊髓腔内压力将不能准确反映ICP。

ICP的正常范围为80～160mmH$_2$O，超过200mmH$_2$O即被认为ICP增高，达到260mmH$_2$O是临床必须采取降压措施的最高临界，这时脑容量极少的增加即可造成ICP急剧上升。对具体患者来说，容积-压力关系可以有所不同，并取决于脑容量增加的速度和颅内缓冲代偿能力。作为对这种脑顺应性测试的一种方法，可以向蛛膜下腔内注入或抽出1mL液体，如ICP变化大于40mmH$_2$O，即表示颅压缓冲机制已经衰竭而必须给予处理。正常的颅内压波形平直，在ICP升高的基础上可以观察到两种较典型的高ICP波形。一种为突然急剧升高的波，可达667～1333mmH$_2$O并持续5～20min，然后突然下降，此称A型波。A型波可能与脑血管突然扩张，导致脑容量急剧增加有关。A型波具有重要的临床意义，常伴有明显临床症状和体征变化。一种为每分钟急剧上升到267mmH$_2$O的波型，称为B型波。B型波的确切意义还不十分清楚，可能为A型波的前奏，提示脑顺应性降低。但也有人认为B型波可能与呼吸有关，而无特殊重要意义。

2.无创ICP监测

颅内压监测方法最初多为有创的，但技术条件要求高、价格较昂贵，且并发症多，近30余年无创性颅内压监测有了很大发展。无创颅内压监测方法包括经颅多普勒、脑电图、诱发电位、前囟测压法、鼓膜移位法等，下面简介其中几种。

（1）经颅多普勒（TCD）：自1982年TCD与ICP之间的关系被阐述之后，这方面的研究取得了重大进展。临床上可用TCD观察脑血流动力学变化，从而间接监测ICP。ICP增高时TCD频谱形态和血流参数均有相应表现，简单总结于表4-1。

TCD监测颅内压的局限性在于TCD通过所测参数计算出ICP，因其受动脉血压、血管张力、血管外压力和脑内顺应性等多种因素的影响，最终影响计算ICP的准确性。TCD表现血流速度增加时，需鉴别是脑血管痉挛还是脑功能损伤后过度灌注。

表4-1　ICP增高TCD频谱形态和血流参数变化

ICP增高程度	TCD频谱形态	TCD参数	预测疗效及预后
轻度增高	收缩峰变得尖锐，搏动性显著增高，形成"阻力血流图形"	Vd下降，Vs不变，Vm相对降低	提示脑血管自动调节功能存在，治疗有效
接近舒张压	舒张期开始部分和舒张末期频谱消失	Vd、Vm、Vs、Vs2均有所下降，PI、RI增大	提示脑血管自动调节功能减退，积极治疗有效
与舒张压基本相同	舒张期血流消失，仅留下尖锐的收缩峰，收缩期峰S2降低或消失，形成"收缩峰图形"	Vd、Vm、Vs、Vs2均下降，Vd下降尤为明显，甚至消失为零；PI、RI明显增大	提示脑血管自动调节功能丧失，此时予及时有效的治疗，则病情尚可逆转
升高至收缩压与舒张压之间	收缩峰正向，舒张期反向血流，即"振荡血流"	Vs下降	提示脑循环即将停止，此时治疗效果极差
接近收缩压	仅有微弱的收缩峰，直至为零	Vs下降，甚至消失为零	提示脑血流停止，脑死亡

（2）脑电图（EEG）：脑电图与ICP之间的确切关系目前并不是很清楚，但有研究发现ICP变化会引起EEG的变化。脑水肿可造成局部脑组织CBF减少，由于代偿机制的作用，此时ICP尚未高于正常，EEG可有局限性变化，此时临床可无明显的症状、体征。持续颅高压超过28mmHg时EEG可表现为爆发-抑制模式，反映大脑半球存在明显缺氧。国内学者的动物实验研究证实，随着ICP增高EEG呈如下变化过程，出现慢波-阵发性抑制-波幅降低-脑电消失。

EEG用于颅压监测的局限性在于EEG易受到镇静药的影响，目前尚缺乏EEG准确评价ICP的研究结论，只能通过观察EEG变化大概推测ICP。

（3）前囟测压法：仅适用于前囟未闭的新生儿和婴儿。根据"扁平原理"，即一拱圆形弹性薄膜被压成扁平时，该膜承受的压力与来自其内部的压力相等。将颅内压测定仪的传感器置于患儿未闭的前囟上，可无创、连续地监测ICP。

（四）诊断

颅内压增高综合征根据头痛、呕吐、视盘水肿等症状，诊断不难，必要时要借助腰穿测压以确定诊断，颅骨X线检查对婴幼儿及儿童患者的诊断有较大价值。诊断颅内压增高主要解决3个问题：①有没有颅内压增高？②增高的程度如何？③是什么原因引起的？

1.临床表现

常有颅内高压三联征：头痛、呕吐、视盘水肿。急性或病情急剧加重的颅内高压常出现Cushing反应：呼吸和脉搏减慢、血压增高、呼吸深而慢，随病情进展转为血压降低、脉搏加快、呼吸不规则或停止；以及体温调节障碍：呈持续性中枢性高热，病情后期可出现低温状态。检查可发现不同程度的神经系统体征，如意识障碍、精神行为异常、肢体瘫痪、脑神经损害等，严重者可出现脑疝（扣带回疝、小脑幕裂孔疝或枕骨大孔疝）而致死亡。严重颅内高压可出现内脏合并症，常见为上消化道出血、应激性溃疡、神经源性肺水肿、急性神经衰竭、中枢性尿崩症等。

2.头颅X线摄片、CT和MRI检查

可发现脑组织移位、受压等颅内压增高的表现，对查找病因有重要价值。

3.腰穿脑脊液检查

压力超过200mmH$_2$O，脑脊液的常规、生化、细菌学、细胞学，以及免疫学检查对明确病因有帮助，严重颅内高压或后颅窝病变引起的颅内高压慎行腰穿。

4.高渗性脱水药物试验性治疗

如甘露醇快速静脉滴注后头痛、呕吐可明显缓解。

（五）鉴别诊断

需与下列疾病进行鉴别。

1.偏头痛

头痛呈周期性，常为跳痛，先有闪光暗点、飞蝇幻视或眼花等先兆，剧烈时可出现呕吐，吐后头痛缓解，偶然尚可有颅神经麻痹体征。本病病期长者，头痛每次持续数小时至数日，不发作时无头痛，检查无眼底视盘水肿，腰穿压力正常，不难鉴别。

2.视神经炎

可有头痛、视盘充血、水肿，类似颅内高压综合征，但早期即有显著视力下降，腰穿压力不高，故也可鉴别。

3.神经官能症

常诉头痛，有时有恶心、呕吐，但一般病史较长，而且尚有头晕、失眠、记忆力下降、注意力不集中等官能性症状，且无视盘水肿，一般鉴别不难，必要时宜跟踪观察。

三、治疗

应迅速降低颅内压、减轻脑损害，避免脑疝形成，同时针对病因治疗。

（一）一般对症支持治疗

卧床休息，足底头高位；保持大小便通畅，避免用力因素；保持呼吸道通畅，吸氧，必要时行气管切开，呼吸机辅助呼吸，密切观察血压、呼吸、脉搏、体温和瞳孔，必要时可行颅内压监护，发现脑疝表现须及时处理；防治感染和内脏衰竭，维持体液和电解质、酸碱平衡等。抽搐或烦躁不安，可使颅内压增高，可以镇静药控制，不能用捆绑、按压等对抗的办法来制止。

（二）脱水降颅内压

1.甘露醇

为渗透性脱水剂，在体内不参与代谢，通过血-脑及血-脑脊液间渗透压差而发挥作用，为临床最常用的脱水剂。常用剂量为每次 $1 \sim 2g/kg$ ，多配成 $20\% \sim 25\%$ 的溶液静脉注射或快速静脉滴注（30min内滴完），可每 $4 \sim 8h$ 重复应用。反跳作用较轻，1次剂量过大可致惊厥，长期大量使用可引起低钠、低钾、肾功能不全等。

2.呋塞米

为强效利尿药，通过抑制肾小管对钠、钾、氯的重吸收而发挥作用。常用剂量为每次 $20 \sim 40mg$ ，静脉注射，每日 $2 \sim 3$ 次，也可与甘露醇交替使用，以减少各自的不良反应，主要不良反应有电解质紊乱、尿酸增高、低血容量性休克等。

3.甘油

主要提高血浆渗透压，使细胞和组织间水分进入血液中，使组织发生脱水，对慢性颅内高压或不能手术切除的脑肿瘤患者尤为适合。常用剂量为0.8～1.0g/（kg·d），多配成10%甘油溶液静脉滴注。滴注速度过快或浓度过高时，可引起溶血、血红蛋白尿甚至急性肾衰竭。

4.血清清蛋白或浓缩血浆

主要通过提高血浆胶体渗透压而达到脱水降颅压的目的，作用较缓慢而持久，尤其适合有血容量不足、低蛋白血症的颅内高压。常用剂量为20%～25%入血清蛋白50～100mL，或浓缩血浆100～200mL，静脉滴注，每日1～2次。心功能不全者慎用，白蛋白渗漏出血脑屏障外可加重颅内高压。

5.乙酰唑胺

可抑制肾小管和脑室脉络丛的碳酸酐酶，起到利尿和减少脑脊液分泌作用，从而降低颅内压。常用剂量为0.25～0.5g，口服，每日2～3次。长期使用可发生低血钾、酸中毒等不良反应，肾功能不全、肾上腺皮质功能减退或肝昏迷患者慎用。

6.肾上腺皮质激素

有稳定血脑屏障和细胞膜结构、抗自由基，降低毛细血管通透性、减少脑脊液生成的作用，尤适合明显脑水肿引起的颅内高压。常用地塞米松10～20mg或氢化可的松100～300mg，静脉滴注，每日1次。主要不良反应有骨质疏松、上消化道出血、应激性溃疡、股骨头坏死等。

7.冬眠低温疗法

应用药物和物理降温的方法使患者体温降低，可降低脑血流量和减少脑耗氧量，减轻脑水肿，达到降低颅内压的目的，尤适用于伴有躁动不安、抽搐、高热的颅内高压。常用冰帽、冰毯等物理方法，以及使用异丙嗪25～50mg与氯丙嗪25～50mg，或加哌替啶25～50mg，肌内注射。一般控制体温在32～34℃维持3～5d，体温过低可能产生心室纤颤，同时须防止寒战引起颅内压增高。适用于严重脑挫裂伤、脑干及（或）丘脑下部损伤伴发高热和去脑强直的患者。

（三）其他治疗

神经保护剂，如三磷酸腺苷、细胞色素C、辅酶A、维生素C、维生素E、超氧化物歧化酶等，可能减轻脑细胞的损伤；过度换气和高压氧治疗也有一定的降低颅内压作用。

采用过度通气和高压氧吸入提高血液中氧的含量，降低二氧化碳分压，使细胞外液的pH增加，脑血管收缩、脑血容量减少，加快颅内静脉回流，降低颅内压。借辅助呼吸、间断性正压呼吸或正负压通气等方法，将$PaCO_2$降至25～30mmHg，气管内压不超过20mmHg，可以获得持续5h的降压效果，尤其是颅脑外伤早期，因脑血容量增加而致颅内高压时，更为有效的是首选的降压措施。但须注意$PaCO_2$不能低于25mmHg，以免加重脑损害。在高压氧舱中呼吸，因肺泡与肺静脉氧分压差的增大，血氧弥散量可增加近20倍，从而大大提高组织氧含量，中因脑缺血、缺氧所致脑水肿的恶性循环，对防治颅脑外伤后脑水肿的发展和减轻颅脑外伤后遗症有重要作用，但对疑有颅内活动性出血的患者，不宜采用高压氧治疗。

（四）手术治疗

对于颅内占位病变，作为病因治疗必须尽早手术治疗；对严重颅内高压药物治疗无效者，可采用脑室穿刺引流术、去骨瓣减压术、脑脊液分流术或腰穿引流术等。

（五）病因治疗

去除病因，控制病变继续发展是治疗颅内高压的根本措施。

第二节　癫痫持续状态

当一次癫痫发作持续时间超过该类型发作的平均时间，或者多次癫痫发作，发作间期意识状态不能恢复，称为癫痫持续状态（SE）。全面性强直-阵挛发作一般在数分钟内自行缓解，持续的全面性强直-阵挛发作超过5min，或者2次或更多这样的发作之间意识未能转清，就应该考虑SE。SE是神经内科常见急症之一，持续时间越长，神经元损害越严重，脑组织缺氧、机体代谢活动增强，会引起多脏器功能的衰竭，造成永久性脑损害或危及生命，其病死率为10%～38.2%。早期诊断和适当干预可尽早终止发作，减轻神经元损害，并挽救生命。

一、病因

癫痫持续状态这一常见的神经科急症不仅见于癫痫患者，还可见于神经系统其他疾病和系统性疾病，少数患者未能查及任何明确的原因。

（1）不适当的抗癫痫药治疗是引起SE最常见的原因，包括突然停药、快速减量、快速换药以及不适当的选药，如有脑病基础的肌阵挛发作选用卡马西平，或者拉莫三嗪可能导致SE出现。

（2）脑器质性疾病，包括脑血管病、颅脑外伤、中枢神经系统感染、缺血缺氧性脑病、癌性脑膜病、线粒体脑病等。

（3）全身性代谢性疾病，包括高或低血糖、高或低血钠、低氧血症、酗酒或酒精戒断、尿毒症、慢性透析所致铝性脑病等。发热是儿童SE的常见原因。

（4）某些药物常规用量可引起SE，如可卡因、氨茶碱、丙米嗪、丁酰苯、戊四氮、贝美格等；某些药物过量引起SE，如洋地黄中毒、异烟肼中毒等；某些药物反应，如青霉素治疗钩体感染所致赫氏反应也可引起SE。

（5）中毒性疾病，如一氧化碳、铅、樟脑、有机磷中毒也可引起SE。

（6）精神因素、劳累、妊娠、月经等也可诱发SE的发生，其中妊娠期子痫本身可发生SE。

二、发病机制

SE的产生主要与神经元及神经网络无法自行终止痫性放电相关，可能的机制包括致痫灶神经元的持续过度兴奋、海马与内嗅区间神经回路震荡、抑制性神经递质的 γ-氨基丁酸介导的抑制作用丧失等。癫痫持续状态过程中，大脑消耗的氧和葡萄糖增加，但是供血、供氧降低，大量兴奋性氨基酸释放，而且大量钙离子进入神经元，神经元及轴索水肿，诱导细胞损伤和凋亡。SE对全身其他系统也产生影响，出现代谢性酸中毒、低氧血症、肺水肿、心动过速或其他更严重的心律失常等。

三、诊断

（一）临床表现特点

所有癫痫发作类型持续或反复出现均可构成SE。参考癫痫发作的分类，SE可以分为全面性和局灶性，前者最常见的类型是全面性强直阵挛性SE，其次是失神性SE和肌阵挛SE，后者常见复杂局灶性SE。在临床上，一般把全面性强直阵挛性SE以外的类型统称为非惊厥性SE。上述类型均可发展为难治性SE。

1.全面性强直阵挛性SE

（1）表现为反复出现的强直-阵挛交替发作强直期全身肌肉强直，呼吸暂停、苍白或发绀、瞳孔散大、光反应消失；继之为阵挛期，肢体肌肉呈-张-弛的阵挛性抽搐，口角流涎，可因舌咬伤而流出血性唾液；阵挛末期在一次深呼吸后全身肌肉突然松弛，进入昏睡状态。交替发作过程中，发作程度一般越来越轻，强直期持续时间越来越短，甚至没有强直期。阵挛期持续时间的变化与预后有关，如果越来越长或者没有变化提示难以控制，预后不良。值得注意的是，SE后期尽管患者没有或者仅有轻微的阵挛，但是双侧大脑皮质可能仍反复出现痫性放电，此时需与抗惊厥药的镇静作用相鉴别，因为前者需要更积极的治疗。主要的鉴别点有两种：一是瞳孔的大小和对光反应，前者瞳孔较大，对光反射迟钝或消失，后者瞳孔缩小，对光反射存在，但如果大量苯二氮䓬类药物导致针尖样瞳孔出现时对光反射可减弱至消失；二是同步脑电图有无痫性放电。

（2）SE全程意识不清，发作时意识丧失，发作间期可呈昏迷、昏睡或意识模糊状。

（3）SE早期血压增高，大汗、腺体分泌物增加，可出现心动过缓和呼吸不规则，血糖、血钾、血乳酸增高；晚期血压降低，血糖正常或降低，血钾增高，可出现高热。

（4）同步脑电图见反复出现爆发棘活动-棘慢复合活动或尖慢复合活动，间期脑电活动低平，波幅逐渐增高，出现连续长程的慢活动，以δ活动多见。

2.失神性SE

（1）持续数小时甚至数日的、程度较轻的意识障碍，无周期性变化，一般无昏迷，对疼痛刺激有回避反应，可执行简单指令，语言功能相对保留，持续状态缓解后无精神异常，可存在部分记忆。

（2）可伴随眼睑肌阵挛、下颌肌阵挛、精神症状，如攻击行为、梦样状态。

（3）同步脑电图可见持续的典型的3h z棘-慢复合活动，或者以额区占优的节律性δ或θ活动，明显不同于背景脑电活动。

3.肌阵挛性SE

（1）双侧或单侧的反复肌阵挛发作伴不同程度的意识障碍。

（2）同步脑电图见节律性棘慢复合活动或多棘慢复合活动。

（3）常见于癫痫，也见于缺血缺氧性脑病、病毒性脑炎和朊蛋白病，前者预后较好，若继发于后三者则预后不良。

4.复杂局灶性SE

（1）持续出现的、程度较轻的意识障碍，可无反应，或不适当的反应，对语言无反应。可有发作缓解期，但仍存精神异常，对发作完全不能忆起。下列伴随症状可呈周期性出现：①可伴随自动症，表现为凝视、咂嘴、咀嚼、摸索；②可伴一侧肢体的强直性姿势或阵挛样抽搐；③可伴精神症状。

（2）同步脑电图见持续的尖慢复合活动、棘慢复合活动或者高幅慢活动，或周期性出现低幅快活动逐渐转为高幅慢活动，明显不同于背景脑电活动，循环出现。痫性放电多为双侧出现，少数见于单侧。曾见1例反常性α抑制，即睁眼见连续长程出现的α活动，闭目见双侧对称的、连续长程出现的θ活动。

5.难治性SE

当依次给予足量的苯二氮䓬类药物和苯妥英钠后，癫痫持续状态仍无改变，持续60min以上，称为难治性癫痫持续状态。持续时间越长，药物有效性越低，患者预后越差。通常中枢神经系统感染、代谢性脑病、缺氧所致癫痫持续状态、非惊厥性癫痫持续状态和发病24h内出现的低钠血症是难治性持续状态的独立危险因素。

（二）诊断要点

SE的诊断主要依据临床表现，只要发作持续出现，或者2次发作之间意识不清，就可以确立诊断。全面性强直-阵挛性SE，需要与去脑强直、破伤风、恶性高热、发作性运动障碍、急性舞蹈病、肌张力障碍鉴别。失神性SE和局灶性发作SE需要与器质性脑病所致意识模糊、谵妄、痴呆鉴别。这些鉴别除了临床表现上的差异，还可以通过同步脑电监测加以区分。

四、治疗和监测

治疗原则包括：选用疗效高的抗惊厥药，迅速控制惊厥发作；维持生命功能，预防和控制并发症，特别要注意避免脑水肿、酸中毒、过度高热、呼吸衰竭、低血糖等的发生；积极寻找病因，针对病因进行治疗；预防癫痫复发，在发作停止以后，立即开始正规抗癫痫药治疗。治疗和监测的内容如下。

（1）确保呼吸道通畅，清除口腔、咽喉中的异物，置入口咽通气管或压舌板，给予持续吸氧。

（2）给予心电监护，监测心律、呼吸节律、血压和血氧饱和度，有条件者予BIS或脑电监测，检测电解质、肝功能、动脉血气、血/尿常规、抗癫痫药的血药浓度、血清促乳素，并且尽早向家属了解患者最近的服药情况，包括抗癫痫药的种类、剂量、有无漏服药物等。

（3）迅速控制抽搐：

①地西泮：首选药物。成人首次剂量10mg，加入5%葡萄糖溶液中配成10mL溶液，按2mL/min缓慢静脉注射，有效而复发者，20min后可重复应用，然后将地西泮100mg加入5%葡萄糖溶液500mL中缓慢静脉滴注，视发作情况控制滴注速度和剂量，24h总剂量不超过200mg；儿童剂量每次0.25～0.5mg/kg静脉推注，速度1mg/min，婴儿一次不超过2mg，幼儿每次不超过5mg，5～10岁1mg儿童1次用量不超过10mg，然后按1mg/（kg·h）静脉滴注维持。必须注意有无血压下降或呼吸抑制；肝功能异常患者慎用。

②劳拉西泮：临床实验证实劳拉西泮对SE的疗效并不亚于地西泮，而且前者半衰期更长。每次给予2mg静脉推注，间隔3min可重复给药。如果累计8mg仍无法中断SE，可考虑用其他药物。不良反应与安定相似。

③咪达唑仑：水溶性明显高于地西泮，肌内注射也可迅速起效，因此在患者抽搐时难以开放静脉通道的情况下，这是一个非常好的选择。0.25mg/kg肌内注射或0.1～0.3mg/kg静脉推注，后予0.05～2.0mg/（kg·h）静脉维持。不良反应与地西泮相似。

④苯妥英钠：负荷量15～20mg/kg，用0.9%的盐水静脉滴注，注入速度1mg/（kg·min），首次用10mg/kg，15min后可再用5mg/kg，必要时15min后可再用

5mg/kg，24h后给维持量5mg/（kg·d）。

⑤10%水合氯醛：成人20～30mL儿童0.3mL/kg保留灌肠，间隔6～8h。

（4）早期给予抗癫痫药：

①尚未能经胃肠道给药者可予苯巴比妥：成人每次0.1mg肌内注射，每日3次；儿童每次予2mg/kg肌内注射；或丙戊酸钠注射液：先予25mg/kg缓慢静脉推注，后予按1mg/（kg·h）静脉滴注维持。

②可予鼻饲者可根据发作类型给予研碎的普通卡马西平、丙戊酸钠片，或者丙戊酸钠口服液、托吡酯胶囊（妥泰，此处强调用胶囊，因为胶囊中的颗粒可以通过鼻胃管而不会因为破坏药物物理结构而影响药代动力学）。

（5）减轻脑水肿可用20%甘露醇、呋塞米20～40mg或10%葡萄糖甘油利尿脱水，以减轻脑水肿。

（6）难治性SE的处理：

①生命体征的监测和维持：由于RSE所需要的苯二氮䓬类药物治疗剂量可能导致呼吸抑制或血压降低，因此需要把患者转入重症监护室，必要时给予气管插管及呼吸机辅助呼吸。

②戊巴比妥：首次剂量2～8mg/kg，后予0.5～5mg/（kg·h）。

③丙泊酸：3～5mg/kg静脉推注，随后予5～10mg/（kg·h）静脉维持，避免突然停止静脉用药，否则可能出现反复发作或SE的复发。用药期间注意血压降低、高三酰甘油血症、贫血加重。

④维库溴胺（仙林）：0.1mg/kg静脉推注。作为肌肉松弛药（简称：肌松药），维库溴胺仅能减轻肌肉的收缩，避免横纹肌溶解、肌红蛋白尿引起的急性肾衰竭，对大脑皮质的痫性放电完全没有作用，因此不建议早期使用。

⑤氯硝西泮：小儿0.02～0.06mg/kg，一般1次2～4mg，不得超过10mg，1mg/min静脉推注，20min后可重复。

癫痫发作5min以后才能考虑诊断癫痫持续状态，但是癫痫发作早期采取一定的监测和保护措施，无论对于单次癫痫发作还是癫痫持续状态都是有利无弊。在此罗列癫痫发作开始后的监测及治疗流程图，对于癫痫发作患者只需要采取第一阶段的9步措施，而对于持续状态采取第二、第三阶段措施，也需要视病情变化做适当调整。

第一阶段（发作开始时）：

a.置入口咽通气管或压舌板，给予鼻导管吸氧；

b.测生命体征，如血压、心率、呼吸频率、体温，并予心电监护；

c.向家属了解患者病史及服药情况；

d.进行神经系统体格检查；

e.测随机血糖，取静脉血测电解质、血常规、肝/肾功能、抗癫痫药的血药浓度，取动脉血做血气分析；

f.开放静脉通道，给予生理盐水缓慢静脉滴注；

g.若随机血糖偏低予静脉推注50%葡萄糖溶液50mL，静脉推注或肌内注射维生素$B_1$100mg；

h.进行脑电图检查；

i.此时若发作仍未终止，给予地西泮10mg或劳拉西泮0.1～0.15mg/kg以2mg/min的速度静脉推注，间隔3min可重复给药。

第二阶段（发作开始后20～30min仍未终止）：

a.留置尿管；

b.开始脑电图监测；

c.复测体温。

d.将地西泮100mg加入5%葡萄糖溶液500mL中静脉滴注，或给予劳拉西泮、咪达唑仑，用量及用法如前述。

第三阶段（发作开始后40～60min仍未终止）：

a.持续脑电图监测以及心电监护，尤其注意血压、呼吸节律和血氧饱和度；

b.若出现难以纠正的低氧血症、呼吸节律不规则、呼吸动度明显减弱，与气管插管、呼吸机辅助呼吸，若患者仍反复出现强烈的强直或阵挛样抽搐，需要先给予肌松药维库溴铵0.1mg/kg静脉推注，气囊面罩人工呼吸；

c.咪达唑仑0.1～0.3mg/kg静脉推注，后予0.05～2.0mg/（kg·h）静脉维持或丙泊酚3～5mg/kg静脉推注，随后予5～10mg/（kg·h）静脉维持，视发作控制及脑电监测调整速度，或给予戊巴比妥、氯硝西泮，用量及用法如前述；

d.给予抗癫痫药。尚未能经胃肠道给药者可与苯巴比妥或丙戊酸钠注射液，可予鼻饲者可给予研碎的普通卡马西平、丙戊酸钠片剂，或者丙戊酸钠口服液、托吡酯胶囊。

第三节 急性脑血管疾病

急性脑血管疾病是指在脑血管壁病变或血流障碍基础上发生的急性局限性或弥散性脑功能障碍。其主要病因为高血压性脑动脉粥样硬化和脑动脉粥样硬化，其他病因包括心脏病、先天性脑动脉病变、脑动脉炎、肿瘤、外伤和血液病等。可分为短暂性脑缺血发作和卒中。卒中又称中风、脑血管意外，症状一般持续24h以上，可分为缺血性和出血性两大类，包括脑梗死、脑出血、蛛网膜下隙出血等。

一、短暂性脑缺血发作

（一）病因和发病机制

短暂性脑缺血发作（TIA）是各种病因引起的急性、缺血性、局灶性脑功能障碍，临床表现为突发短暂性、可逆性神经功能缺失。TIA的病因和发病机制尚未完全明确，主要相关因素有微栓塞、脑血管狭窄、痉挛或受压、血流动力学因素和血液成分改变等。TIA是缺血性卒中最重要的独立危险因素，近期频繁发作的TIA常是脑梗死发生的前驱表现。

（二）诊断

1.临床表现特点

多发生于50岁以上的中老年人，男性较多，多合并有高血压、动脉粥样硬化、糖尿病、高脂血症、冠心病或颈椎骨质增生等病史。起病突然，症状多在2min内发展至高峰，一般不超过5min，常反复发作，每次发作神经缺失症状基本相同，持续时间一般2～20min，24h内完全恢复，不遗留神经体征。按照缺血累及的部位，可分为颈内动脉系统TIA或椎–基底动脉系统TIA两大类：前者持续时间较短，发作较少，较多发展为脑梗死，表现为短暂性单肢或偏侧无力，面部、单个肢体或偏身麻木，同向偏盲、单眼一过性失明等单个症状或多个症状组合，发生在优势半球时可有失语、失读、失写；后者持续时间较长，发作较多，较少发展为脑梗死，多见为眩晕、复视、平衡失调和吞咽困难等脑神经和小脑症状，眩晕常伴有恶心、呕吐，一般无耳鸣。脑干不同部位损害时，可有单个肢体、偏侧或交叉性瘫痪，甚至双侧肢体无力或感觉障碍。脑干网状结构缺血可导致猝倒发作，不伴有意识障碍，是椎-基底动脉系统TIA的一种特殊表现。大脑后动脉颞支缺血累及边缘系统时，可表现为短暂性、全面性遗忘症。除TIA发作期可有上述颈内动脉系统或椎-基底动脉系统等局灶神经系统定位体征外，发作间期一般无异常发现。

2.实验室和辅助检查特点

实验室检查可见合并疾病的表现，如血细胞增多、高凝状态、高血糖、高血脂等。

头颅CT或MRI多无异常发现，MRI弥散加权成像（DWI）在部分患者可显示片状缺血灶；数字减影血管造影（DSA）可发现动脉粥样硬化及狭窄的部位和程度；单光子发射计算机断层扫描（SPECT）和正电子发射断层扫描（PET）可显示局灶脑灌流量减少和代谢障碍。经颅彩色多普勒（TCD）和颅外血管超声检查可显示颅内、外血管动脉粥样硬化及狭窄的部位和程度等，也可监测微栓子状况。

3.诊断要点

诊断主要依靠病史，TIA最常见表现为运动障碍，仅有肢体或面部感觉障碍、失语或视觉、视野缺失时，诊断应慎重。明确不属于TIA表现的有意识丧失而不伴有椎-基底动脉系统的其他体征、强直性或阵挛性发作、躯体多处持续进展性症状以及闪光暗点等。1995年第四届全国脑血管病会议组对TIA的诊断标准如下：①为短暂的、可逆的、局部的脑血液循环障碍，可反复发作，少者1～2次，多至数十次。多与动脉粥样硬化有关，也可以是脑梗死的前驱症状；②可表现为颈内动脉系统和（或）椎-基底动脉系统的症状和体征；③每次发作持续时间通常在数分钟至1h左右，症状和体征应该在24h以内完全消失，主要应与以下疾病鉴别。

（1）可逆性缺血性神经功能缺损（RIND）神经功能缺失症状和体征超过24h，并可于2～3周内完全或近于完全消失，头颅CT或MRI检查可发现局部脑梗死灶。

（2）局限性癫痫多表现为抽搐、麻木等刺激性症状，并可按皮质功能区扩展。大多为症状性，脑内可发现器质性病灶。

（3）昏厥为短暂性发作的意识丧失而无局灶性神经功能缺失，发作时血压多过低。

（4）内耳性眩晕一般发病年龄较轻，常有眩晕、耳鸣和呕吐，体查可发现眼球震颤、共济失调等，发作时间较长，超过24h，反复发作后出现持久听力减退。

（5）偏头痛多于青春期起病，以偏侧头痛和食欲缺乏、呕吐等自主神经症状为主，多无局灶性神经功能缺失。

（6）心脏疾病如Adams-Stokes综合征、严重心律失常等可引起发作性全脑供血不足，通常缺乏局灶性神经症状和体征，心电图可有异常。

（三）治疗

积极治疗病因、减少及预防复发、保护脑功能，对短期内频繁出现的TIA应给予有效干预措施，防止其发展为脑梗死。

1.抗血小板聚集治疗

大多数TIA或高危人群可考虑长期抗血小板聚集治疗，常用阿司匹林50～300mg口服，每日1次，注意其胃肠道刺激作用，可能引起胃出血；对于阿司匹林不能耐受或应用阿司匹林无效的患者，氯吡格雷75mg，每日1次，疗效优于阿司匹林，不良反应也较少；还可选用噻氯匹啶0.125～0.25g，口服，每日1～2次，但需注意白细胞、血小板减少等不良反应。

2.抗凝治疗

抗凝治疗不作为常规治疗，但对于心源性栓子引起的TIA（感染性心内膜炎除外），或虽经抗血小板聚集治疗，症状仍频繁发作，可考虑选用抗凝治疗。常用肝素100mg加入5%葡萄糖液1000mL中，以10～20drops/min的速度静脉滴注，或用微泵泵入，每30min检测凝血状态1次，调整滴速使部分凝血活酶时间（APTT）控制在1.5倍左右，并维持24h，后改为华法林2～4mg，口服，每日1次，同时注意监测凝血状态，每周1次，使国际标准化比值控制在2～3；也可用出血并发症较少的低分子肝素7500～15 000AXa-ICU，腹壁皮下注射，每日1～2

次，连用10d。

降纤药物可改善血液高凝状态，尤其对于高纤维蛋白血症引起TIA可考虑使用。常用药物包括蛇毒降纤酶、巴曲酶及安克洛酶、蚓激酶等。一般用降纤酶首剂5~10U，隔日5U，稀释后静脉滴注，3次为1个疗程，较抗凝血药安全，但仍需注意出血并发症，确切疗效仍在进一步观察中。

3.扩张血管治疗

可用罂粟碱30~60mg或培他司汀20mg加入5%葡萄糖液500mL中静脉滴注，每日1次，连用7~10d；或选用烟酸0.1~0.2g、培他司汀6~20mg，口服，每日3次。

4.钙通道阻滞药

可选用尼莫地平20~40mg，口服，每日3次；或氟桂嗪5mg，口服，每晚睡前1次。

5.中药活血化瘀治疗

常用丹参、川芎、红花、三七等。

6.手术治疗

适用于经血管造影证实颅外颈内动脉粥样硬化引起管腔严重狭窄（75%以上），并伴反复TIA者。通过血管内介入手段，扩张血管狭窄部位和置入血管内支架，或行颈动脉内膜剥除术等，使脑血流保持通畅，可改善TIA症状。

7.病因治疗

积极寻找TIA的病因，针对病因进行治疗是防止TIA再发的关键。

（四）监测

治疗期间注意观察TIA的频度、类型，以及是否出现持久的神经系统定位体征；如使用噻氯匹定，在治疗过程前3个月应注意检测血常规；抗凝治疗须定期监测凝血功能，注意消化道出血、颅内出血等严重并发症。

未经治疗或治疗无效的TIA，约1/3发展为缺血性卒中，1/3继续反复发作，另外1/3可自行缓解。

二、缺血性卒中

缺血性卒中又称脑梗死，是指各种原因导致脑动脉血流中断，局部脑组织发生缺氧缺血性坏死，而出现相应神经功能缺损。导致脑动脉血流中断的原因主要有动脉血栓形成、栓塞、痉挛、动脉壁外受压和血流动力学改变等。按病理机制可将脑梗死分为动脉血栓性、栓塞性、腔隙性脑梗死等类型。脑梗死一般形成白色梗死，但大面积脑梗死或栓塞性脑梗死可发生出血性梗死，其好发的闭塞血管依次为颈内动脉、大脑中动脉、大脑后动脉、大脑前动脉和椎-基底动脉等。

（一）动脉血栓性脑梗死

1.病因和发病机制

动脉血栓性脑梗死是在脑动脉粥样硬化等动脉壁病变的基础上形成管腔内血栓，造成该动脉供血区血流中断，局部脑组织发生缺血、缺氧和坏死，而出现相应的临床症状，其他病因包括高血压、糖尿病、高脂血症等，包括"动脉-动脉栓塞"和"脑血栓形成"，约占各类卒中的30%。

2.诊断

（1）临床表现特点：多发生于50岁以上的中老年人，有多年高血压、糖尿病或冠心病史。常在安静或睡眠中起病，部分患者起病前有频繁出现的TIA症状，一般无头痛、呕吐、意识障碍等全脑症状，脑干梗死或大片梗死可出现昏迷。多有明确的定位症状和体征，在数小时至3d内逐渐加重。按解剖部位，临床上可将脑梗死分为颈内动脉系统（前循环）脑梗死和椎-基动脉系统（后循环）脑梗死两大类，主要表现为单肢或偏侧无力和麻木，同向偏盲、失语、失读、失写等大脑半球症状，以及眩晕、复视、平衡失调、吞咽困难、交叉性或双侧肢体无力、麻木等脑干和小脑症状，可出现不同的临床表现和综合征。

①根据起病方式和病情进展情况，将缺血性脑卒中分为：a.可逆性缺血性神经功能缺损（RIND），脑缺血所致的神经症状和体征较轻，可在3周内完全恢复；b.进展型缺血性脑卒中，脑缺血所致的神经症状在起病6h至2周仍逐渐加重；c.完全型缺血性脑卒中，起病6h内症状即达高峰，神经功能缺失症状和体征较完全。

②根据临床表现和受累血管情况，将缺血性脑卒中分为：a.完全前循环脑梗死（TACI），常为大面积脑梗死，以完全大脑中动脉综合征为主要表现，出现大脑高级神经活动障碍（意识障碍、失语、失算、空间定向障碍等）、同向偏盲、对侧偏身运动和/或感觉障碍等三联征，多为大脑中动脉主干近端或颈内

动脉虹吸部闭塞；b.部分前循环脑梗死（PACI），较TACI局限，有以上三联征中的2个，或只有高级神经活动障碍，或感觉运动缺失，多为大脑中动脉主干远端、各级分支或大脑前动脉各分支闭塞，也可见于大脑中动脉主干近端闭塞，但皮质侧支循环良好；c.后循环脑梗死（POCI），表现为各种程度的椎-基底动脉综合征，出现同侧脑神经瘫痪及对侧运动感觉障碍（交叉）、双侧运动感觉障碍、双眼协同运动和小脑功能障碍、长束征或视野缺损等，多为椎-基底动脉主干及各级分支闭塞；d.腔隙性脑梗死（LACI），表现为腔隙综合征，出现纯运动性轻偏瘫、纯感觉性卒中、共济失调性轻偏瘫、构音障碍-手笨拙综合征、感觉运动性卒中、腔隙状态等。

体温和呼吸一般正常，高热、呼吸不规则应注意是否为大面积脑梗死、脑干受累或并发感染所致。多可发现不同程度的心脏和动脉病变，如冠状动脉供血不足、心律失常、动脉搏动减弱或消失等，颈部动脉听诊有时可听到血管杂音。

（2）实验室及辅助检查特点：

血常规和血生化检查多无异常，明显的白细胞增多常提示并发感染；也可见合并疾病的表现，如血细胞增多、高凝状态、高血糖、高血脂，以及心电图异常等。眼底视网膜动脉多呈硬化改变，可在一定程度上反映脑内动脉粥样硬化的程度。

头颅CT发病24h后检查，可显示梗死区为边界不清的低密度灶，对明确病灶、脑水肿情况和有无出血性梗死有帮助；头颅MRI能发现24h内脑干、小脑或其他部位CT不能显示的小病灶；CT或MRI血管造影（CTA、MRA）、数字减影血管造影（DSA）可发现病变动脉狭窄、闭塞和硬化情况，有时能发现烟雾病（Moyamoya disease，MMD）或脑动静脉畸形。TCD和颅外血管超声检查可发现颈部大动脉狭窄或闭塞，或颅内大动脉狭窄或闭塞所致血流速度减慢或中断。腰穿不作为常规检查，无CT检查条件时，对颅内高压不明显的患者，可行腰穿检查。梗死灶小时脑脊液可正常，大梗死灶时脑脊液压力高，出血性梗死者脑脊液中有红细胞。

（3）诊断要点：

1995年第四届全国脑血管病会议组制定的动脉血栓性脑梗死诊断标准如下：①常于安静状态下发病；②大多数发病时无明显头痛和呕吐；③发病后多逐渐进展或呈阶段性进行，多与脑动脉粥样硬化有关，也可见于动脉炎、血液病等；④

一般发病后1~2d内意识清楚或轻度障碍；⑤有颈内动脉系统和（或）椎-基底动脉系统症状和体征；⑥应做CT或MRI检查；⑦腰穿脑脊液一般不应含血。少量脑出血的临床表现有时与脑梗死的表现相类似，但活动中起病、病情进展快、多年高血压病史为其特点，CT或MRI检查可以确诊。脑栓塞起病急骤，症状和体征在数秒至数分钟达到高峰，出血性梗死或大脑中动脉栓塞引起的大面积脑梗死多见，常有确切的栓子来源部位，如心脏疾病、静脉血栓等。颅内占位病变，如颅内肿瘤、外伤性颅内血肿和脑脓肿可呈卒中样发作，但各自相应的病变特点，如病程较长、头部外伤史、高热等可资鉴别，CT或MRI检查可以确诊。

3.治疗

超早期复流是治疗关键，应争取在起病3h治疗时间窗内静脉溶栓治疗（发病6h内的部分病例也可试用溶栓治疗），以抢救梗死灶周围缺血半暗带内的神经细胞，防止梗死灶进一步扩大。强调卒中的个体化治疗及并发症的防治，有条件时应收入卒中单元，进行专科化管理和治疗。

1）急性期治疗

（1）一般治疗

①保持呼吸道通畅：必要时应予开放气道及呼吸机辅助通气。维持营养和水电解质平衡，加强护理，注意呼吸道、尿路感染和压疮等的防治。

②调整血压：首先要去除血压升高的诱因，有颅内压高时给予脱水降颅压治疗。血压仍高于200/120mmHg或可能损害心脏功能时，应谨慎采用容易控制药量的降压方法，如严密监测血压下，用硝酸甘油25mg加入5%葡萄糖注射液500mL中，以10~100μg/min的速度静脉滴注，一旦血压下降，即减缓滴速，使血压维持在185/105mmHg左右为宜。避免舌下含服硝苯地平或肌内注射利血平降压，以免降压过速加重脑缺血。主要由低血压所致的脑分水岭区脑梗死，血容量减少是主要原因，应及时输液，同时避免过度脱水，必要时可用血管收缩药。

（2）溶栓治疗：起病后极早期溶栓治疗是恢复梗死区血流的主要方法。目前公认的溶栓时间窗是起病3h内，3~6h可慎重选择病例，6h后疗效不佳，并有较大的出血危险性。溶栓治疗目前主要适用于年龄75岁以下、瘫痪肢体肌力3级以下、无明显意识障碍、用药时血压低于180/110mmHg的动脉血栓性脑梗死患者；禁用于有出血倾向、CT检查可见脑部大片低密度灶、深昏迷、严重心、肝、肾疾病者。常用的药物有组织型纤溶酶原激活剂（tPA）、尿激酶（UK）

等。给药方法常采用静脉途径，如tPA50~100mg静脉注射，或UK100万~150万U加入生理盐水200mL中静脉滴注。也可采用脑动脉给药途径，可减少溶栓药物剂量，出血并发症少，但必须在DSA监测下进行。溶栓治疗前必须行头颅CT检查，必要时用TCD监测颅内血流情况。溶栓治疗有颅内或身体其他部位出血的危险，有的可导致死亡。因此，必须强调要在有条件的医院，专业医师应慎重选择合适病例，并征得患者家属同意后，才能采用。

在具体药物选择上，符合溶栓条件的缺血性卒中患者，起病3h内首选tPA静脉溶栓治疗；起病3~6h或虽起病在3h内但无条件使用tPA时，可应用UK静脉或动脉溶栓治疗，但患者选择须更严格；基底动脉血栓形成的溶栓治疗时间窗和适应证可以适当放宽。应该强调，超过时间窗溶栓并不会增加治疗效果，且会增加再灌注损伤和出血等并发症，恢复期更应禁用溶栓治疗。

降纤酶也可用于早期溶栓治疗（起病12h至数日），特别是在伴有高纤维蛋白原血症时。常用药物包括蛇毒降纤酶、巴曲酶及安克洛酶、蚓激酶等。一般用降纤酶首剂5~10U，隔日5U，稀释后静脉滴注，3次为1个疗程，仍须注意出血并发症，确切疗效仍在进一步观察中。

（3）抗凝、抗血小板聚集治疗：抗凝血药和抗血小板聚集药对已形成的血栓没有直接溶解作用，但可用于溶栓后24h的辅助治疗。此外，抗凝治疗适用于进展性卒中，尤其是椎-基底动脉血栓形成；抗血小板聚集药，可能治疗动脉血栓性脑梗死有效，并能预防血栓形成，可尽早使用。抗凝血药和抗血小板聚集药的治疗方法和注意事项与TIA治疗基本相同。

（4）血液稀释疗法：适用于血液黏度过高、血容量不足患者，适量补充血容量即能改善其循环状况。常用10%右旋糖酐-40 500mL静脉滴注，每日1次，以降低血液黏稠度，10~15d为1个疗程。使用前应做皮试，心功能不全者慎用，糖尿病者应加用适量胰岛素。

（5）扩血管治疗：梗死灶小、无明显脑水肿，或水肿消退后可用，出血性梗死或低血压者禁用。常用药物和方法与TIA的治疗基本相同。

（6）脱水降颅压：大面积脑梗死有明显颅内高压时，应使用脱水降颅压药物，常用20%甘露醇125~250mL快速静脉滴注，每6~12h 1次；呋塞米20~40mg静脉注射，每6~12h 1次；或交替使用，可减少甘露醇所致的肾损害。甘油脱水作用弱，可用于水肿程度较轻、后期水肿程度已减缓者，常用10%甘油250mL静脉滴注，每日1～2次，其不良反应较少，滴速过快时，可引起溶血、血红蛋白尿。糖皮质激素疗效未被临床证实，而且可导致上消化道出血和增加感染机会，不建议使用。

（7）脑保护治疗：复流与脑保护相结合应是脑梗死最有效的治疗方法，目前可用的制剂有：①钙通道阻滞药，对急性脑梗死的疗效尚未肯定，临床可选用尼莫地平、氟桂嗪等药；②胞二磷胆碱，可用0.5～1.0g加入生理盐水250～500mL中静脉滴注，每日1次，10～14d为1个疗程；③其他脑保护剂，如谷氨酸拮抗剂、一氧化氮相关毒性调节剂、钠通道阻滞药、氨基丁酸增强剂、5-羟色胺协同剂、抗感染和抗白细胞递质剂等药物正进入临床试验，迄今尚未报道经临床研究证明确实有效并予以推荐的药物。

（8）中医治疗：可用丹参、川芎、红花、三七等。有昏迷者，可用开窍醒脑药物，如安宫牛黄丸等。

（9）外科治疗：大面积脑梗死导致颅内高压、脑疝，危及生命时，可行开颅去骨瓣减压术。血管内介入治疗有颅内外血管经皮腔内血管成形术、血管内支架置入等多种方法。

2）恢复期治疗

（1）康复治疗：早期进行系统、规范及个体化的康复治疗，有助于神经功能恢复，降低致残率，应在脑水肿消退后尽早进行。

（2）药物治疗：如B族维生素、三磷酸腺苷、吡拉西坦、钙通道阻滞药等药。服用抗血小板聚集药对预防复发有益。

4.监测

（1）治疗期间：注意观察患者生命体征、神志以及神经系统定位体征是否改变，以随时调整治疗措施，尤其是溶栓治疗应定期检查凝血功能和血常规，注意消化道出血、颅内出血等严重并发症，用药24h内避免插胃管、尿管，如血纤维蛋白原低于0.7g/L，应及时补充新鲜血浆。24h后复查CT如无脑内出血可给予抗凝血药或抗血小板聚集药。

（2）急性期经超早期溶栓治疗、抗凝和抗血小板聚集等治疗后，神经系统局灶定位症状和体征好转或消失，CT或MRI显示脑梗死灶无进一步扩大，可尽早进行康复治疗，以利于神经功能的进一步恢复；对于治疗无效或出现严重并发症的重症患者，应予积极的对症支持治疗，挽救生命。

随着早期溶栓治疗和卒中单元等规范化治疗的深入，缺血性卒中患者的病死率已大为降低，但多数患者仍残留有不同程度的神经功能缺损，部分患者可反复多次发作。

（二）脑栓塞

1.病因和发病机制

脑栓塞是指血液中的各种栓子进入脑动脉，阻塞脑血流，当侧支循环不能及时代偿时，该动脉供血区脑组织缺血性坏死，从而出现相应的脑功能障碍，占卒中的15%～20%。栓子多来源于心脏疾病，主要病因是风湿性心瓣膜病、心内膜炎、先天性心脏病、心肌梗死、心律失常等，此外，还有心脏手术、动脉内介入治疗、长骨骨折等。脑栓塞可发生于脑的任何部位，由于左侧颈总动脉直接起源于主动脉弓，故发病部位也以左侧大脑中动脉供血区多见，栓子来源未消除前，脑栓塞可反复多次发生。

2.诊断

（1）临床表现特点：以青壮年多见，多有与栓子来源有关的原发病病史，如心脏病、骨折、气胸、静脉血栓形成等。可在安静或体力活动时发生，起病急骤，数秒至数分钟内达最高峰，是各种类型脑卒中起病最快类型，且多无前驱症状。颈内动脉系统栓塞多于椎-基底动脉系统栓塞，神经功能障碍取决于栓子的数目、范围和部位，可引起偏瘫、偏身感觉障碍、视野缺损、失语等症状。少数患者有头痛、呕吐和癫痫发作。可有短时意识障碍，但椎-基底动脉或大血管栓塞时可迅速昏迷，并有广泛性脑水肿及明显颅内高压表现。临床类型可参见"动脉血栓性脑梗死"的分类。

体查可能发现内脏或下肢动脉栓塞的表现，如呼吸困难、腹痛、便血、下肢动脉搏动消失等，感染性脑栓塞可伴有发热、头痛、乏力、白细胞增多等全身表现。

（2）实验室及辅助检查特点：心电图多可发现心肌梗死、风湿性心脏病、心律失常等异常。

头颅CT或MRI检查能明确病变部位，有时可发现梗死灶呈多发，绝大多数位于双侧大脑中动脉供血区，易合并出血性梗死等。如早期进行血管造影，10d左右再复查，能发现一些患者的脑动脉闭塞征已消失，这种闭塞征消失现象，可作为血管造影诊断脑栓塞的指标之一。此外，如血管造影发现脑动脉结构正常、无动脉粥样硬化征象，也有助于诊断脑栓塞。心脏和颈动脉超声检查可发现心源性栓子的部位，以及评价颈动脉狭窄和动脉斑块情况。腰穿可发现血性脑脊液或脑脊液中白细胞明显增多，有助于出血性脑梗死或感染性栓塞的诊断，但颅内压增高时应慎做。

（3）诊断要点：1995年第四届全国脑血管病会议组制订的脑栓塞诊断标准如下：①多为急骤发病；②多数无前驱症状；③一般意识清楚或有短暂性意识障碍；④有颈动脉系统和（或）椎-基底动脉系统的症状和体征；⑤腰穿脑脊液一般不含血，若有红细胞可考虑出血性脑梗死；⑥栓子的来源可为心源性或非心源性，也可同时伴有其他脏器、皮肤、黏膜等栓塞症状。主要应与动脉血栓性脑梗死相鉴别，脑栓塞患者头痛、呕吐、意识障碍等全脑症状较重，且起病急骤，可发现有栓子来源的证据，头颅影像学检查可供鉴别。

3.治疗

（1）脑栓塞治疗原则、计划和方案：与动脉血栓性脑梗死的治疗基本相同。但应注意：①对大脑中动脉主干栓塞的患者，应争取在时间窗内实施溶栓治疗，但由于出血性梗死多见，溶栓适应证应更严格掌握；②感染性栓塞禁用溶栓或抗凝血药，以免感染在颅内扩散，应加强抗感染治疗；③心腔内有附壁血栓或瓣膜赘生物，或脑栓塞有复发可能者，应长期应用抗凝药，以防栓塞复发。有抗凝血药禁忌证者，有时可选用抗血小板聚集药；④脂肪栓塞可用5%碳酸氢钠溶液或10%乙醇250mL静脉滴注，每日2次，有利于脂肪颗粒溶解；⑤气栓应取头低、左侧卧位，如为减压病，应尽快高压氧治疗，如有癫痫发作应予抗癫痫治疗；⑥补液、脱水治疗过程中注意保护心功能。

（2）原发疾病治疗：控制心律失常，手术治疗先天性心脏病和风湿性心瓣膜病，积极对感染性心内膜炎行抗感染治疗，可根除栓子来源，预防栓塞复发。

（三）腔隙性脑梗死

1.病因和发病机制

腔隙性脑梗死是指发生在大脑半球深部或脑干、直径为0.2～15mm的小灶性梗死，呈多发性，约占卒中的20%以上，主要由长期高血压所致的脑内细小动脉粥样硬化和闭塞引起，少数可能与动脉粥样硬化或心源性栓子有关。临床表现与病灶部位有关。

2.诊断

（1）临床表现特点：多见于有多年高血压病史的老年人，尤其是65岁以上者，多在安静时急性或逐渐起病，部分可以TIA样起病。症状一般较轻，无头痛、意识障碍等全脑症状，临床表现多样，常见有纯运动性轻偏瘫、纯感觉性卒中、感觉运动性卒中、共济失调性轻偏瘫、构音障碍–手笨拙综合征等腔隙综合征之一。多次发作后可出现包括假性延髓麻痹、帕金森综合征表现、精神行为异常、痴呆等在内的腔隙状态。

腔隙性脑梗死体征单一，体查可发现上述腔隙综合征的各型表现，也可发现不同程度的高血压心脏病和血管病变，如冠状动脉供血不足、心律失常、动脉搏动减弱或消失、眼底视网膜动脉粥样硬化等。颈部动脉听诊有时可听到血管杂音。

（2）实验室和辅助检查特点：头颅CT或MRI检查可显示内囊基底节区、皮质下白质单个或多数圆形、卵圆形小梗死灶，最大直径小于1.5cm。脑血管造影无异常发现。脑电图、脑脊液一般正常。

（3）诊断要点：1995年第四届全国脑血管病会议组制定的腔隙性脑梗死诊断标准如下：①发病多由高血压动脉粥样硬化引起，呈急性或亚急性起病；②多无意识障碍；③应进行CT或MRI检查，以明确诊断；④临床表现都不严重，较常见的为纯感觉性卒中、纯运动性轻偏瘫、共济失调性轻偏瘫，构音不全–手笨拙综合征或感觉运动性卒中等；⑤腰穿脑脊液无红细胞。应与小量脑出血、感染、脱髓鞘疾病、血管炎等引起的腔隙综合征相鉴别，头颅CT或MR1可明确诊断。

3.治疗

腔隙性脑梗死治疗与动脉血栓性脑梗死的治疗基本相同，但必须避免溶栓、过度降血压和脱水等不当治疗，以免诱发脑出血或加重脑缺血。恢复期在控制高血压的同时，可用小剂量阿司匹林或西洛他唑等抗血小板聚集药，以防复发。

三、出血性卒中

（一）脑出血

1.病因和发病机制

脑出血是指非外伤性脑实质内的自发性出血，占各类型脑卒中的20%～30%。主要由高血压性脑内细小动脉病变引起，也称高血压动脉粥样硬化性脑出血或高血压性脑出血，其他病因包括脑动静脉畸形、动脉瘤、血液病、淀粉样血管病、动脉炎等。一般认为，长期高血压促使的微小动脉瘤或小血管透明样变性节段破裂是脑出血的主要原因，约70%的高血压性脑出血发生在基底节区；其次为脑叶、脑干和小脑等部位，这是由于供应基底节区的豆纹动脉从大脑中动脉呈直角发出，在原有病变基础上，受较高血流压力冲击而易破裂所致。

2.诊断

（1）临床表现特点：多发生在50岁以上、血压控制不良的高血压患者，常在体力活动或情绪激动时突然发病，多有血压明显升高。症状常在数分钟至数小时内达高峰，常有头痛、头晕、呕吐、肢体瘫痪、失语和意识障碍。出血量大者，发病后立即昏迷，全脑症状明显，甚至出现脑疝，最后呼吸、心搏停止死亡。常见临床类型有以下几种。

①基底节区出血：典型者可见病灶对侧偏瘫、偏身感觉缺失和偏盲的三偏体征，大量出血时出现意识障碍，并可破入脑室。高血压脑出血部位多在壳核和丘脑，尾状核头部出血时无偏瘫体征，表现为头痛、呕吐和脑膜刺激征。

②脑叶出血：多由脑动静脉畸形、血管淀粉样变性、烟雾病等引起，可出现头痛、呕吐、脑膜刺激征，以及各脑叶损害时相应的表现，也可有癫痫发作。

③脑桥出血：多由基底动脉脑桥支破裂出血所致，少量出血出现交叉性肢体瘫痪，或共济失调性轻偏瘫，可无意识障碍；大量出血迅速出现昏迷、高热、四肢瘫痪、去大脑强直、中枢性呼吸衰竭等，常致死亡。

④小脑出血：多由小脑齿状核动脉破裂出血所致，少量出血出现头痛、眩晕、共济失调和眼球震颤等；大量出血迅速出现昏迷、四肢瘫痪、中枢性呼吸衰竭等，常致死亡。

⑤脑室出血：多由脑室内脉络丛动脉或室管膜下动脉破裂出血所致，少量出血可出现头痛、呕吐、脑膜刺激征；大量出血迅速出现昏迷、四肢瘫痪、去大脑

强直、中枢性呼吸衰竭等，常致死亡。

起病后2～3d内可出现低热，重症患者出现脉细速、高热、血压降低、呼吸不规则或呈潮式呼吸，也可发现不同程度的高血压心脏病和动脉病变，如冠状动脉供血不足、心律失常、动脉搏动减弱或消失等。颈部动脉听诊有时可听到血管杂音。

（2）实验室及辅助检查特点：眼底视网膜动脉多呈硬化改变，可在一定程度上反映脑内动脉粥样硬化的程度。其他实验室检查可见血白细胞和尿素氮增高，轻度糖尿和蛋白尿，或合并疾病的表现，如血高凝状态、高血糖、高血脂以及心电图异常等。

头颅CT可发现脑内相应部位高密度影，能明确出血部位、范围和脑水肿程度以及脑室系统情况。CTA、MRA、DSA可显示血管走行的移位，有的尚可发现动脉瘤、血管畸形等。无CT时，无明显颅内高压者可慎重进行腰穿脑脊液检查，脑脊液压力一般增高，多呈均匀血性。TCD有助判断颅内高压和脑血流情况。

（3）诊断要点：1995年第四届全国脑血管病会议组制订的脑出血诊断标准如下：①常于体力活动或情绪激动时发病；②发作时常有反复呕吐、头痛和血压升高；③病情进展迅速，常出现意识障碍、偏瘫和其他神经系统局灶症状；④多有高血压病史；⑤CT应作为首选检查；⑥腰穿脑脊液多含血和压力增高（其中20%左右可不含血）。须注意与外伤性或其他原因（如脑肿瘤、卒中、血液病、凝血功能异常等）引起的脑出血，以及中毒、低氧和低血糖等全身疾病引起的昏迷相鉴别，后两者多有各自原发疾病的表现。脑梗死有时与少量脑出血临床表现类似，但其多于安静状态下起病，病情进展较慢，CT或MRI检查可以确诊。

3.治疗

急性期应积极抢救患者生命，支持对症治疗为主；恢复期加强功能锻炼，减少神经功能残障，对病因治疗，降低复发率。

（1）急性期治疗

①一般治疗：原则上就地诊治，避免长途搬运，尽量让患者安静卧床休息。保持呼吸道通畅、维持营养和水电解质平衡，加强护理，注意呼吸道和尿路感染、上消化道出血、压疮等的防治。

②脱水降颅内压：脑水肿可导致颅内压增高、脑疝形成，通常在脑出血后

2～3d水肿达到高峰，可持续5～7d，必须根据颅内压增高的程度和心、肾功能等全身情况来考虑选用渗透性利尿药及其剂量。通常使用20%甘露醇125～250mL静脉滴注，每6～8h 1次；地西泮20～40mg静脉注射，每6～8h 1次，或两者交替使用，可减轻不良反应，一般需用10～14d，也可用20%或25%血清清蛋白50～100mL静脉滴注，每日1～2次。重症患者可试用糖皮质激素，但作用不确切。

③调控血压：脑出血时，血压升高是维持有效脑灌流所必需的，过度降血压可能会减少脑灌流量。目前认为收缩压高于200mmHg，舒张压高于120mmHg时才须作降血压处理，但不宜过速、过低降血压。应谨慎采用容易控制药量的降血压方法，避免舌下含服硝苯地平或肌内注射利血平、硫酸镁以降低血压，以免降压过速加重脑缺血。血压持续过低，应选用血管收缩药以维持所需的血压水平。

④止血药：对高血压性脑出血无效果，但因凝血障碍性疾病所致脑出血时，必须应用。

⑤手术治疗：对发病时出血量大，小脑、丘脑出血量大于10mL，或血肿直径大于3cm者，壳核出血量大于50mL，或颅内压明显增高，保守治疗显然无效的重症患者，以及少数病情不断恶化，CT证实血肿继续扩大者，应及时手术清除血肿。手术治疗宜在起病后6～24h内进行，术前意识状态与预后直接相关，昏迷患者通常手术效果较差。手术方法的选择应根据经验和具体情况决定，可选择开颅血肿清除术、钻颅穿刺吸除术、脑室引流术等。

（2）恢复期治疗：治疗与动脉血栓性脑梗死相同，尤其注意控制高血压，预防复发。

4.监测

（1）治疗期间：注意观察患者生命体征、神志，以及神经系统定位体征是否改变，以随时调整治疗措施。感染、应激性溃疡、中枢性高热、癫痫发作、稀释性低钠血症等并发症可使脑出血病情加重，导致死亡，须注意加强防治。

（2）急性期：经脱水降颅内压、血压调控和并发症防治等措施，患者意识障碍减轻或转清，CT复查脑出血已开始吸收，占位效应减轻，可考虑尽早进行康复治疗。对于治疗无效或出现严重并发症的重症患者，应予积极的对症支持治疗，挽救生命。

预后与出血量、部位、原发病以及全身状况等有关，通常脑干、丘脑和大量脑室出血预后较差。病死率较高，多于起病后2d内死亡，存活者中可部分或基本恢复生活和工作能力。

（二）蛛网膜下隙出血

1.病因和发病机制

原发性蛛网膜下隙出血，简称蛛网膜下隙出血，占各类型卒中的6%～8%，是指脑表面血管破裂后，血液直接流入蛛网膜下隙，与外伤性蛛网膜下隙出血或脑实质出血破入蛛网膜下隙引起的继发性蛛网膜下隙出血不同，最常见的原因是颅内动脉瘤、脑动静脉畸形，以及高血压脑动脉粥样硬化、各种原因的脑动脉炎、烟雾病、颅内肿瘤、血液病、溶栓或抗凝治疗后等。部分病例出血原因不明。

2.诊断

（1）临床表现特点：各种年龄均可发病，多见于30岁以上成年人，先天性颅内动脉瘤和动静脉畸形常在青壮年发病，无明显性别差异。少数发病前有头痛、头晕、视物模糊或长期间歇慢性头痛史。起病突然，可有剧烈运动、情绪激动、咳嗽、用力等诱因，头部剧烈胀痛或炸裂样痛，常伴恶心、喷射状呕吐，或有短暂意识障碍或烦躁、谵妄等精神症状，少数有癫痫发作。动脉瘤破裂致大出血者，在剧烈头痛、呕吐后随即昏迷，出现去大脑强直，甚至立刻呼吸、心搏停止。常见并发症有再出血、脑积水、脑动脉痉挛等。

临床上常用Hunt和Hess标准对动脉瘤性蛛网膜下隙出血进行分级。①0级：神志清楚，未破裂动脉瘤。②Ⅰ级：神志清楚，无或轻微头痛和颈强直。③Ⅱ级：神志清楚，中度头痛和颈强直，部分有轻微神经功能缺失（如脑神经麻痹）。④Ⅲ级：意识模糊，部分有局灶性神经功能缺失。⑤Ⅳ级：昏睡，部分有局灶性神经功能缺失。⑥Ⅴ级：昏迷，部分呈去大脑强直状态。

起病后2～3d内可出现血压增高、脉搏加快、低热等，脑膜刺激征明显，可有一侧动眼神经麻痹和眼底玻璃体后片状出血。少数患者可有神经系统局灶定位体征，如偏瘫、偏盲、失语、偏身感觉缺失等。

（2）实验室及辅助检查特点：实验室检查可见白细胞增多，轻度糖尿和蛋白尿，或合并疾病的表现，如动脉炎、血液病等。

头颅CT检查是本病的首选检查方法。一般在出血5d内可发现脑池、脑沟或脑室内有高密度的出血影，增强扫描有时可发现较大的动脉瘤或血管畸形。DSA、MRA及CTA可明确动脉瘤或动静脉畸形的部位和供血动脉，了解侧支循环和动脉痉挛情况，并指导治疗，又以DSA的价值最大。TCD可了解颅内动脉血流状况，并可获取脑血管痉挛信息。腰穿脑脊液检查可见脑脊液呈均匀血性或黄变，但在颅内压增高时应慎做。

（3）诊断要点：1995年第四届全国脑血管病会议组制定的蛛网膜下隙出血诊断标准如下：①主要是指动脉瘤、脑血管畸形或颅内异常血管网症等出血引起；②发病急骤；③常伴剧烈头痛、呕吐；④一般意识清楚或有意识障碍，可伴有精神症状；⑤多有脑膜刺激征，少数可伴有脑神经及轻偏瘫等局灶体征；⑥腰穿脑脊液呈血性；⑦CT应作为首选检查；⑧全脑血管造影可帮助明确病因。脑出血多有明显的局灶定位体征如偏瘫、偏身感觉缺失、失语等，但原发性脑室出血、小脑出血、脑叶出血、尾状核头部出血等无明显偏瘫，不易与蛛网膜下隙出血区分，CT、MRI、DSA等有助于鉴别。颅内感染多先有发热，然后出现头痛、呕吐和脑膜刺激征，脑脊液提示为感染性改变，头颅CT也无出血表现。

3.治疗

主要是针对病因治疗，去除蛛网膜下隙出血的病因，防止复发。无症状性的未破裂小动脉瘤可保守治疗，但有动脉瘤破裂家族史可考虑手术。

（1）一般治疗：就地诊治，保持安静，避免搬动。必须绝对卧床休息4～6周，保持大小便通畅，避免一切用力因素或情绪激动。

（2）对严重头痛、躁动不安者，给予适当镇痛药、镇静药或抗精神病药。有肢体抽搐时，应及时用抗癫痫药。

（3）止血治疗：为防止动脉瘤破裂口血块溶解引起再出血，应使用抗纤维蛋白溶解药以延迟血块的溶解，使纤维组织和血管内皮细胞有足够时间修复破裂处口。常用药物如下。①氨基己酸：初次剂量4～6g溶于100mL生理盐水或5%～10%葡萄糖液静脉滴注，15～30min滴完，以后维持剂量为1g/h，维持12～24h，7～10d后逐渐减量，可根据病情用2～3周。②氨甲苯酸（抗血纤溶芳酸，止血芳酸）：剂量为100～200mg加入5%葡萄糖液或生理盐水100mL内静脉滴注，每日2～3次，维持2～3周。

（4）脱水治疗：可选用甘露醇、呋塞米、白蛋白或甘油制剂等。

（5）手术治疗：为降低颅内压、挽救生命或减少并发症，可行清除血肿、脑脊液引流及置换术等。动脉瘤或血管畸形破裂所致者，除全身情况甚差，病情极严重者外，一般应早期手术治疗。手术方法主要有血管内介入栓塞治疗和开颅直接处理病变血管。手术可改善Hunt和Hess分级Ⅰ—Ⅲ级患者的预后，对Ⅳ—Ⅴ级患者效果不确切。

（6）防治并发症与脑出血的并发症防治基本相同，但应注意。

①防治脑积水脑脊液置换可减少脑积水发生。治疗病因后，急性梗阻性脑积水应行脑室穿刺引流，并加强脱水降颅压治疗。交通性脑积水可选用醋氮酰胺0.25～0.5g，口服，每日2～3次，以减少脑脊液分泌，症状无缓解者必须行脑室–腹腔分流。

②防治脑血管痉挛：早期手术处理动脉瘤、脑脊液置换、避免过度脱水可减少脑血管痉挛的发生。治疗病因后，尼莫地平20～40mg，口服，每日3次或按0.5～1mg/h速度持续静脉滴注，连用7～10d，可能缓解脑血管痉挛。

4.监测

（1）治疗期间注意观察患者生命体征、神志以及神经系统定位体征是否改变，以随时调整治疗措施。再出血、脑血管痉挛、脑积水、癫痫发作、稀释性低钠血症等并发症可使蛛网膜下隙出血病情加重，导致死亡，须注意加强防治。再出血、脑血管痉挛多发生于病后2周内，而脑积水可发生于病后数周内。

（2）急性期经绝对卧床、止血、脱水降颅内压和并发症防治等措施，患者意识障碍减轻或转清，CT复查蛛网膜下隙出血吸收，部分患者可考虑择期进行手术治疗。对于治疗无效或出现严重并发症的重症患者，应予积极的对症支持治疗，挽救生命。

预后与病因、年龄、动脉瘤部位和大小、出血量以及全身状况有关，通常动脉瘤破裂者预后差，再出血较多，病死率高，而动静脉畸形出血预后较好，再出血较少。

第四节 急性卒中监护与支持治疗

卒中至今仍在世界范围内保持着高发病率、致残率和病死率，是严重威胁人类健康与生命的主要疾病。近年来，虽然卒中的实验研究和诊断取得了显著进步，治疗方面也证实了确实有效的方法，但总的治疗效果却不尽如人意。现有的治疗方法中，被证实确实有效的主要有卒中单元（SU）的专业化综合治疗、缺血性卒中起病3h内的重组组织型纤溶酶原激活剂（rtPA）静脉溶栓治疗和抗血小板治疗。其中被充分证明疗效肯定易于推广的是SU的专业化治疗。作为卒中组织化治疗的一种重要形式，SU为卒中患者的管理和治疗提供了全新模式。

虽然卒中病房疗效的具体机制尚未完全阐明，但病房内配有专门监护治疗和营养治疗专家，为急性卒中患者及时提供合理的支持治疗，从而使有关并发症发生率降低，是取得较好疗效的一个重要因素。目前治疗卒中的有效方法虽然只有几种，但不可否认，卒中的疗效较前有很大提高。其中现代医学发展带来整体支持治疗水平的提高是否起了作用，也是不容忽视的。

一、卒中急性期监护

（一）卒中监护病房的发展

20世纪60年代，像其他重症监护病房的建立有其时代的必然性一样，随着重症监护病房（ICU）和冠心病监护病房（CCU）的建立并取得了显著效益，美国的匹兹堡圣·弗朗西斯总医院建立卒中监护病房，但由于当时卒中缺乏确实有效的治疗方法，卒中监护病房并不能真正降低患者的病死率和致残率，加上患者恢复期漫长，花费庞大。因此，卒中监护病房没能像ICU和CCU那样获得广泛的社会效益和经济效益，也没能在世界范围内蓬勃地发展起来。

90年代，由于出血性卒中的某些手术治疗方法和脑梗死急性期溶栓治疗的疗效得到证实，卒中患者缺乏有效治疗手段的时代已经过去。同时，卒中后神经可塑性的观点得到普遍接受，卒中后早期康复被认为是使缺损的神经功能得到恢复的主要手段，欧美发达国家将卒中监护和康复病房结合起来，建立了功能全面的SU。但SU中的监护，已经不是原来的重症监护概念，更重要的是监测和评价神经功能。

目前，虽然各国卒中病房的模式并不一致，有的有独立的病房和工作人员，有的只有独立的工作人员而没有固定的病房，但卒中监护病房已成为卒中单元的一个重要组成部分。在欧洲，目前多数大医院有专门的神经科重症监护病房，美国大约有一半医院有专门的神经科重症监护病房；另一半与神经外科一起组成神经内外科重症监护病房。这些监护病房内有相当部分患者是脑卒中患者，在提高急性期抢救成功率方面起着重要作用。

（二）卒中监护病房的基本构架

1.人员组成

通常必须有卒中诊疗专家、专责护士、助理护士、营养师、理疗师、职业治疗师、言语治疗师及医学社会工作者。此外，还有专职的监护治疗专家，以使卒中患者能得到及时的最佳治疗。当然由于1人可兼多职，大多数卒中监护病房并不需要同时有如此众多的人员去处理每一个患者。以美国匹兹堡圣·弗朗西斯总医院的脑卒中监护病房为例，4张床位有专职注册护士和职业护士各6人，而圣·路易斯Barnes-Jewish医院的20张监护病床只有10名专职护士。医师要求在卒中急救、脑循环、病理生理、临床影像学、卒中后并发症的预防和处理，特别是心肺复苏方面受过专门训练，对瘫痪、言语、情感等方面的康复有所了解。

虽然卒中监护病房是专门的卒中诊断和治疗场所，但必须重视多学科合作的重要性。急性脑卒中患者往往并发严重的其他脏器疾病，有时必须配合手术治疗。因此，与神经、血管外科和心脏、呼吸、消化、肾脏内科和神经放射科医师密切配合也十分必要。

2.设施

世界上各医院卒中监护病房的规模主要取决于社区人群的多少和卒中的发病率，因此大小并不一致。在SU中，条件好的卒中监护病房有能随时调节体位并有气垫的电控床、持续心电血压监护、氧饱和度监护、中心静脉压监护、呼吸机、除颤器、降温毯、吸痰器、纤维支气管镜、控制输液速度的微泵、中心供氧供气系统、床边血透血滤装置、血气分析仪、床边X线机、B超仪、颅内压监护装置、经颅多普勒、脑电图、脑干诱发电位和床边胃肠内镜、序贯性下肢挤压装置（SCD）等设施，有条件的还配有床边CT和PET机。国内的卒中监护病房设备较简单，一般只有基本的监护设备。国外条件好的卒中监护病房设施全面，大至CT和PET，小的连防止下肢静脉血栓的SCD也配备齐全。必须强调的是，这些监护设备对重症卒中患者是必需的，但并不是没有这些设施就不能进行卒中监护，临床上，神经功能的评价远较仪器监测重要。

（三）卒中监护的适应证

卒中急性期需要密切监测病情变化。虽然目前对卒中重症监护还没有一致的标准，并不是所有卒中患者都必须入住ICU，但对病情严重或须特殊治疗者，必须入住卒中重症监护病房。

1.病情严重的卒中

大面积的大脑半球脑梗死（恶性大脑中动脉闭塞）、出血量大的脑出血，发生于后循环卒中，由于损伤脑干功能，常伴有程度较重的意识障碍，蛛网膜下隙出血由于急性期病情不稳定，均须入住重症监护病房。卒中后的病情变化一般通过临床检查和经验就可以初步判断，颅脑CT（CTA）、MRI（MRA）、TCD和EEG等辅助检查可以进一步提高准确性。各种评分量表可以提供量化的、客观的指标，有利于病情的观察和疗效评估。临床上常用的病情总体评分量表有Glasgow及Glasgow-Pittsburgh昏迷评分、急性生理和慢性健康状态评估的危重病评分（APACHEⅡ）等，昏迷评分较为简便，但提供的信息不够全面；危重病评分项目较多，较为繁杂，但提供的信息较为丰富。常用的卒中量表有美国国立卫生研究院脑卒中评分（NIHSS）、加拿大神经病学评分（CNS）、大脑中动脉神经病学评分（MCANS）、欧洲卒中评分（ESS）、斯堪的纳维亚卒中评分（SSS）等均可用于判断卒中患者的病情和预后，而又以NIHSS更为特异和敏感。所有上述的检查和评分，目的在于全面了解患者的病情，以确定监护的级别和需要针对性的监护哪些项目，并给予有效的干预。

除外溶栓治疗和手术，对多数重症卒中的治疗措施虽然仍没有重大改进，但是通过早期积极而有效的监护和干预、对症和支持治疗，可使患者能够度过危险期，达到机体生理功能的平衡稳定。必须明确的一个重要观点是，维持最佳的生理参数是卒中患者最好的脑保护措施,这是目前尚无药物疗效可以与之比拟的。因此,应该着重强调早期监护和支持治疗的极端重要性。

2.有严重或潜在的全身合并症的卒中

卒中多发生于老年人,病前往往已有多年的高血压、糖尿病、心脏病、动脉粥样硬化、肺部疾病等病史。卒中时,尤其病灶范围大或有颅内压增高者,直接或间接影响下丘脑及其他相关脑组织功能,使神经体液调节功能紊乱,产生严重的应激反应,导致原有疾病加重或潜在性疾病出现临床症状,甚至引起多器官衰竭。感染是最常见的卒中并发症之一,呼吸道、泌尿道和皮肤是常见的感染部位。对药物的不良反应也是病情恶化的原因之一,大剂量甘露醇、激素的使用,可以引起上消化道出血、肾衰竭直至多脏器衰竭;为纠正低钠血症而快速地给予氯化钠溶液,可引起心衰竭或脑桥中央髓鞘溶解。另外,深静脉血栓形成、抗利尿激素分泌失调综合征、继发性癫痫、尿失禁、水电解质和酸碱平衡紊乱等也常易于发生。这些因素直接或间接加重病情甚至死亡。

通过早期监护,能够及时发现病情恶化的警告信号,及时干预,从而维持脏器功能的稳定。预防和治疗各种并发症、避免药物所产生的副作用。只有这样,各种针对性的脑保护、脱水、复流再通等治疗措施才可能有真正发挥作用的基础。

3.特殊治疗的卒中

随着对脑梗死病理生理过程研究的深入,以及CT、MRI、DSA、TCD等检查设备的应用和普及,溶栓治疗已经成为一种新的治疗脑梗死的有效方法,脑梗死发病后3h内tPA溶栓治疗,已取得肯定的疗效。但溶栓治疗易合并颅内或其他脏器出血,甚至有的出血可以是致命性的,因此,只有在严格的监护条件下进行,才能对溶栓前后神经系统和全身脏器功能的改变做出正确而可靠的评价,并对治疗可能引起的出血加于预防或及时治疗。因此,应该强调,溶栓治疗必须在卒中监护病房进行。另外,亚低温脑保护疗法、卒中的开颅手术治疗(如去骨瓣减压术、血肿清除术和颅内动脉瘤夹闭术)和蛛网膜下隙出血的血管内介入治疗后,也都需要进行严密监护。

当然,并不是所有卒中患者均需要全面的监护,有些只要在SU内严密观察几日,就可转入康复病房,如轻型卒中或慢性脑血管病患者。为了节省医疗资源,对病情虽重但已无抢救价值如脑死亡和经监护治疗后病情已平稳的卒中患者，应及时转出重症监护病房。

总之，卒中监护的任务在于早期检测到各种颅外可能加重脑损害的因素并及时纠正，配合针对性的脑保护、溶栓治疗，改善急、重症卒中患者的治疗效果，最终促进功能的康复。

下列的卒中患者不需要监护，应进入普通病房。

轻型或慢性患者、病情虽重但已无抢救价值如脑死亡和经监护治疗后病情已平稳的患者。当然，应对患者病情评估以确定最佳转出时机。普通病房的优势在于，能够给予较长期的药物和康复治疗，促进神经系统功能的中后期恢复。

（四）监测内容

1.临床观察

（1）意识状态：是反映脑功能变化，判断病情进展的一个重要指征。按程度不同分为下列几种状态。

①嗜睡：患者常呈持续睡眠状态，但对语言尚有反应，能被唤醒，勉强配合检查及简单回答问题，停止刺激又进入睡眠状态，是意识障碍的早期表现。

②昏睡：患者呈深度睡眠状态，需要较重的感觉刺激或较响的语言刺激方可唤醒，并能简短模糊而不完全地答话，一旦外界刺激停止，立即进入昏睡。此状态下，患者各种随意运动或自发性言语消失，但对痛觉刺激可呈防御性回避动作。

③浅昏迷：患者随意运动消失，无自发性语言。对言语刺激毫无反应，仅对强烈的痛觉刺激肢体简单的防御性运动或痛苦表情，但不能回答问题或执行简单命令。此状态下，患者的生命体征、角膜反射、瞳孔对光反射、咳嗽和吞咽反射等的无明显改变。

④深昏迷：患者对一切外界刺激，包括剧烈的痛苦刺激均无反应。生命体征常有改变，尚有肌张力降低，瞳孔散大，瞳孔对光反射、角膜反射、吞咽及咳嗽反射皆消失，大多数引不出深浅反射及病理反射，大小便失禁。

（2）意识内容的障碍：常见有下列两种。

①意识模糊：为意识水平轻度下降，认识外界及自身的能力降低，注意、理解、记忆、判断力均减退，对时间、地点、人物的定向力有部分或完全障碍，表现为不知所处地方、白昼与夜晚颠倒、亲疏不分等。

②谵妄：除了意识模糊的表现外，尚有明显的幻觉，以幻听为常见，其内容极为生动、鲜明，常是恐怖性质，伴有恐惧表情、运动性兴奋，且语言不连贯。

（3）瞳孔正常：两侧瞳孔等圆等大，在普通光线下直径为3～4mm，对光反射灵敏。瞳孔大小及对光反射改变反映患者脑部病情的变化。

通常随着昏迷加深，瞳孔相应扩大，对光反射逐渐减弱至消失。瞳孔改变的差异，常显示脑部病变部位的不同。丘脑、下丘脑受损时出现瞳孔中度缩小，对光反射存在。中脑损害引起瞳孔散大，对光反射消失。脑桥病变导致瞳孔小如针尖。当发现双侧瞳孔大小不一致时，须确定何侧为异常。小脑幕切迹压迫动眼神经时，最早出现该侧瞳孔改变，先是短时缩小后才扩大；颈交感神经麻痹综合征时，该侧瞳孔缩小，但对光反应正常。

2.仪器监测

1）循环功能的监护

（1）血压：是基本的监测内容，分有创和无创。通过测量血压可以随时发现心脏与循环系统功能的变化。

①有创血压监测：动脉内放置导管和传感器，直接测出动脉血流压力，通常选择桡动脉，也可选用肱动脉、足背动脉或腋动脉。但有继发感染的可能性，置管时间越长感染机会越多，应在4d内拔管。

②无创血压监测：与普通血压测量基本相同，测量结果直接定期显示在屏幕上。

（2）心电、心率监测：能及时发现心率及心律变化，尤其能及时发现室性心律失常。

当出现心电波形显示不良或不稳定，以及心电信号波突然中断，首先要检查大动脉搏动及听心音，在第一时间发现是否心搏暂停止。应检查电极与皮肤接触是否严密，电极是否脱落。危重患者的监护要求每30min记录心率1次，以作为临床估计患者病情发展的动态监测指标。

2）呼吸功能的监测

（1）呼吸率、呼吸幅度：对有自主呼吸的患者是最简便的观察，呼吸率大于30次/分，呼吸率小于10次/分时，应注意呼吸困难还存在。

（2）呼吸节律改变：

①潮式呼吸：渐增渐减的过度换气与呼吸暂停相交替，呈周期性出现。主要

为大脑半球深部或间脑受损所致。

②中枢神经过度呼吸：一种深快而均匀的过度换气，呼吸频率达30～70次/分，可引起呼吸性碱中毒。是中脑被盖部受损所致。

③长吸气呼吸：充分吸气后呼吸暂停2～3s才呼气，为脑桥头端被盖部损害所致。

④丛集性呼吸：连续4～5次不规则呼吸后，出现呼吸暂停。为脑桥尾端被盖部受损的结果。

⑤失调式呼吸：呼吸深浅、节律完全不规则，频率在12次/分以下，间有不规则的呼吸暂停，是延髓受损的结果，常在濒死期发生。

（3）肺部听诊呼吸音，肺部X线检查，可早期发现肺部异常情况。

（4）脉搏血氧饱和度（SPO$_2$）监测：正常值为90％～100％，SPO$_2$比PaO$_2$变化敏感且可连续性，可早期发现低氧血症。血氧饱和度下降，或监护仪显示指脉波波形不良，要注意以下原因：a.SPO$_2$感器指套位置放置不妥，探头红色亮光未对准甲床；b.患者手指有甲下出血或真菌感染或涂有指甲油；c.患者全身循环状态差或末梢循环不良；d.同侧测血压时。

（5）动脉血气分析，用以评价肺泡的通气功能及体液的酸碱度。

另外，中心静脉压监测、颅内压监测、脑影像学检查如CT、MRI、脑电生理学检查如脑电图、经颅多普勒超声仪（TCD）等，对明确脑功能障碍的原因、脑水肿、脑血流动力学的变化有重要价值。

二、卒中的呼吸支持

急性脑血管病可直接损伤脑桥和延髓的呼吸中枢和（或）继发肺部疾病而导致呼吸衰竭，其主要病理生理特点是由呼吸节律、频率和通气量的改变而发生缺氧伴二氧化碳潴留。根据病史、临床表现和血气分析结果，早期诊断急性脑血管病的呼吸衰竭，并适时、合理使用呼吸机治疗，对提高急性脑血管病的抢救成功率、降低病死率有着极为重要的作用。

（一）呼吸中枢的基本调节和控制

1.呼吸中枢

产生和协调呼吸运动的神经细胞群，呼吸的节律性来自中枢神经系统的脑部，因为从延髓、颈髓交界处切断后，自主呼吸则完全停止。

2.延髓基本呼吸中枢

分吸气神经元和呼气神经元，均存在于延髓两侧，左右对称，并发出纤维下行至脊髓，与脊髓的呼吸肌运动神经元形成突触联系。

3.脑桥呼吸调整中枢和长吸中枢

调整中枢位于脑桥头端，有促使吸气向呼气转化，防止过长吸气和加快呼吸频率的作用，长吸中枢位于脑桥中下部，其功能是促进呼吸向吸气转化，并受呼吸调整中枢的调节。

4.大脑皮质对呼吸活动的调节

大脑皮质本身不产生呼吸节律，但能有意识地控制呼吸频率、节律和幅度，这种有意识的控制是有限度的，如深快呼吸、短暂屏气等。

5.呼吸的反射性和化学性调节

反射性调节包括肺牵张反射，呼吸肌本体感受性反射、Head反射和压力感受器反射等。化学性调节主要受血中二氧化碳、酸碱度和氧气的影响。二氧化碳分压升高、酸碱度降低或氧分压下降时，可通过刺激外周和中枢的化学感受器，影响呼吸中枢调节，使呼吸加深，加大。

（二）急性脑血管病的呼吸困难

1.中枢性呼吸困难

主要表现在呼吸频率和节律的改变。

（1）潮式呼吸：渐增渐减的过度换气与呼吸暂停相交替，呈周期性出现，主要为大脑半球深部或间脑受损所致。

（2）中枢神经过度呼吸：一种深快而均匀的过度换气，呼吸频率达30～70次/分，可引起呼吸性碱中毒，是中脑被盖部受损所致。

（3）长吸气呼吸：充分吸气后呼吸暂停2～3s才呼气，为脑桥头端被盖部损害所致。

（4）丛集性呼吸：连续4～5次不规则呼吸后，出现呼吸暂停。为脑桥尾端被盖部受损的结果。

（5）失调式呼吸：呼吸深浅、节律完全不规则，频率在12次/分以下，间有不规则的呼吸暂停，是延髓受损的结果，常在濒死期发生。

2.周围性呼吸困难

重症脑血管病患者，多有不同程度的意识障碍，患者咳嗽反射减弱或消失，呼吸道分泌物多且不易咳出，导致呼吸道梗阻或肺部感染，最终引起呼吸衰竭。

无论中枢性还是周围性的呼吸困难，均可导致机体缺氧合并二氧化碳潴留，从而产生一系列生理功能紊乱及代谢障碍。

（三）急性脑血管病呼吸机治疗的指征

由于缺氧和二氧化碳潴留均可使脑血管扩张，脑血流量增加、神经细胞代谢障碍和血脑屏障破坏，从而产生和加重脑水肿，导致颅内压增高，当动脉血氧分压低于60mmHg，二氧化碳分压高于80mmHg时，还直接抑制呼吸中枢。因此，当出现中枢性呼吸困难或呼吸道梗阻表现时，应及时开放气道，必要时人工辅助呼吸。

重症脑血管病并有呼吸困难者，宜在出现潜在性呼吸衰竭时就进呼吸机治疗。其诊断见表4-2。

表4-2　潜在性呼吸衰竭的诊断

项目	潜在性呼吸衰竭	呼吸衰竭
R（次/分）	30～40或6～10	＞40或＜6
PaO_2（mmHg）	60～75	＜60
$PaCO_2$（mmHg）	48～50	＞50
潮气量（mL/kg）	＜10	＜7
吸气压力（cmH_2O）	＜25	＜19

（四）急性脑血管病呼吸机治疗的注意事项

有呼吸困难的急性脑血管病患者，在使用呼吸机治疗时，除应积极治疗原发病外，尚需注意以下几点。

1.开放气道的方式

（1）经口或鼻气管插管：适用于突然出现的中枢性呼吸困难者或有呼吸道梗阻的急性脑血管病患者。但经口插管易脱出，吸痰不便，妨碍口腔护理，插管时间不宜超过7d。经鼻插管可保留2周，但不适于急救，且管腔小，不易吸痰。

（2）气管切开插管：适用于需长期使用呼吸机的急性脑血管病患者、已行气管插管，但吸痰不畅或需较长时间使用呼吸机者，可再行气管切开插管。缺点是操作较复杂，费时较长，急救时不便使用，因此，临床上往往先行经口气管插管，再择时做气管切开插管。此外，气管切开口后有创口渗血，感染的机会也较多。

2.呼吸机的选用

（1）有中枢性呼吸困难者：在考虑到需较长时间的机械通气，因此，可选用定容、定压型呼吸机同时有湿化、同步和能调节吸入氧浓度的呼吸机。

（2）周围性呼吸困难者：开放气道，吸痰后，则能改善呼吸、不一定需要使用呼吸机治疗。仅有缺氧而无二氧化碳潴留者，可选用高频喷射呼吸机。

3.通气方式的选择

（1）间歇正压通气（IPPV）：适用于无自主呼吸的患者。

（2）间歇指令性通气（IMV）和同步间歇指令性通气（SIMV）：适用于有自主呼吸的患者，能保证足够的每分钟通气量，又不易产生人机对抗。

（3）同步间歇正压通气（SIPPV）：与IPPV的区别在于由患者的自主吸气触发呼吸机供给IPPV，因此，只适用于有自主呼吸的患者。

（4）分钟指令性通气（MMV）：自主呼吸不稳定者，能保护足够的分钟通气量。

（5）呼气未正压（PEEP）：呼气末借助限制气流的活瓣，使气道压力高于大气压。主要作用是使功能残气量增加，有利氧合。实际应用时，一般从2.5cmH$_2$O开始，多数患者为4～6cmH$_2$O，大于15cmH$_2$O对静脉回流有不良影响，可引起颅内压增高。因此，有颅内高压的患者，PEEP不宜过高。

（6）持续气道正压（CPAP）：呼气时有恒定的正压气流，患者能省力，呼气时有PEEP的作用。但呼吸中枢病变，自主呼吸不稳定的患者不宜用，也使胸内压增高，影响静脉回流。

（7）压力支持通气（PSV）：呼吸浅快的患者合理使用PSV，可使呼吸频率减慢。但呼吸中枢受损时，不宜单独使用，应与SIMV或MMV合用。

4.呼吸机的基本调节

（1）初调：潮气量为5～15mL/kg体重，通气频率12～20次/分，气道压力峰压10~40cmH_2O，通气量6~7L/min（成人），峰流速度30~40L/min，吸：呼＝1：（1.5~2.0），同步触发灵敏度−2~−4cmH_2O或0.1L/s，调节湿化、温化器温度32~36℃。吸入氧浓度从30%开始，根据血氧饱和度监测结果来调整，长期使用呼吸机者，不能超过50%。如一开始则有严重缺氧，可用100%纯氧，但不宜超过6h。

（2）报警设置：气道压力峰压10~50cmH_2O，通气量下限5L/min，潮气量下限大于300mL。

（3）复调：使用呼吸机后，应定期进行血气分析，根据动脉血气分析结果来复调，适宜的血气为：pH7.35~7.45，$PaO_2$90~100mmHg，$PaCO_2$35~45mmHg。如果PaO_2低，可提高吸入氧浓度、潮气量、呼吸频率、PEEP或延长吸气时间。如果$PaCO_2$高，可增加潮气量、呼吸频率，降低PEEP。但每次不宜同时调节多个参数，以1~2个参数为宜，尤其指标低者先调，然后根据血气结果再调节，有颅内高压者可适当过度通气。

（五）人机对抗的处理

当呼吸机反复显示气道压力高，经充分吸痰并排除气道阻塞的其他原因后，潮气量仍不稳定，提示有人机不协调。此时如果患者神志清醒，则表现为烦躁不安，可做如下处理。

（1）清醒患者应争取其积极合作。

（2）选择合适的通气方式。

（3）可使用镇静药或肌松药，但有中枢性呼吸衰竭时，不能使用呼吸抑制剂。

（六）常见报警的原因和处理

常见报警的原因和处理见表4-3。

表4-3 呼吸机报警原因和处理

报警项目	常见原因	处理方法
气道压下限	通气回路脱接	迅速接好脱接管道
	气管导管囊破裂或充气不足	气囊适量充分或更换导管

续表

报警项目	常见原因	处理方法
气道压上限	呼吸道分泌物增加	无菌吸痰
	通气回路、气管导管曲折	调整导管位置
	胸肺顺应性降低	调整报警上限
	人机对抗或叹息通气时	药物对症处理
气源报警	压缩空气和氧气压力不对称	对因处理
电源报警	外接电源故障或蓄电池电力不足	对因处理
TV或MV低限	气道漏气	对因处理
	自主呼吸减弱	增加机械通气量或兴奋呼吸
	机械辅助通气不足	增加机械通气量
TV或MV高限	自主呼吸增强	适当低机械通气量
	报警限调节不适当	调整报警限
气道温度过高	湿化器内液体过少	加适当蒸馏水
	体温过高	对症对因治疗
吸入氧浓度过高或更低	气源故障（压缩泵或氧气）、调节FiO_2不当	对因处理
呼吸暂停	自主呼吸停止或触发敏感调节不当	对因处理

（七）呼吸兴奋剂的使用

（1）自主呼吸低于10次/分，潮气量大于300mL时，可使用呼吸兴奋剂。

（2）宜单一用药或2种复合。

（3）用药应保持连续性。

（八）肺部感染

使用呼吸机叹息方式可减少肺不张的发生，充分吸痰并注意吸痰时无菌操作，可减少感染发生机会。如有肺部感染发生，应使用敏感抗生素，并根据痰培养药敏试验结果来调整抗生素。

三、卒中患者的营养支持

在现有的众多卒中治疗措施中，疗效最确切的是卒中组织化综合治疗一卒中单元（SU），虽然具体机制尚未完全阐明，但SU内配有专门的吞咽评估和营养治疗专家，为卒中患者及时提供合理的营养支持，从而使有关并发症发生率降低，可能是取得较好疗效的一个因素。尽管目前有关吞咽困难和营养支持的具体方法和疗效还有许多问题尚未解决，但营养支持正成为急性卒中综合治疗的一个重要组成部分。

（一）卒中后营养不良的原因

营养不良在急性卒中患者中很常见，由于观察时机、判断营养不良的标准和评估方法不同，已报道的发生率为8%～35%。导致营养不良的原因有多方面，其中最主要的是各种因素引起的进食障碍。病情严重时，意识障碍、颅内高压导致的频繁呕吐等，直接影响患者的进食；神志清醒的患者可因咽喉肌运动障碍导致吞咽困难，心理因素也会引起食欲缺乏，卒中所致的肢体或面部瘫痪或感觉异常、视力视野受损、共济失调等都不同程度地影响患者进食，具体表现在进食时坐不稳、盘子里操作困难、把食物送进口里、张口或闭口、食物在口里咀嚼和吞咽等各个步骤均有障碍及进食速度太慢等，严重者必须别人帮助或借助管饲才能进食。许多研究发现营养状况的恶化常发生于吞咽困难和需要别人喂食的患者。其次，卒中和其他急性重症疾病一样，起病后能量消耗增多，处于负氮平衡状态，8%～62%的患者血清白蛋白水平在入院时低于正常，随着住院时间的延长，白蛋白逐渐降低，营养不良的发生率逐渐增加，尽管接受了营养支持，但各种营养学参数仍呈下降趋势。临床观察发现，104例卒中患者入院时营养不良占16.3%，住院1周后增至26.4%，2周后增至35%。此外，卒中多发生于老年患者，病前就存在的营养不良、牙齿脱落、胃肠功能减退或其他慢性疾病也影响卒中后的营养状况。因此，住院时间越长，营养障碍的发生率就越高，在老年患者更为明显。

（二）营养不良的评估

评估卒中后营养不良最简便有效的方法是测量有关躯体营养参数。临床上常用的有体重指数、三头肌皮褶厚度、中臂肌肉周径[中臂肌肉周径（cm）＝中臂周径（cm）－三头肌皮褶厚度（mm）×0.314]等。由于患者意识障碍、失语或长期不与家人生活在一起，要获取既往体重资料比较困难，而且瘫痪患者也难以完成体重测量；三头肌皮褶厚度、中臂肌肉周径的测量可能受瘫痪肢体、肌肉萎缩等因素的影响，因而在卒中患者中获取参数较为困难。但入院后动态观察这些指标，对判断患者的营养状况演变仍有重要价值。

实验室指标如血红蛋白、淋巴细胞计数、血清白蛋白、转铁蛋白容易获得，但是在许多情况下蛋白水平并不能完全反应营养状况，分解代谢的加强及C-反应蛋白合成增加都会影响蛋白水平。临床上，有时顽固性的电解质紊乱也提示为营养不良。特殊的检查或试验如血维生素、视黄醇蛋白、甲状腺素结合前蛋白、3-甲基组氨酸、血清氨基酸比值、皮肤迟发性超敏反应及生物电阻抗（后者用以估计人体脂肪、瘦素、细胞及水含量）等，目前只能用在研究中，在临床实践中难以普及。

根据测量的躯体营养参数和实验室检查结果，临床上将体重指数、三头肌皮摺厚度和中臂肌肉周径正常，但血浆蛋白低的营养不良称为蛋白质营养不良，一般见于严重疾病早期；而血浆蛋白正常，但体重、三头肌皮摺厚度和中臂肌肉周径降低的营养不良称为蛋白质-热量营养不良，这种情况多见于住院较长时间的患者；如果测量的营养参数和血浆蛋白水平均低于正常，则为混合性营养不良。急性卒中患者起病早期多为蛋白质营养不良，住院一段时间后出现蛋白质-热量营养不良或混合性营养不良。临床上早期开始动态测量有关躯体营养参数，并与实验室检查结果相结合，一般都可以及时发现卒中后营养不良的可能性。

（三）营养不良对预后的影响

急性卒中患者机体本身就处于高分解代谢状态，蛋白质大量消耗，造成负氮平衡；加上饮食障碍又使细胞能量代谢和高磷酸物代谢紊乱，营养不良造成机体可动用的能量和物质储备减少甚至耗竭，致使肌肉无力、恢复慢，抵抗力下降。吞咽困难还导致吸入性肺炎发生率增加。临床观察发现，入院时有营养不良的卒中患者，住院期间继发尿路或呼吸道感染和压疮的发生率分别为50%和17%，而营养正常者仅分别为24%和4%；入院1个月时，营养不良组格拉斯哥评分小于等于5者和Barthel指数大于等于95者各占66.7%和16.7%，而营养正常组分别占

22.4%和41.8%；营养不良组41例中死亡5例，营养正常组63例中死亡仅1例；营养不良组住院时间为9～86d（平均28d），而营养正常组6～49d（平均17d）。可见，卒中后有营养不良者，继发感染、压疮的发生率增加，住院时间延长，病死率增加。甚至有研究认为低白蛋白血症就是卒中预后不良的先兆。可是，临床医师一般只注意卒中疾病本身或并发症的治疗，而忽略了营养不良这个重要的影响因素。

（四）营养支持的方法

1.肠外营养

指营养物质不经胃肠道消化吸收直接经静脉进入人体的一种营养支持方法。卒中后神志不清或伴有颅内高压者，由于频繁呕吐、胃肠道功能减弱或严重的应激性溃疡，可考虑给予肠外营养，但应严密注意水电解质平衡，防止出现血糖代谢紊乱。临床实践证实，卒中早期肠外营养是安全的，通过控制液体量可改善脑水肿症状。但是肠外营养技术要求较高，长时间使用很难保证各种营养成分齐全，发生感染的可能性大。因此，一旦胃肠功能恢复，就应立即启用肠内营养。

2.肠内营养

指营养物质经胃肠道吸收后进入人体的一种营养支持方法。这种途径更加符合人体生理要求，适用于绝大多数急性卒中患者。最理想的营养支持途径是主动经口进食，但急性卒中入院时高达51%的患者有吞咽困难，而且早期经口进食可能造成液体摄入量不足。因此，管饲成为肠内营养支持的重要途径，可通过鼻胃管、咽造瘘、食管造瘘、胃造瘘或空肠造瘘等途径进行。

（1）常用的管饲途径：由于咽、食管或空肠造瘘操作复杂，并发症多，急性卒中患者由于病情较重，管饲的主要方法是鼻胃管和经皮内镜胃造瘘（PEG）。鼻饲管置管方便，临床上对于不能主动经口进食的卒中患者，常采用这种方法。但部分患者尤其神志不清或不合作者，置管困难，也有认为鼻胃管增加食物反流的可能性，导致吸入性肺炎的发生率增高。目前认为，卒中急性期可以先行鼻胃管营养支持，但短期内不能恢复经口进食者，2周后应改为PEG。这种造瘘术操作简便，病情危重者也能耐受。在内镜引导下，新型胃造瘘管可延伸到幽门远端达十二指肠，既可以经肠管饲，又保留了胃肠减压功能，减少了鼻窦炎及与放置鼻饲管有关的并发症，尤其是吸入性肺炎的发生率。在欧美发达国家已经将PEG作为卒中患者的主要管饲方法。新近有观察发现，重症患者行鼻腔肠管并发症更少。

（2）常用的膳食和投给方法：肠内膳食很多，不下百余种，不少已经商品化。根据成分可分为完全膳食、不完全膳食和特殊应用膳食。卒中患者一般应选用完全膳食，其中的非要素膳以整蛋白为氮源，患者须有正常的消化功能才能被利用，特点为营养完全、入口味好、渗透压不高、不易引起胃肠道反应，能口服，又能管饲。加有膳食纤维的膳食在维持肠道的正常功能方面有重要作用。

以往常用一次性投给法，即用注射器将营养液经鼻饲管缓慢注入胃内，每次200mL，6～8次/日。由于工作量大，易污染，患者易腹胀、呕吐和反流，国外基本已经不再采用。目前普遍应用的是连续输注法：通过重力或输液泵连续12～24h输注营养液。尤其适用于有意识障碍的卒中患者，且并发症较少。输入的量、浓度和速率必须由低到高逐渐调节到患者能耐受的程度，一般需3～4d。

（3）肠内营养支持的并发症和监测：和其他任何治疗方法一样，营养支持也有发生并发症的危险，有的甚至是致死性的。常见的有机械性并发症（喂饲管放置不当、局部损伤、鼻窦炎、吸入性肺炎、造口周围感染、膳食固化、喂饲管脱出、阻塞和拔管困难等）、胃肠道并发症（恶心、呕吐、腹泻、腹胀和便秘等）和代谢性并发症（高血糖症、高渗昏迷、低血糖症、高碳酸血症、电解质紊乱、再进食综合征和药物吸收代谢异常）等。因此，从喂饲管放置开始，整个营养支持过程都必须严密监测。通过X线、胃内容物pH和喂养管的刻度来监测喂饲管位置；检查患者胃残液量和有无腹胀、腹泻来了解胃肠道的耐受情况；记录出入液体量、定期检测肝功能、血生化和血常规来了解代谢方面的状况；通过营养参数的动态监测来了解营养支持的有效性。

（五）存在问题

虽然急性卒中患者的营养支持非常必要，但是一直以来，却未受重视。国内的状况更为落后，至今还没有成人躯体营养测量参数的正常参考值；营养支持甚至被认为是护理人员的工作，而医师从不参与。卒中患者发病后多久开始给予肠内营养还没有定论；虽然认为PGE比鼻饲管优越，但还很少被患者家属接受，况且材料费用较高；生长激素在外科手术后高分解代谢状态的营养支持中，被认为疗效明显，但由于有升高血糖的不良反应，对急性卒中患者是否有益，还未见报道。

目前，国际上有关营养支持与卒中预后的研究尚少。已有临床试验证实营养支持可改善患者的营养学参数，降低病死率，但是这些研究的样本量较小，排除统计方法学的偏差后，营养支持对预后的影响并没有显著性差异。Akner等复习了近期报道的7个临床研究，结果只有2个提示营养支持对改善卒中的预后有益。在卒中治疗强调循证医学的今天，这些结果是远远不够的，营养支持的长期疗效还需大规模、多中心、随机、双盲试验来进一步证实。

第五章　消化系统重症

第一节　重症急性胰腺炎

重症急性胰腺炎（SAP）指伴有下述4项临床表现之一的急性胰腺炎：①伴休克、肺功能障碍、肾功能障碍、消化道大出血等一个或一个以上器官功能障碍；②伴坏死、假囊肿或胰腺脓肿等局部并发症；③Ranson评分至少3分；④APACHE Ⅱ 评分至少8分。早在1992年，美国胸科医师学会/危重病医学会（ACCP/SCCM）提出全身炎症反应综合征（SIRS）概念时，就认定SAP具有SIRS的典型临床表现，是一种典型的重症急性炎症性疾病。随着有关SIRS/Sepsis研究的深入，SAP加重机制的神秘面纱初露端倪，SAP的诊治方案融入了重症医学理念和加强医疗措施。本章着重叙述SAP的发生发展和诊断治疗中与重症医学密切相关的内容。

一、流行病学和病因学

在美国每年21万急性胰腺炎入院的患者中，SAP约占20%。虽然在我国尚无流行病学数据可用，但相关报道提示SAP发生率与美国报道的相似，约占急性胰腺炎的20%，其中男性多于女性。SAP与轻型急性胰腺炎相比较，其自然病程及病死率迥然不同，轻型急性胰腺炎病程有自限性倾向，病死率小于1%，而文献报道的SAP未感染患者的病死率略高于10%，伴胰腺感染患者的病死率为25%，全身炎症反应不断加重过程中的多脏器功能障碍是其死亡的直接原因。

SAP的病因构成有较大的地域差异。在发达国家，70% ~ 80%的SAP与酗酒和胆石症有关（慢性酗酒40%、胆石症35%）；10% ~ 20%的SAP原因不明，被称为特发性胰腺炎；其余5%~10%的患者为胰腺损伤、高钙血症、高脂血症、胆总管囊肿、壶腹周围癌、胰腺分裂症、内镜逆行胰胆管造影术（ERCP）或手术并发症等少见原因。

在常见病因中SAP的发病有如下特点：胆石性胰腺炎高峰发病年龄偏大，女性患者更常见。酒精性胰腺炎高峰发病年龄较轻，男性患者常见，且大多数酒精相关的SAP发生在多年酗酒后。流行病学调查显示，在第一次发作前平均酗酒时间，男性为11~18年，女性为8~11年，但在酗酒时间相当的男女中，胰腺炎的发生男性较女性更常见。胰腺炎的发生率与摄入酒精量的对数相关，酒精相关胰腺炎患者的平均酒精消耗量为150~175g/d，同时摄入高蛋白饮食者更易发病。

在我国除台湾、长春等地区酒精性胰腺炎占据首位以外，大多地区胆源性胰腺炎居首位，占60%~70%，其次为酗酒和暴饮暴食等，原因不明者占8%~25%。近些年来，由于人们饮食模式的改变，高脂血症性胰腺炎日渐增多，有的地区高脂血症性胰腺炎已占入院患者病因的第2位或第3位；由于诊断方法和技术的进步，特发性SAP呈下降趋势，少见病因SAP的确诊率也有所提高；此外，有些患者的发病与数种病因因素对胰腺的累积性损伤有关。

二、临床表现及分期

（一）临床表现

1.临床症状

（1）急性腹痛：突然发生的急性腹痛是急性胰腺炎的主要症状，往往非常剧烈，呕吐不能使其缓解，也非一般止痛药所能缓解。腹痛常位于上腹部正中偏左，胆源性胰腺炎的腹痛可起始于右上腹痛，随后转移至正中偏左，并向左肩、左腰背部放射，严重时两侧腰背部都有放射痛，但仍以左侧为主。疼痛发生前大多患者有油食、酗酒和暴饮暴食等诱因，少数可无明显诱因。

（2）腹胀：腹胀与腹痛同时存在，是大多数急性胰腺炎患者的共有症状。一般腹胀都很严重，少数患者腹胀对其困扰超过腹痛，极少数老年患者只有腹胀而无腹痛。

（3）伴发症状：恶心、呕吐发作早而频繁。早期还可伴发热，但只有中度发热，约38℃。胆源性胰腺炎伴有胆道梗阻者，可有高热寒战。胰腺坏死有感染时，高热为主要症状之一。

（4）一个或多个器官功能障碍：器官功能障碍是SAP常见的并发症，多为炎性损伤所致，其临床表现与SIRS/Sepsis的器官损害相同，可参见本书相关章节。约有6%的SAP患者在早期（起病72h内）发生多器官功能障碍，并且按照SAP的治疗规范无法阻止病情发展而很快死亡。

2.体格检查

可有程度不等的休克症状，心动过速，血压下降，出现压痛、反跳痛及肌紧张等腹膜炎体征。由于坏死范围及感染程度可有不同，腹膜炎体征可局限于上腹部或延及全腹，左侧腰背部多有水肿、饱满及触痛。部分病例腰部皮肤可有成片发绀，称为Grey-Turner征；脐周皮肤呈青紫色改变称为Cullen征。这种皮肤发绀是胰液外溢至皮下组织间隙，致使皮下脂肪溶解和毛细血管破裂出血的表现。有明显肠胀气，肠鸣音减弱或消失。大多数病例有移动性浊音。少数患者出现黄疸，可以是胆结石在胆总管下端嵌顿引起；也可由肿胀的胰头压迫胆总管下端所致。左侧胸腔往往有反应性渗出液。

3.实验室检查

（1）血、尿淀粉酶升高：淀粉酶是诊断急性水肿性胰腺炎的主要手段之一。血清淀粉酶在发病2h后开始升高，24h达高峰，可持续4～5d。尿淀粉酶在急性胰腺炎发作24h后开始上升，其下降缓慢，可持续1～2周。由于胃十二指肠穿孔、小肠穿孔、急性肠系膜血管血栓形成、病毒性肝炎和宫外孕等疾病也可导致淀粉酶升高，因此，血、尿淀粉酶的测值要有非常明显的升高才有诊断价值。淀粉酶的测值越高，诊断的符合率越高。

（2）白细胞计数及中性粒细胞升高：可显示核左移。

（3）血红蛋白、红细胞比容及血尿素氮升高：系血管内液体大量丢失所致。

（4）低蛋白血症：迅速出现的低蛋白血症系毛细血管渗漏综合征所致。

（5）血钙降低：血钙降低发生在第2～3d后，与脂肪组织坏死和组织内钙皂形成有关。大多患者可出现血钙水平明显降低，可小于1.87mmol/L（7.5mg/dl）。

（6）血糖升高：血糖一般呈轻度升高，与应激反应有关；后期则为胰岛细胞破坏，胰岛素不足所致。若在长期禁食，血糖仍高于11.0mmol/L（200mg/dl）则反映胰腺广泛坏死，预后不良。

（7）动脉血气分析：动脉血气分析是急性胰腺炎治疗过程中非常重要的实

验室指标，需要做动态观察，因为它一方面可反映机体的酸碱平衡失调与电解质紊乱，另一方面也是早期诊断呼吸功能不全的依据。

（二）临床分期

1.急性期

自发病至两周左右，此期以SIRS和器官衰竭为主要表现，构成第一个死亡高峰，治疗的重点是稳定内环境及器官功能保护治疗。

2.演进期

发病2～4周，以胰周液体积聚或坏死后液体积聚为主要表现。此期坏死灶多为无菌性，也可能合并感染。此期治疗的重点是感染的综合防治。

3.感染期

发病4周以后，可发生胰腺及胰周坏死组织合并感染、全身细菌感染、深部真菌感染等，继而可引起感染性出血、消化道瘘等并发症。此期是第2个死亡高峰，治疗重点是控制并发症的外科处理。

三、诊断

急腹痛伴有不同程度的腹膜炎体征、血/尿淀粉酶升高，并能排除消化道穿孔和机械性肠梗阻等其他急腹症，可诊断为急性胰腺炎。急性胰腺炎伴有脏器功能障碍，或出现胰腺坏死、脓肿或假性囊肿等局部并发症，或全身和局部并发症兼有之，可诊断为SAP。

由于符合SAP诊断标准患者，其病情严重度、病程经过及预后可有很大差别。为此，按照1997年我国外科的诊断和分级标准，不伴器官功能障碍者为SAP I型（病情相对较轻，对非手术治疗有较好的治疗反应，预后相对较好），伴器官功能障碍者为SAP II型。此外，国内外均有专家提出，SAP存在一种特殊亚型，即暴发性急性胰腺炎（FAP）。这一类患者按照SAP常规治疗无法阻止其病情发展，早期出现脏器功能障碍而迅速死亡。大多专家认为，在起病72h内发生器官功能障碍的SAP，在排除治疗措施不力（如早期容量复苏不充分、病因未祛除等）后，可诊断为FAP。

四、病情严重度评估

病情严重度评估是预测SAP临床过程、决定患者是否需要ICU加强医疗和估计预后的基础，可依据胰腺坏死范围和器官功能障碍的状况加以评估。

（一）全身状况的评估

适于大多数重症疾病严重度评估的急性生理和慢性健康评分Ⅱ（APACHEⅡ）有着更好的价值，并可用于病情动态监测。由于APACHEⅡ评价系统仅纳入了部分反映器官功能的指标，在评估合并MODS患者时存在严重缺陷，为此需引入MODS的评估系统。在众多的MODS诊断标准中，加拿大的Marshall评分和欧洲危重病医学会的SOFA评分，能采用连续变量来判断病情的严重度，较适用于SAP的严重度评估，但对其实际应用价值还缺少大宗病例的应用研究来加以验证。因此，在现有的临床诊疗指南中均未将MODS评分系统纳入严重度评估标准。

对胰腺坏死的评估在CT问世以前是一件非常困难的事，McMahon曾根据腹腔积液的量和颜色间接估计胰腺病变的严重度，但显然太不够准确；Beger曾在术中直接称重胰腺坏死组织，虽能精确地表述胰腺坏死的程度并进一步反映SAP的严重度，但仅能用于手术患者。直至动态的增强CT广泛使用才有了评价胰腺坏死的简便而实用的方法，而且迄今为止能反映胰腺坏死状况的检查仍莫过于增强CT。

自1982年以来，根据CT特征设计的严重度分级诊断法有多种，其中Balthazar CT分级被认为能较好反映胰腺病变状况。并有研究显示其具有较好的预测价值，其中Balthazar A级和B级强烈提示无并发症；Balthazar D级和E级几乎必然产生并发症，并死亡风险明显增加；Balthazar C级则需结合Ranson标准，若Ranson评分低于3分，则临床经过和预后良好，而Ranson评分大于3分，产生并发症和（或）死亡的风险增加较明显。Balthazar CT评级和改良的CT严重指数评分（MCTSI）分别见表5-1和表5-2。

表5-1 急性胰腺炎Balthazar CT分级

A级	胰腺正常
B级	胰腺局限性或弥散性肿大（包括轮廓不规则、密度不均、胰管扩张、局限性积液）
C级	除B级病变外，还有胰周脂肪结缔组织的炎性改变
D级	除胰腺病变外，胰腺有单发性积液区
E级	胰周有2个或多个积液积气区

表5-2 急性胰腺炎修正后的CT严重指数（MCTSI）评分

特征	评分（分）
胰腺炎症反应	
正常胰腺	0
胰腺和（或）胰周炎性改变	2
单发或多个积液区或胰周脂肪坏死胰腺坏死	4
无胰腺坏死	0
坏死范围≤30%	2
坏死范围>30%	4
胰外并发症，包括胸腔积液、腹腔积液、血管或胃肠道受累等	2

（三）生化标志物

虽然上述的多因素评分和放射学严重度分级系统具有一定临床应用价值，但前者过于繁复，后者花费较高。为简化评分和降低费用，发展生化标志物检测会有广阔的前景。可用于SAP早期严重度分层的生化标志物应能准确反映胰腺坏死和（或）器官衰竭的程度，在病程后期应能准确反映胰腺感染的状况。

一个理想的生化标志物需有简单的检测方法，方便在常规和急诊条件下应用，并且价格低廉。现已普遍开展的血尿淀粉酶和血钙，虽然检测方便、价格适宜，但均不能准确反映疾病严重程度或缺乏敏感性。正在发掘的生化标志物包括：胰蛋白酶原、胰蛋白酶原活化肽（TAP）、羧肽酶原激活肽（CAPAP）、中性粒细胞弹力蛋白酶，白介素6（IL-6）和白介素8（IL-8），血清淀粉样蛋白A（SAA）、前降钙素（PCT）和C-反应蛋白（CRP）等，其中IL-6、IL-8、CRP、PCT和SAA已有全自动的检测方法可供临床应用。但是，这5种临床可用的标志物检测尚不能全面反映疾病严重度，故十分需要确定能全面反映胰腺坏死、坏死感染和器官功能的整套生化标志物参数，以供临床应用。

五、监测与治疗

（一）ICU的作用

首先，必须指出重症急性胰腺炎均有收入ICU的指征。器官功能障碍是导致SAP不良后果的最重要决定因素，通过ICU的加强医疗对患者改善预后会有重要影响。研究提示，在配有重症医学专职医护人员的封闭式管理的ICU中，SAP的住院时间和病死率均明显降低。尽管增强CT对胰腺坏死具有特殊的诊断意义，但增强CT在症状开始后48～71h才有可能准确反映坏死区；上述的多种评分系统和生物标志物对确定器官功能障碍的风险会有一定帮助；在病程早期，借助体格检查、尿量监测，以及指脉氧或动脉血气分析等，反复评估血管内容量状态对分拣需要转ICU的患者也具有实际应用价值。

（二）监测

1.系统及器官功能监测

（1）血管内容量不足：血管内容量不足严重影响生命体征和器官功能，是SAP早期最突出的病理生理变化，因此液体复苏是SAP早期处理的重要基石。许多患者的器官功能障碍发生在不适当的液体复苏之后，为保证能适当的液体复苏，重点监测血管内容量状态至关重要。血流动力学监测无疑可作为容量判断的重要依据，但血流动力学监测不能替代频繁的体格检查、尿量、酸碱状态和生命体征的临床观察和综合分析

（2）毛细血管渗漏综合征：毛细血管渗漏综合征（CLS）是SAP合并SIRS/MODS进程中的重要阶段。在大量的液体复苏过程中，迅速出现低蛋白血症、进行性全身水肿和低容量性低血压等表现，是CLS的典型表现。CLS相关的临床表现还可出现体液潴留、体重增加、血液浓缩和间质水肿。受CLS影响最显著的器官为肺、脑和肠道，常可发生间质性肺水肿、间质性脑水肿、肠功能障碍和腹腔

间隔室综合征。CLS也可发生在全身感染期和残余感染期，此乃Sepsis/MODS进程中的重要阶段。

（3）间质性肺水肿：间质性肺水肿常见的临床表现为突然出现喘息性呼吸困难和低氧血症；两肺散在高调的干性啰音和（或）哮鸣音（为间质水肿液压迫小支气管使其管腔变窄所致）；胸部X线显示为肺纹理增多变粗，边缘模糊不清、支气管抽口征（即支气管轴位投影可见到的管壁环厚度增宽，边缘模糊）、肺野透光度低而模糊，肺小叶间隔增宽，形成Kerley B线。当患者出现呼吸困难和低氧血症时需要排除喘息性支气管炎急性发作、心源性肺水肿和容量过负荷。

（4）腹内压增高和腹腔间隔室综合征：SAP腹腔内高压的形成与其腹腔内及后腹膜大量渗出、腹腔内器官的间隙水肿、肠麻痹、胰腺坏死或伴感染，以及合并腹腔内大出血有关。接受大容量复苏（晶体＞10L、红细胞＞10U）的患者更易发生，填塞止血、手术结束时勉强关腹也是引起腹腔内增高原因。当腹内压持续升高达10～20mmHg时，对腹内外器官功能就可产生程度不等的影响，当腹内压持续高于18mmHg时，则可导致心血管、肺、肾、脑等器官功能障碍，即腹腔间隔室综合征（ACS）。ACS系SAP的一种致命性并发症。从器官功能障碍的角度看，ACS是一类特殊的MODS，只要及时解除腹腔内高压，受损的器官功能可恢复正常。所以，对APACHE Ⅱ积分较高，尤其是具有上述易患因素的患者应当监测腹内压，并频繁评估器官功能。腹内压持续保持在20mmHg以上，同时伴有少尿和（或）气道峰压增高者，应诊断为ACS。

为准确掌握和评价SAP腹内高压，需按病变特征选择适当的腹内压测量方法，并根据其病理生理意义对腹腔内高压的程度进行分级。

选择适当的腹内压测量法：SAP合并的ACS可由胃肠道严重扩张和腹腔内大量渗出等腹腔内病变为主引起，或由腹膜后坏死或积聚等病变为主引起。前者以大腹腔内压增高为主，呼吸功能障碍出现得较早；后者以后腹膜内压增高为主，肾功能障碍出现得早。临床常用的膀胱内压测定法能较好地反映腹腔内压，但难以准确反映后腹膜腔内压。当后腹膜病变为主的患者因ACS出现少尿时，膀胱内压仍可正常。为此，对后腹膜病变为主的患者应选择下腔静脉测压法，有利于及时判定后腹膜腔内高压，以便能有效防治肾功能障碍。

腹部CT对区分不同类型的ACS具有较好的临床应用价值。后腹膜病变为主的患者，在腹部CT上腹膜后前后径/腹腔前后径小于0.8，并可见后腹膜张力性浸润，有时还可见明显的肾静脉和（或）下腔静脉受压；在腹腔病变为主的腹部CT上，腹膜后前后径/腹腔前后径小于0.5，并且可见严重的肠壁增厚伴肠腔扩张和（或）腹腔内大量渗液，而后腹膜渗出较少。

2.局部并发症的监测

（1）胰腺坏死：胰腺坏死系指胰腺实质的弥散性或局灶性坏死，伴有胰周脂肪坏死。胰腺坏死根据感染与否又分为感染性胰腺坏死和无菌性胰腺坏死。MRI、CTA和动态的增强CT都是诊断胰腺坏死的有效方法，由于后者安全易行、费用相对较低，是目前诊断胰腺坏死的最佳方法。在动态的增强CT检查中，注射造影剂后的正常胰腺组织的密度为50～150Hu，增强的密度不超过50Hu的区域可诊断为胰腺坏死。

为评价局部病变的发展状况，应定期进行动态的增强CT检查。对胰腺坏死范围是否扩大应以起病48～72h后的增强CT为基准进行对比，因为胰腺坏死的形成最早是在起病48h。

感染性胰腺坏死是全身感染期监测的重点。增强CT上能提示胰腺感染的唯一征象是气泡征，坏死组织中的气泡一般呈不规则形，带毛刺状边缘。但存在胰腺感染可不出现气泡征，故对胰腺坏死感染的监测常需在临床诊断或拟诊的基础上行细针穿刺，作抽吸物革兰染色检查和培养予以确诊。

（2）急性胰腺假性囊肿：急性胰腺假性囊肿（APPC）是被纤维组织或肉芽囊壁包裹的胰液积聚，多在起病3周后形成。假性囊肿可位于胰腺内，但多数位于小网膜囊或腹膜后的肾周、肾前及肾后间隙内。CT表现为水样密度，边界清晰，壁薄而均匀的囊性肿块，增强后囊壁可轻度强化，囊内液体不被强化。APCC可为单房或可为多房窝状。发现APCC后4～6周内要注意监测，注意其大小变化和确定有无感染征象。应用B超来监测其变化既经济又方便。

（3）胰腺脓肿：胰腺脓肿即发生于急性胰腺炎胰腺周围的包裹性积脓，多数情况下发生在发病4周及以后，为局灶性坏死液化继发感染的结果，其内可含少量或不含胰腺坏死组织。CT表现为密度均匀的液性病灶，其内出现边缘光整的圆形气泡影可明确诊断为胰腺脓肿。

（三）治疗

迄今为止，SAP的治疗仍没有特效药物，需应用多学科的诊疗技术，采取综合性的加强治疗措施。张圣道等提出的临床分期为病程各阶段的加强医疗提供了依据，在急性反应期加强医疗应围绕着纠正低容量性和全身炎症反应综合征及其后续症状展开；全身感染期的加强医疗应围绕防治胰腺感染和严重脓毒症展开；残余感染期的治疗重点为后腹膜残腔处理和营养代谢支持。

1.急性期的治疗

（1）初始治疗：在SAP早期，由于血管内液体大量漏出，体液潴留于炎症的后腹膜腔、肺实质和其他软组织中，加上呕吐和禁食等因素，使得循环血容量显著降低。不断增加的证据提示液体复苏不充分可伴有显著增高的并发症发生率和病死率，所以，SAP的初始治疗仅给予急性胰腺炎的基础治疗（如禁食、胃肠减压、减少消化液分泌的药物和抑制蛋白酶活性等）是不够的，初始治疗应以充分的液体复苏为基石，积极地防治多器官功能障碍。

积极地液体复苏应能迅速恢复血流动力学参数，消除氧债，使HR小于90次/分、MAP大于65mmHg、UO大于50mL/h，SvO_2大于65%，并使动脉血乳酸恢复至正常范围。所以一丝不苟地做好液体复苏，需借助中心静脉导管或Swan-Ganz导管跟踪充盈压，借助导尿管监测尿量，并反复监测动脉血气、血乳酸等频繁地评估容量状况。这是液体复苏的目标之一。液体复苏的目标之二是要迅速解除血液浓缩。血液浓缩反映血容量丢失的状况，且严重影响预后，临床上有十分敏感而可靠的指标，即红细胞比容（Hct）。文献报道，Hct大于等于47%或入院24h内Hct不能下降是胰腺组织发生坏死的独立高危因素，Hct在入院24h内明显降低可显著改善预后。所以，SAP早期液体复苏还应将Hct下降作为的重要治疗目标。

初始液体复苏所需的输液量可按下述规律估算：①大多SAP患者第1天需要静脉输液3000～8000mL（为禁食的健康成人日需要量的2～4倍），其中第1个6h应补充需要量的1/3～1/2；②对到达医院时已经休克的患者，需补充3600～9600mL/24h（60～160mL/kg），其中第1个6h应补1200～4800mL；③如已行CT检查，输液量也可根据胰周渗出状况作估算，炎性渗出达肾前间隙者，第1天约需输液4000mL、达结肠系膜根部约需6000mL、达腹膜后间隙者约需8000mL。静脉输液的目的是补充细胞外液，故以补充晶体溶液为主。

液体复苏至关重要，但值得注意，SAP早期的血流动力学改变并非单纯低血容量所致。Beger等发现，SAP早期心率和心排指数升高，同时总外周阻力下降，与感染性休克有相似的血流动力学表现；伴随血流动力学障碍的还有动静脉氧压差、肺内分流增加和显著的低氧血症。上述变化特点提示，除低血容量外导致血流动力学障碍外，还有血管活性物质和细胞因子释放等多种炎性因素参与。因此SAP早期就可能存在内皮损伤和毛细血管渗漏。如持久的低血容量和组织灌注不足未被纠正，可有代谢性酸中毒和严重毛细血管渗漏发生，此时大量快速地静脉输液可并发间质性肺水肿、间质性脑水肿和（或）急性腹腔间隔室综合征。同时，在复苏过程中需要准备好气管内插管和机械辅助通气、需要监测腹腔内压，或需要CRRT配合，用以体液分布的调整。

（2）针对炎症反应的早期处理：SAP患者从症状开始到器官衰竭多有一个发展过程，理论上存在治疗窗。阻断SIRS进程，预防器官损伤的体外研究和动物实验持续至今已10余年，其中涉及细胞因子和炎症递质的有TNF-α、IL-6、IL-8，白细胞趋化因子/生长相关癌基因α诱导的细胞因子、巨噬细胞趋化因子蛋白1、血小板活化因子（PAF）、IL-10、CD40L、C5a、细胞内黏附分子1、P物质和caspase-1等的研究，但有关人体试验极其有限。进入人体试验，并显示可能有效的来昔帕泛（lexipafant）是唯一的PAF拮抗剂，在两项相对小的临床试验中初步显示其降低器官功能障碍的发生率，但不足以评价病死率。一项286例SAP随机对照临床试验的结果表明，在症状开始后72h内接受lexipafanl，器官衰竭指数降低，并病死率有降低趋向；在48h内接受治疗者显现最大好处。这一结果尚需进一步的临床研究加以验证。

总之，企图通过拮抗某一"关键递质"阻断SIRS的研究未取得重大进展，故目前没有药物可供临床应用。但是，人们普遍寄希望于阻断过度炎症反应的治疗思路，于是引入了已广泛用于临床的为减轻炎症反应的治疗措施，包括如下几个方面。

①腹腔灌洗：腹腔灌洗治疗从20世纪60年代一直沿用至今，该治疗措施通过稀释和清除腹腔渗液，实实在在地清除腹腔渗液所含的大量酶性和炎性物质，能有效减少炎症递质吸收，从而减轻炎症反应。但大系列多中心前瞻性随机对照研究提示短程腹腔灌洗并不能改变胰腺炎的并发症率和病死率，故需延长腹腔灌洗的治疗时间。延长灌洗时间的效果已被Ranson的小样本研究证实。但延长灌洗可因引流管被网膜包绕或被纤维蛋白堵塞而难以维持。此外，长时间腹腔灌洗需谨防感染和其他局部并发症。

②血液滤过：血液滤过用于SAP的治疗始于20世纪90年代初，但对其评价始

终贬褒不一。由于仅有少量文献报道，而且应用指征和干预时机不一，采用的血滤器、治疗剂量和持续时间也不一致，对其完全相悖的结果难以分析。自1997年4月起上海瑞金医院开展了短时血滤的临床研究。该项研究规定，血滤治疗的时机为SAP早期（发病72h内），并以全身炎症反应的临床表现缓解为治疗目标，即在循环血容量维持适当的前提下，当患者的呼吸频率低于20次/分和心率低于90次/分时终止血滤治疗。结果显示在SAP早期应用短时血滤，可减轻胰腺坏死和部分阻断SIRS的发展，对脏器功能有明显的保护作用，从而降低病死率和缩短住院时间；血细胞因子测定显示，通过短时血滤，患者的促炎细胞因子下调，抗感染细胞因子上调。进一步的动物实验表明，短时血滤对SAP早期MODS的防治作用，与其重建促、抗感染细胞因子平衡有关。当前，在我国已普遍应用血液滤过治疗SAP，但有关干预时机、治疗剂量和疗效各有不同的经验，尚需进一步探索。

③皮质激素：皮质激素具有非特异性抗感染作用，并能降低毛细血管通透性。已知肾上腺皮质功能不全可促进腺细胞凋亡，而Muller和Marx的研究显示胰腺坏死过程中皮质激素水平降低，并伴随皮质类固醇结合球蛋白降低。据此，他们推断皮质激素不足不仅可促进腺细胞凋亡，还与胰腺坏死的病理生理有关，而SAP患者存在皮质功能相对不全。所以，SAP早期给予外源性皮质激素治疗是合理的，但能否降低并发症率和病死率需要进一步验证。

（3）早期营养支持的合理模式和时机：SAP和其他外科重症患者的代谢障碍有相似的特点，主要表现为高分解代谢，但SAP的代谢改变和营养不良出现得更早，迁延时间更长。这是由于SAP发病就有后腹膜大量富含蛋白质的液体丢失，同时又有极其严重而持久的高分解代谢，加上禁食引起的摄入不足的缘故。大量研究结果显示，严重的营养不良可显著影响疾病过程和预后，通过早期营养支持可得到有效改善，所以营养支持是SAP早期不可或缺的治疗措施。

最佳的营养途径应属肠内营养（EN），荟萃分析的结果表明，肠内营养在缩短患者住院时间、减少感染合并症和需要手术治疗等方面均优于肠外营养。但是直至20世纪初人们还惯用肠外营养（PN）作为SAP早期营养支持，认为PN不会刺激胰腺分泌，但PN伴有的明显高发的高血糖和感染合并症严重影响疾病预后。EN在其他重症患者的成功应用，推动了SAP早期应用EN的进程。虽然EN利于血糖控制，利于肠道结构和肠黏膜屏障完整性的维护，从而降低感染并发症率，但人们顾虑早期EM营养底物会对胰腺外分泌产生强烈的刺激作用，认为要减少胰腺分泌必须"让肠道休息"。终于有研究促使人们改变了上述错误的观念，这些研究表明营养底物对胰腺外分泌的刺激作用与营养底物摄取的部位有关，经胃或十二指肠摄取营养无疑会对胰腺外分泌产生强烈的刺激反应，而经空肠喂养对胰腺外分泌无明显刺激作用。据此，经空肠途径的EN理当作为SAP早期营养支持的首选方式。

早期空肠管饲的实施需按规范执行。

①需建立安全有效的管饲途径：一般认为放置鼻空肠管或空肠造口至屈氏韧带以远30~60cm处才可认为是安全的管饲途径。鼻空肠管的放置常需借助内镜、X线、经皮胃穿刺置管、腹腔镜或开腹手术置管。

②需有适宜的肠内营养制剂：一般认为早期EN给予低三酰甘油、氨基酸和短肽为主要氮源的预消化制剂较为适宜。

③需按"允许性低热卡"为原则：给予患者83.7~104.6kJ/（kg·d）[20~25kcaJ/（kg·d）]。

④需添加药理剂量谷氨酰胺：只因SAP早期伴随特别严重的SIRS，使循环中谷氨酰胺的浓度显著下降，甚至可降至正常值的55%，若不添加谷氨酰胺，肠黏膜屏障完整性则难以维持。

应该看到，SAP早期比其他重症患者实施肠内营养会有较多的困难，如合并胰性腹腔积液、胰漏和液体积聚等，但这些都不是EN的禁忌证。因严重肠麻痹或其他腹部并发症而无法耐受EN者可采用PN；单纯依赖EN达不到"允许性低热卡"要求时，可采用肠内-肠外组合营养（CEPN），期望能在短期内达到或接近"允许性低热卡"的目标，以避免"能量负债"对预后的不利影响。

单纯应用PN也应以"允许性低热卡"为原则。不含脂肪乳剂的PN不应超过2周，否则可能造成必须脂肪酸缺乏。

（4）早期适时的病因治疗：SAP早期有特殊治疗意义的病因有两种，即胆管内结石和高三酰甘油血症。

①胆源性SAP的病因治疗：胆石引起SAP的启动与Oddi括约肌阻塞，胰管内压增高有关，但大多数患者的阻塞是暂时的，当SAP发病时胆石往往已自动排出或浮动于胆管内并不阻塞胆管。因此，大部分患者可在病情缓解后，于本次住院期间择期处理。如胆管阻塞和胰管内高压持续存在则会促使胰腺病加重或伴发急

性化脓性胆管炎，需要及时取石并行胆道引流。

为此，治疗严重胆源性胰腺炎需及时明确有无胆道梗阻和胆管炎。超声检查在急性胰腺炎时胆石的检出率约为85%，而胆管结石的敏感性低于50%。内镜超声虽可提供明显增加的敏感性和特异性，胆总管结石的检出率可比得上ERCP，但许多医院尚未开展。超声联合实验室检查结果（24h内血清胆红素升高，ALT增高3倍及以上）可使敏感性提高到94.9%，特异性达100%。CT、MRCP、EUS也有一定帮助。

明确存在胆管梗阻证据的，应尽快解除胆管梗阻并引流；明确存在化脓性胆管炎证据者应急诊干预，首选ERCP＋鼻胆管引流或ERCP＋EST。

对怀疑或证明存在结石但无梗阻性黄疸者，早期ERCP的作用尚有争议。文献报道认为，相悖的结论可能与治疗对象的病情严重度有关。2项按病情严重度分层的随机研究显示ERCP的有益作用仅限于严重病例；而认为无有益作用的研究报道包含的严重病例的比例最少。所以，无梗阻性黄疸的胆源性胰腺炎早期ERCP还需谨慎。

②高脂血症的治疗：高脂血症性胰腺炎或SAP继发高脂血症均应尽快将血清三酰甘油降至安全范围（TG<5.65mmol/L）。可用血浆置换或血脂分离技术，也可采用CRRT，在治疗过程中多次更换血滤器，利用血滤器的吸附作用清除三酰甘油。

（5）早期镇痛及合理用药：SAP患者的腹痛往往非常严重而难以控制，因而加重应激反应。许多患者需要麻醉性镇痛药。在麻醉性镇痛药中，吗啡可引起Oddi括约肌收缩，而哌替啶可使括约肌松弛，因此胆源性胰腺炎患者的镇痛应选择哌替啶。

（6）早期手术的共识和原则：在SAP早期（发病14d内）一般不主张手术治疗，除非有特定指征，如SAP同时存在肠系膜梗死或坏疽性胆囊炎具有无可争议的手术指征。另有下述情况也需要早期手术治疗：诊断不确定需要剖腹探查、胆道梗阻和（或）急性化脓性胆管炎ERCP治疗失败、急性腹腔间隔室综合征非手术治疗无效。

①诊断性手术探查：一般认为，诊断性探查不大可能加重局部炎症过程，而可增加胰腺感染的发生率，但增加胰腺感染风险与致命性腹腔内病变的诊断和手术被贻误的风险相比，后者更加危险。所以，当怀疑急性弥散性腹膜炎而可用的

诊断试验无确定性结果时需要诊断性手术探查。

②胆道梗阻和（或）急性化脓性胆管炎：明确存在胆道梗阻和（或）急性化脓性胆管炎务必及时解除梗阻和引流胆管，首选ERCP（如前述）。若无条件进行内镜治疗应开腹手术，行胆总管切开取石T管引流和胆囊切除术，如有必要可加做小网膜胰腺区引流，不宜扩大手术范围。

③急性腹腔间隔室综合征：ACS是SAP早期可发生的致命性并发症，但及时有效减压患者生命可被挽救。Saggi等对1982年到1997年间文献报道的ACS进行的荟萃分析显示，93%的患者经腹腔减压可有效逆转器官功能障碍，病死率显著降低。在SAP早期发生的ACS中，仅有部分患者需要开腹减压。这些患者多为后腹膜广泛坏死，严重肠胀气或坏死侵袭血管合并大出血导致ACS，非手术治疗无效而持续存在中重度腹腔内高压者。对于大多数由毛细血管渗漏和大量复苏引起的ACS，经及时调整胶体溶液比例和CRRT负水平衡联合治疗可有效减压；即使后腹膜存在大量渗出，采用B超导引下后腹膜穿刺引流也常可成功并收到立竿见影的效果。由于开放腹腔必然带来胰腺感染，还可带来体液丢失、肠管损伤等局部并发症，后期导致腹壁切口疝等。从逆转器官功能障碍着眼，对于非手术治疗无效的ACS行腹腔开放减压需及时；为避免腹腔开放带来的诸多弊端，决定腹腔开放减压须严格掌握适应证。

除以上述应接受的早期手术指征外，有学者认为FAP也应早期手术。但两项FAP治疗效果的回顾显示，手术及非手术治疗的后果都不满意。鉴于目前对FAP治疗尚无满意效果的现状，对于早期并发脏器功能障碍的SAP不应进行无明确目的手术。如能发现可以祛除的病因、ACS或可去除的其他病情加重因素，应针对性地采取手术或非手术措施，但有因可寻的一般不是FAP。

2.演进期的治疗

胰腺感染是影响SAP病程轨迹和预后的关键因素，30%～70%的坏死性胰腺炎患者发生胰腺感染，发生胰腺感染的高峰期在起病第3周，但可有25%的胰腺感染发生在起病7d内。现在认为，起病第1周胰腺感染的发生机制为肠道细菌透壁易位，主要病原菌为肠道细菌。此后发生的胰腺感染还可源于胰外感染灶，常见的病原菌可以是多重耐药的葡萄球菌、肠球菌和革兰阴性杆菌，同时可有真菌定植/感染。这样的病原学特点，可能与早期常规使用针对肠道菌的抗生素以及无限期的抗生素预防性应用有关。

　　该期所需的全身治疗主要包括：对于全身感染期病情迅速恶化的患者，在等待细菌培养结果期间需要经验性抗生素治疗，宜选用覆盖多重耐药的葡萄球菌、肠球菌和革兰阴性杆菌抗生素，并需覆盖念珠菌。对符合严重脓毒症诊断的患者，应按照当前的脓毒症诊治指南进行治疗，包括液体复苏和改善组织灌注的治疗、对血管升压素依赖患者使用低剂量皮质激素的治疗等。

　　胰腺炎合并感染原则上都需要引流，因为包括抗生素治疗在内的单纯非手术治疗几乎不能改变MODS的发生率和致命性结果，而感染灶引流可挽救患者生命。以感染性胰腺坏死为例，手术治疗的存活率高达70%～90%。胰腺脓肿和急性胰腺假性囊肿伴感染同样需要引流，但不同类型感染灶应有各别适当的引流方式和干预时机。

　　（1）感染性胰腺坏死：多伴有不同程度的SIRS，对其中生命体征不稳定的或非手术治疗中仍在进行性恶化者，应紧急手术清创引流对于全身状况稳定、无明显毒血症表现者可延迟进行手术清创，文献报道有延迟手术条件者采用延迟手术可改善成活率、减少并发症和反复手术的需要。对非手术治疗中病灶有缩小趋势、SIRS可被控制者，虽然大多数患者最终还需要手术清创，但有少数患者单用抗生素治疗或抗生素联合经皮引流可成为决定性治疗。感染性胰腺坏死不适宜经皮穿刺引流，为减轻手术创伤，清创引流术应尽可能沿后腹膜径路进行，或可采用腹腔镜手术。要求一次手术彻底清除坏死组织的愿望是不现实的，多数患者可能需要重复手术，其间需要保持良好地持续灌洗引流。因此，术中在感染坏死灶所在的位置应放置三腔灌洗引流管。术后的加强医疗中需注意预防肠瘘、出血和附加感染等局部并发症。

　　（2）胰腺脓肿：和感染性胰腺坏死一样，总是需要某些形式的干预由于脓液中几乎不含颗粒物质，通常都可经皮穿刺引流或内镜引流，脓腔中需放置适当口径的引流管或灌洗引流管。由于内镜/穿刺术不能有效清除脓肿边缘的固态的感染碎片，30%～40%引流失败而脓毒症征象未能逆转，需要尽快手术引流，少数患者脓肿分隔成多腔，不适宜穿刺引流而需要手术。

　　（3）急性胰腺假性囊肿伴感染：原则上应作外引流手术或经皮穿刺置管引流，可根据假囊肿的部位和毗邻关系来选择。由于少数急性胰腺假性囊肿内可含少量坏死组织块，因而导致经皮穿刺法引流失败。由于CT对此无法鉴别，故需借助MRI检查在决定治疗方案前辨认清楚。

全身感染期中还可发生其他致命性并发症，有如腹腔内大出血和肠穿孔等，均需要及时识别并不失时机地进行处理。①腹腔内大出血可由严重炎症、广泛坏死或继发感染侵蚀大血管引起，部分患者伴有假性血管瘤形成，出血可进入胃肠道、后腹膜和腹膜腔腹腔内大出血需要立即手术止血。术中须清除感染性坏死组织，以避免再出血。少数患者可行放射学诊断和介入止血。②肠穿孔通常发生在左结肠和横结肠交界区，需在瘘口近端做失功能性造口，并切除明显不可逆的坏死肠段很少见的病例因血栓栓塞导致胃或小肠缺血性损伤伴出血，还有个别极端病例，炎症坏死组织侵蚀胰周血管，导致小肠梗死和穿孔，因而逼迫手术，并需要切除失活组织。

3.感染期的治疗

进入残余感染期的患者具有以下特点。

（1）一般都是几经清创引流，长期处于高代谢和高分解代谢状态的SAP，其能量消耗显著增高，在残腔敞开引流、感染得到控制后能量消耗可逐渐恢复正常。

（2）存在严重的营养不良。

（3）胰腺病变已经稳定，但可存在胰瘘，或与残腔相通。

因此，残余感染期的治疗重点是后腹膜残腔敞开引流和强化营养代谢支持。

后腹膜残余感染引流不畅是导致该阶段病理生理变化的根本原因，首先必须将后腹膜残腔敞开引流。为减轻手术创伤和避免损伤腹部器官，手术前须行增强CT和瘘管加压造影，全面了解后腹膜残腔的大小、位置，以及毗邻的解剖准确地显示残腔的形态、瘘管及其所有分支，以及残腔/瘘管与消化道瘘和（或）胰腺脓肿的关系非常重要，故造影时需拔除所有引流管，堵住皮肤瘘口，向瘘管内缓慢加压并匀速注入造影剂，在X线透视下观察造影剂充盈的动态改变，摄录能显示上述信息的残腔的正侧位片。依据影像诊断的定位选择不经腹膜腔的手术进路，尽可能开展腹膜腔外手术，彻底敞开后腹膜残腔，清除残腔中的感染性坏死组织以及残余的胰腺脓肿。手术中要按规范处理消化道瘘，放置良好的引流管。围术期需应用目标性抗生素治疗，直至全身感染症状被控制。

强化营养支持是残余感染期的另一重要治疗，如果没有有效的营养支持，残腔敞开引流后治疗仍可失败。所谓"强化营养支持"主要是为满足患者长期处于高代谢和高分解代谢状态，以及存在严重营养不良状态下对营养的需求，为促进残腔、瘘管和消化道漏的愈合。残余感染期的营养支持该怎么做，很少有人研究，迄今未见文献报道，也未见有关指南的推荐意见。上海瑞金医院的体会，处在该期患者由于胰腺炎的病变多已稳定，其代谢特点其实就与肠瘘合并第三类型腹膜炎雷同。无论是营养途径、热卡、营养底物配比、和免疫生态营养的应用等，都可参照肠瘘合并第三类型腹膜炎的原则和方案。一旦残腔敞开引流，全身感染症状消退后，需避免过度营养，可参考《2018欧洲重症营养指南》（ESPEN）的推荐给予营养支持。推荐意见认为在急性胰腺炎病情严重阶段过后，患者的营养需求为25～35kcal/（kg·d），蛋白质1.2～1.5g/（kg·d），碳水化合物和脂肪摄入分别为3～68/（kg·d）或2g/（kg·d）。

　　总之，在过去的20年中，SAP的诊治与重症医学的进展有着惊人同步关系。SAP治疗策略已从早期积极地开展"预防性手术"发展到现在的讲究干预时机的"处理并发症手术"；由早期的"扩大手术"发展到现在的"较少侵入性"的外科干预。在非手术治疗占据重要地位的今天，更加凸显出重症医学在SAP治疗中的作用。特别在SAP急性反应期中，初始液体复苏及复苏后的一系列治疗措施（包括针对SIRS的处理、早期营养支持治疗、早期适时的病因诊治疗、早期镇痛和早期手术的指征等）都有一定的时间性和目标要求，序贯地按时实现治疗目标对改善患者预后具有重要影响。SAP的全过程涉及重症医学研究的广泛内容，对SAP的研究也将为重症医学的研究者提供广阔舞台。

第二节　急性消化道出血

　　急性消化道出血是危及生命的常见临床急症之一，其中又以来源于Treitz韧带以上部位的上消化道出血（UGIB）更为常见，而来源于Treitz韧带以远部位的出血被称为下消化道出血（LGIB），其发病率远低于UGIB，但诊断和治疗也更为复杂。

　　消化道出血患者的处理原则是首先迅速对患者的血流动力学状态进行评估，并尽快启动必要的循环复苏，在保证血流动力学稳定的条件下再开始后续的诊治步骤，包括判定出血来源、选择适当的止血措施和预防再出血。

本节将着重阐述急性消化道出血的诊断和处理的流程及不同病因的主要治疗方法。

一、流行病学

在美国，急性上消化道大出血的发生率每年为40～150人次/10万人口，每年因急性UGIB住院的患者约为100人次/10万人口，其中男性患者是女性的两倍，患病率随年龄增加而呈上升趋势。尽管过去半个多世纪有关UGLB的药物、介入和内镜治疗有了很大发展，重症患者的监护治疗水平得到大大提高，但与UGIB相关的病死率仍保持在5%～14%。另一方面，临床很少见到由大量消化道出血直接导致死亡的病例，患者通常死于由于大量失血继发的心脑血管疾病或失血性休克继发的多脏器损伤，在这一过程中，患者的年龄和共患疾病对预后有重要的决定作用。由于其他疾病住院的患者如发生UGIB，其病死率是其他患者的4倍，而小于60岁且无恶性肿瘤或脏器衰竭患者发生UGIB的病死率仅为0.6%。近年，UGIB的发病年龄逐渐增大，患者伴随的其他脏器疾病也越来越多，这也许是UGIB的病死率一直居高不下的重要原因。

与UGIB相比，LGIB的发病率相对较低，约占所有消化道出血的24%。美国急性下消化道大出血的发生率每年为20～27人次/10万人口，住院率每年为22人次/10万人口，病死率约为4%～10%。由于下消化道占据了胃肠道的大部分，结肠内有较多粪便残留，而小肠的检查相对困难，与UGIB相比，LGTB的诊断需时较长，需应用多种诊断方法。

二、急性消化道出血病因

在我国，按照发病率高低，常见引起急性UGIB的病因依次为：消化性溃疡、食管静脉曲张破裂、应激性胃黏膜病变（如糜烂性出血性胃炎）和胃肿瘤，其中，消化性溃疡大约占所有急性UGIB的50%。

不同年龄患者群中LGIB的病因有很大差别（表8-7），LGIB在老年和男性患者中相对多见，80岁以上老人发病率为20～30岁年轻人的200倍。有学者前瞻性收集并总结了2006年北京协和医院急诊消化道出血病历，其年龄分布高峰在60～69岁且男性为多，与国外相比北京协和医院的消化道出血食管、胃和十二指肠出血占79%，结肠出血为15%，小肠出血和胆道出血率分别为5%和1%；LGIB中小肠出血的发生率相对较低，但诊断更为困难，隐源性消化道出血患者中的多数出血来源于小肠。常见的小肠出血原因为血管病变（占大多数）、肿瘤，其他原因包括克罗恩病、位于小肠的异位静脉曲张、憩室（麦克尔憩室是儿童和少年LGIB的最常见病因）和药物引起的局部溃疡（如非甾类消炎药）。结肠出血在急性LGIB更为多见，其常见病因在国内外有所不同，国内以恶性肿瘤、结肠息肉、炎症性肠病多见，其次为痔、肛裂、血管畸形、缺血性肠炎、血管栓塞、憩室、肠套叠、肠白塞综合征、肠道寄生虫、肠气囊肿和某些全身出血性疾病的肠道表现等；国外则以结肠憩室和血管畸形最为多见，其次为痔和恶性肿瘤。

三、主要临床表现

消化道出血的临床表现通常有以下几种。

1.呕血

指呕吐物中有血性成分，颜色可为鲜红色或咖啡色。

2.黑粪

血液中的血红蛋白在肠道内被细菌降解为正铁血红素和其他血红蛋白后形成的黑色柏油样大便。

3.血便

指由肛门排出的鲜红色或暗红色大便，血液可与大便混合，或血液包裹在成形大便外周，或排出不含大便的血性液体。

4.粪便隐血阳性

粪便性状正常但通过特定的实验室检查证实其中含有血液成分，常常为消化道慢性少量出血的特点。

5.血容量不足

在慢性消化道出血或部分急性出血患者早期，血液还未排出体外时，患者主要表现为血容量不足引起的全身症状，包括乏力、头晕、昏厥、气短、心悸、心绞痛乃至休克表现。

急性UGIB常以呕血和黑粪为主要表现，然而粪便颜色是由出血速度、出血量和血液在肠道内停留时间共同决定的，UGIB患者出血量过大或出血速度快有时也可出现鲜血便，而急性LGIB的患者在出血量不大或血液在肠道内停留时间较长的情况下，也可以黑粪为首发症状。出现血容量不足的临床症状通常提示失血量较多或失血速度过快。

四、主要诊断方法

（一）病史和体格检查

虽然仅根据病史和体检结果判定出血部位和病因的准确性并不高，但一旦患者血流动力学恢复稳定，还是应该尽快进行完整的病史询问和体格检查。包括有无慢性腹痛、出血诱因（饮酒、服药、粗糙食物摄入、剧烈呕吐等）、排便习惯及其性状变化、体重改变、既往出血史、基础病史（肝炎、溃疡病、出凝血障碍、肿瘤等）、手术史、药物服用史（尤其阿司匹林、激素、抗凝血药及非甾类消炎药）、饮酒史、家族史等在内的病史采集对明确病因还是有较大帮助。

体格检查中对诊断最有帮助的莫过于皮肤、黏膜的变化，如肝硬化的皮肤改变（肝病面容、蜘蛛痣、肝掌和腹壁静脉曲张）、肿瘤伴发的皮肤表现（胃腺癌的黑棘皮病、类癌综合征、黑素瘤、Peutz-Jeghers综合征）、自身免疫病的皮肤表现（神经纤维瘤病的咖啡色斑点、系统性硬化性皮肤变薄、钙化和毛细血管扩张、皮肌炎的向阳疹和Gottron结节、过敏性紫癜和荨麻疹、弹性假黄瘤的丘疹和斑块等）以及血管性疾病的皮肤改变（毛细血管扩张、血管瘤和橡皮样蓝痣等）。其他可能有意义的阳性体征包括淋巴结肿大和腹部包块（肿瘤）、腹部压痛（消化性溃疡、胰腺炎、溃疡性结肠炎）、肝脏表面结节感和脾大以及痔（肝硬化、门静脉高压症等）。直肠指检对炎症性肠病、痔、肛周疾病和直肠肿瘤的诊断都有一定价值。

（二）内镜检查

随着内镜本身和附件设备的不断更新，内镜诊断和治疗技术有了很大发展。目前，内镜检查已成为诊断出血来源最为有力的手段，检查同时可对出血病灶进行相应的内镜下治疗，内镜提供的资料还能协助评估患者预后，这一点对消化性溃疡尤其重要。根据内镜下溃疡的表现，出血性溃疡内镜表现可以分为活动性出血（可为喷血或渗血）、基底部有血管显露、底部附着凝血块、底部有平坦的出血点（可为红色、黑色、紫色或褐色）、基底部干净伴有或无近期出血性血痂（SRH），如基底部干净且无SHR的溃疡，再出血的机会小于5%，实际病死率为零，一般不需行积极的内镜下止血治疗。

对急性消化道出血患者，内镜检查的时机非常重要。一方面，内镜检查必须在患者生命体征平稳、血流动力学稳定的条件下进行，同时需配备急救设备及人员；另一方面，内镜检查拖延时间过久，可能会降低诊断的准确率。

对UGIB，应尽可能在出血后48h内行胃镜检查。48h后消化性溃疡出血患者内镜下发现SHR的可能性将由75%降至50%以下，胃炎和Mallory-Weiss综合征导致的出血的诊断率也有下降。急性UGIB的胃镜检查应从上段食管开始逐渐深入寻找出血病灶，如胃内存血过多，常规检查体位下（左侧卧位）大弯侧可能会被血淹没而影响观察，可先观察小弯侧，然后让患者改变体位暴露大弯侧，再继续观察。另一选择是在胃镜检查前给患者插入鼻胃管，用冰盐水反复洗胃，等出血停止、胃管抽吸液体颜色变清亮后再行胃镜检查，但反复的抽吸也可能损伤胃黏膜，造成胃炎出血的假象。

大部分LGIB患者经支持治疗后便血都可自行停止，传统观点认为LGIB患者应在出血基本停止后再行结肠镜检查。然而，随着急诊结肠镜开展越来越多，现在认为清洁肠道后的急诊结肠镜检查诊断急性LGIB的阳性率能够达到72%～86%，显著高于血管造影等放射学检查方法，并发症也比血管造影更低（仅为0.1%～0.3%），而且对其中很多患者可以同时进行内镜下止血治疗，需要注意的是出血量过大患者肠腔内的血迹会影响内镜的观察。清洁的肠道是提高结肠镜检查诊断准确率的前提，消化道出血患者的肠道准备应该在血流动力学稳定以后开始。目前，认为口服灌肠液经口灌肠（常用的是聚乙二醇电解质溶液）是肠道准备的最佳方法，可以让患者口服或通过鼻胃管灌注，在3～5h内用5～8L灌肠液充分清洁肠道，同时定期静脉给予甲氧氯普胺等胃肠促力药能够加快胃排空。研究证实，口服灌肠液一般不会影响附壁血栓的形成或诱发出血，但对于严重LGIB患者，还是建议收入ICU，在严格的监护下进行肠道清洁，同时静脉补充血容量。鲜血便患者在结肠镜检查之前应该先进行肛镜检查，以除外痔出血。出血量不大的LGIB患者也可以在出血停止以后择期进行结肠镜检查。

如果胃镜和结肠镜都未能发现出血病灶，考虑出血来源于小肠，则可以进行小肠出血的相关特殊检查，包括双气囊小肠镜和胶囊内镜检查。目前，研究报道双气囊小肠镜对小肠出血的诊断率能够达到70%以上，在发现出血病灶的同时还可以取活检。胶囊内镜对隐源性消化道出血的诊断率高达92%，诊断小肠病变方面优于CT和小肠造影，最近有研究报道其诊断小肠病变的敏感性和特异性甚至超过小肠镜。

急性消化道出血患者，如果各种定位方法都未能明确出血部位，药物治疗又不能有效止血，可以进行急诊手术结合术中内镜检查以判定出血部位及原因，并进行针对性手术治疗。术中内镜可以使用胃镜或者结肠镜，经口或者经手术的肠切口插入，由手术者用手控制内镜插入深度，内镜医师调节镜头方向、操控送气送水和吸引按钮，并进行观察。然而，术中内镜检查出现肠黏膜溃疡、穿孔和迟发性小肠出血等并发症的概率较高，患者术后肠梗阻的发生率也有所增加。对于消化道出血患者，还是应尽可能利用各种诊断方法在术前明确出血部位。

（三）消化道造影

由于急诊内镜检查的普及，目前，不提倡在消化道出血活动期进行消化道造影检查，这是由以下原因决定的：

（1）内镜检查可以发现几乎所有消化道造影能够提供的信息；

（2）内镜检查可以观察到黏膜病变、溃疡基底部状况并发现血管畸形，优于消化道造影；

（3）对于怀疑恶性病变患者，内镜检查同时能够取标本进行活检；

（4）老年LGIB患者即便消化道造影发现憩室存在，并不能据此断定出血源于憩室，还需要进一步内镜或血管造影检查证实；

（5）消化道造影会导致钡剂在胃肠道残留，影响后面可能需要进行的内镜或血管造影检查。

（四）血管造影

选择性插管血管造影操作迅速、定位准确，对消化道大出血有一定的诊断价值，部分患者还可能通过介入治疗止血，因而有一定治疗意义。根据出血血管不同，消化道出血可以分为动脉性出血、毛细血管性出血和静脉性出血。动脉性出血可以通过腹腔动脉、肠系膜上动脉和肠系膜下动脉分别插管造影发现出血部位，表现为增粗的供血动脉分支有造影剂外溢并滞留于消化道内；毛细血管性出血表现为动脉造影的实质期胃肠道黏膜染色加深并且消散延迟；静脉性出血相对较难发现。需要注意的是，动物研究证实血管造影只能发现出血速度在0.5mL/min以上的活动性出血，因而血管造影之前应尽可能补充血容量，并停止垂体后叶素和生长抑素类的使用，以提高检查的阳性率。

对于UGIB，尽管胃镜检查能够直接观察食管、胃和部分十二指肠，发现并处理绝大部分病变，当出血迅猛、患者血流动力学状态不允许进行胃镜检查或者视野暴露不满意时，血管造影将是另一种选择，可以协助定位出血，并能够向血管内泵入血管紧张素或进行出血血管栓塞治疗，达到止血目的，为进一步处理赢得宝贵的时间。不同研究报道的血管造影检查的诊断阳性率不同，基本为40%~78%。

相对而言，血管造影在LGIB定位中的应用更加广泛。一方面，血管造影可以准确定位出血部位；另一方面，血管造影还能发现有异常血管结构的病变，如血管畸形和肿瘤。血管造影发现的最常见LGIB病因为憩室和血管畸形，其他可能诊断的疾病包括肿瘤和血管肠瘘等。

血管造影是一种相对安全的检查方法，经股动脉插管血管造影的并发症总发生率约为1.73%，主要并发症包括穿刺点血肿、血管损伤、栓塞和造影剂反应。

（五）核素显像

静脉注射^{99m}Tc标记的红细胞，然后进行核素扫描显像（^{99m}Tc-RBC显像）简便、无创，是目前最常用于定位消化道出血来源的方法，在LGIB诊断方面应用更多。与内镜和血管造影相比，其敏感性更高，但对检查的设备、技术和结果分析的要求也更为严格。

^{99m}Tc-RBC显像能够发现出血速度在0.1~0.2mL/min以上的活动性消化道出血，其诊断的阳性预测值约为60%，出血速度过慢者可能会出现假阴性结果。另外，少量间歇出血患者，当肠道内累积到一定放射性强度时，肠内容物已经随肠道蠕动移向出血部位远端，也会使得定位失准，但这一点可以通过缩短照相间隔时间进行弥补。血管造影和核素显像联合应用，可以将消化道出血诊断的阳性率提高到61%~72%。

另外，胃黏膜的柱状上皮有摄取并浓聚放射性核素^{99m}Tc标记的高锝酸盐（^{99m}TcO$_4$）的功能，通过静脉注射^{99m}TcO$_4$后显像并摄片，如果发现位于回肠的异常放射性浓聚区，可以诊断麦克尔憩室，对于年轻的LGIB患者，如果怀疑为麦克尔憩室出血，早期用$^{99m}TcO_4$显像可以帮助确诊。

五、诊治流程

随着内镜设备和技术的发展，内镜检查不但可以明确消化道出血的部位及其原因，而且能够通过内镜下治疗控制多数活动性出血。另一方面，内镜检查结果对于评估患者预后，决定下一步治疗也有重要意义。因而，对于急性消化道出血患者，在初步评估并恢复血流动力学稳定后，应该尽快进行内镜检查，持续出血不止、住院期间再出血或伴有肝硬化患者更应如此。只有出血过于迅猛，血流动力学不稳定或内镜检查观察效果不佳时才考虑血管造影等其他检查。

六、紧急处理

对疑诊消化道出血的患者，应尽快完成简明扼要的病史采取和重要的体格检查，尽可能判断患者是急性还是慢性出血。如为急性出血，失血的严重程度如何？血流动力学是否稳定？

观察粪便的性状和胃管引流物的颜色有助于判定有无消化道出血和大致出血部位，但更重要的是通过监测患者的生命体征、观察皮肤和黏膜的颜色以迅速了解患者的血流动力学状态，并尽早取得血样进行实验室检查（包括全血细胞计数、常规生化功能检查和凝血功能检查，同时检查血型并进行交叉配血），正确判断出血的严重程度，同时尽快建立静脉通路、补充血容量（必要时输血），以恢复血流动力学稳定。

务必尽早对急性消化道出血患者进行初始临床评估和处理，其目的是判断失血的严重程度，尽快开始循环复苏。

（一）临床评估

判断失血程度的临床指标包括以下几个方面。

1.出血症状

根据症状可以大致估计失血量，上消化道快速出血大于300mL的患者可出现呕血，出血量大于50～100mL可出现黑粪，而短时间内UGIB大于1000mL的患者也会出现血便，同时常会伴随血容量不足的临床表现。

2.血压和心率的变化

在出血早期，患者的生命体征是判定血流动力学状态和评估失血程度的最佳指标，比临床症状和红细胞比容检查能够更早、更为准确。失血的速度和程度决定了血压和心率的变化，后者同时也会受到心血管代偿能力的影响。出血初期，最早出现的体征可能是直立性低血压，当患者由卧位转为直立位后收缩压下降15～20mmHg，或心率增加大于20次/分，提示失血量超过血容量的20%。随着失血量增加，心率进一步加快，血管收缩以代偿性维持卧位血压稳定，但持续的失血最终将出现卧位低血压，此时患者的血管塌陷，最终出现苍白、出汗和昏厥等休克表现。需注意的是，血压和心率的变化可受年龄、服用药物（如β受体阻滞剂）、血管弹性和自主神经功能的影响，同等失血量的老年、服用β受体阻滞剂或糖尿病患者较健康年轻人更易出现血压和心率的变化。

3.红细胞比容

由于患者等比例丢失血浆和红细胞，因而急性消化道出血早期不会出现明显的红细胞比容变化。为补充丢失的血容量，血管外的液体逐渐代偿性进入血液循环，红细胞比容随之下降，这一过程在出血停止后还将持续，一般需24～72h才能完全补足失去的血容量，红细胞比容会达到最低点。如出血持续存在，红细胞比容还将进一步下降。由于红细胞比容的变化滞后于出血状态，因而不能完全依赖其判定出血的程度，需结合患者的临床症状、体征，尤其是生命体征全面考虑。另外，失血前患者血容量的异常和治疗过程中液体和血制品的补充也将影响红细胞比容的数值，因而，面对急性消化道出血的患者，如其出现与失血量不一致的红细胞比容变化，不能简单将其归于消化道失血这个单一原因，要注意缺铁性贫血、营养性贫血、溶血和消化道大失血等其他因素的存在。

（二）循环复苏

一般而言，80%以上的急性消化道出血患者经积极的支持治疗后出血都能自行停止，因而急性消化道出血治疗成功的关键在于保证重要脏器的血流灌注和氧供需求。

对血流动力学不稳定的患者，其循环复苏步骤应从接诊即开始，包括建立至少两条大静脉的通路（必要进行深静脉插管）、快速补充生理盐水和林格液体（在患者心肺功能允许的条件下）、对氧合不佳的患者保证氧气供给（鼻导管吸氧或面罩给氧）。同时密切监测生命体征和尿量，尤其是卧、立位血压的变化，但对有休克症状的患者应避免变换体位测量血压。既往心肺功能不全的患者可通过监测中央静脉压或肺毛细血管楔压，以避免过度、过快补液或补液不足。由于血压降低的原因主要是外周血容量不足，出血早期不需使用血管活性药维持血压，但对补充血容量后治疗反应不好的休克患者，可选择性地使用血管收缩药。血流动力学不稳定或合并其他脏器功能不全的患者要收入重症监护病房（ICU）进行严密监护。

补充血容量可选择的液体有：晶体溶液（生理盐水和林格液）、胶体溶液（羟乙基淀粉等）和血液制品。循环复苏时一般先采用晶体液，如低血压改善不满意或患者存在低蛋白血症可补充胶体溶液，患者可能存在出血倾向或重要脏器氧供不足时则应考虑输注血液制品。由于全血制品的输入会增加液体超负荷和免疫反应的发生率，目前，更倾向于成分输血。一般每输注一个单位的浓缩红细胞可使血红蛋白平均提高10g/L，对无活动性出血的年轻患者，维持血红蛋白在70～80g/L就能保证重要脏器的血供和氧供需求，而老年、有明确心脑血管疾病或再出血危险性很大的患者，则需将血红蛋白提高至10g/L以上。凝血功能障碍患者需补充血浆或凝血因子，维持凝血酶原时间在接近正常范围内。明显血小板减少（$<60 \times 10^9$/L）由于药物会影响血小板的功能，即便血小板计数正常，如存在活动性出血或再出血的风险很高，也应考虑输注血小板。休克或持续大量活动性出血患者常会发生凝血因子和血小板的缺乏，需输全血，或根据血红蛋白、凝血酶原时间和血小板计数及时补充多种不同血液制品。肝硬化患者通常合并凝血因子缺乏和凝血功能障碍，每输注4个单位的浓缩红细胞应补充一个单位的新鲜冰冻血浆，但门静脉高压症患者过度补充血容量会增加再出血的风险，因而需控制补液速度及总量，维持基本的脏器灌注水平即可。

（三）区分上消化道出血还是下消化道出血

通过初始评估和处理，在大致掌握患者的失血程度、其血流动力学也得以稳定后，接着应分析出血发生于上消化道还是下消化道，由此展开进一步检查，明确出血部位和病因，制订针对性治疗方案。

如前所述，患者的出血症状对于区分出血部位有一定帮助。呕血常提示为UGIB；黑粪说明血液在肠道内停留时间超过14h，出血部位距离肛门越远，黑粪发生的概率越大,通常以UGIB多见,但也可见于小肠或近端结肠出血患者;血便通常意味着出血来源于下消化道,但如UGIB过多过快,血液来不及在肠道内停留降解,也可表现为血便。小肠出血既可表现为黑粪,也可表现为血便,由出血的具体部位、出血量及出血速度决定。

如对出血部位的判断有疑问,可给患者插入鼻胃管抽取胃内容物并观察其颜色,如为血性液体说明出血来源于上消化道,如为非血性液体出血则不太可能源于食管和胃。有16%的UGIB患者胃管引流出非血性液体,这类患者的出血部位大多位于十二指肠,但也有部分源于食管和胃,病因以食管炎和胃炎多见。非血性胃内容物内如含有胆汁,出血源于上消化道的可能性就很小,但有时单凭肉眼分辨是否含有胆汁很困难,可通过测定胆红素水平确定。需注意的是,与粪便隐血阳性的意义不同,非血性胃管引流液隐血阳性对判定出血来源无任何临床价值,不值得提倡。

此外,患者体征和实验室检查对区分出血部位也有一定帮助,活跃的肠鸣音和血尿素氮(BUN)水平升高通常提示出血来源于上消化道,后者与血容量不足和血液内蛋白成分在小肠内吸收有关。

七、急性上消化道出血的治疗

(一)无合并症的治疗方案

常见急性UGIB的病因包括消化性溃疡、食管静脉曲张破裂、Mallory-Weiss综合征和胃癌。除胃癌之外,前三种大多都可以通过药物或(和)内镜治疗使出血停止并预防再次出血发生,在患者没有合并症或其他严重共患病的情况下推荐的治疗方案如图5-1所示。

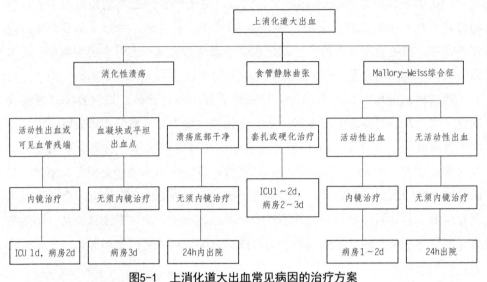

图5-1　上消化道大出血常见病因的治疗方案

（二）曲张静脉破裂出血

消化道出血是门静脉高压症的主要并发症，导致出血的原因包括曲张静脉破裂（可以发生在食管、胃底、小肠或者大肠）、消化性溃疡、门静脉高压性胃黏膜病变和门静脉高压性肠病。其中食管曲张静脉破裂出血最为常见，也是门静脉高压症最危重的并发症。慢性肝病患者食管静脉曲张的发生率为24%～81%，肝硬化患者每年有10%～15%出现静脉曲张；曲张静脉破裂出血患者急性期病死率高达15%～40%，占肝硬化所有死亡原因的1/3，出血后一年生存率仅为37%。

曲张静脉破裂出血的特点是容易反复出血，再次出血率约为70%，首次出血后1周之内再出血的风险最高，以后逐渐下降，50%发生于6周之内，但在2～3个月内仍保持较高水平，6周之内的病死率为15%～30%。与早期再出血相关的危险因子包括肝功能失代偿程度、年龄（＞60岁）、出血的严重程度、肾功能不全程度、静脉曲张程度、门静脉压力水平等。

1.早期处理

曲张静脉破裂出血的早期处理和所有急性消化道出血相同，包括初步评估出血的严重程度、监测生命体征、尽快建立静脉通路、补充血容量，需要强调的是要早期插入胃管进行胃灌洗、尽快进行内镜检查和防止过度补充血容量。早期胃灌洗可以证实UGIB部位、监测出血速度和失血量，还能清除胃内积血，降低内镜检查中误吸的风险，提高内镜检查的准确性。研究证实血容量是维持门静脉压力的重要因素，也是导致消化道出血的重要危险因素之一，肝硬化患者由于存在全身高动力循环和慢性贫血，基础动脉血压较低，曲张静脉出血患者应慎重选择胶体溶液和血液制品扩容，维持红细胞比容在25%~30%，不必强求完全恢复正常。

2.药物治疗

（1）垂体后叶素和硝酸甘油：垂体后叶素直接作用于血管平滑肌受体，导致全身和内脏血管的收缩，从而减少门静脉血流、降低门静脉和曲张静脉的压力；另外，它还可以促进食管平滑肌的收缩，减少食管血管的血流，并压迫黏膜下血管，有助于止血。然而，由于它非选择性地作用于全身和内脏的血管，会引起一系列与缺血相关的并发症，如心脏缺血引起心绞痛、心律失常和心功能不全，肠系膜血管收缩导致腹痛、肠缺血，还有脑缺血、高血压和血管炎等，有20%~30%的患者由于严重的并发症被迫停止治疗。垂体后叶素与硝酸甘油合用可以增加其降低门静脉压力的作用，并减少由于全身血管收缩产生的不良反应。

垂体后叶素需要通过中心静脉或外周静脉持续泵入，初始剂量为0.2~0.4U/min，止血效果不佳者可以逐渐加大剂量，但最大剂量不能超过1U/min。待血压平稳后可以加用硝酸甘油，后者的静脉泵入速度由40μg/min开始，逐渐加量，最大量为400μg/min，保证患者收缩压在100mmHg左右。判断消化道出血停止后即可停止垂体后叶素的使用，一般不需要逐渐减量。

（2）14肽生长抑素和8肽生长抑素：14肽的天然生长抑素（ST）和人工合成的8肽生长抑素奥曲肽（OT）都可以持续有效地减少门静脉及其侧支循环血管内的血流，达到止血目的。另外，它还能够抑制胃酸分泌，有利于血小板和凝血因子发挥作用止血。生长抑素早期止血率可以达到64%~84%，但与内镜治疗组相比，停药后再出血的风险较高，因而有人推荐短期应用作为内镜治疗前的过渡治疗，已经证实联合应用生长抑素和内镜治疗治学效果优于单独内镜治疗。与垂体后叶素相比，生长抑素对全身血流动力学影响较小，不会引起严重的并发症。

两种生长抑素都需要在静脉给予负荷剂量后持续静脉泵入，ST的用法是给予250μg的负荷剂量后，继之以250μg/min维持，OT的负荷用量为50μg，继之以50μg/min静脉泵入，如果出血迅猛或控制不满意，可以在开始治疗后的第1小时和第2小时各追加一次负荷剂量。出血停止后维持用药时间为48h至5d，停药时不需要逐渐减量。

（3）降低门静脉压力预防再出血药物：曲张静脉破裂出血控制后再出血的发生率高达70%，而再出血会显著增加患者的病死率，因此预防再次出血对于改善预后十分重要。单用非选择性β受体阻滞剂或合用硝酸酯类、钙拮抗药是目前首选的预防再出血的药物治疗方法，在患者出血停止，血压稳定以后即开始服用，β受体阻滞剂须由小量开始，逐渐加量，最大剂量为80mg/d，维持静息状态下心率为60次/分，收缩压在100mmHg左右。

3.三腔二囊管压迫止血

随着医疗技术的发展，药物和内镜治疗都能够有效地控制静脉曲张破裂出血，因而三腔二囊管压迫（BT）止血在临床的应用越来越少。然而，在出血迅猛，药物和内镜治疗失败的情况下，BT却可以迅速控制出血，为进一步的处理赢得宝贵的时间。

不同生产厂家的三腔二囊管略有不同，但都包含食管囊和胃囊两个囊，充气后可以分别针对胃底和食管加压，另有3个腔，其中2个分别通向胃囊和食管囊，用以充气和放气，另外1个腔直接通向胃内，可以用来灌洗或引流。

放置BT管的绝对禁忌证包括出血停止和近期胃食管连接部手术史，相对禁忌证有：充血性心力衰竭、心律失常、呼吸衰竭、不能肯定曲张静脉出血的部位（肝硬化患者上消化道大出血例外）。

BT管应该由有经验的医师放置，可以经口或经鼻插入，插管方法类似鼻胃管插管法。插入深度约为距门齿45cm，判断头端位于胃内后，给胃囊缓慢充气250～300mL，轻轻牵拉感觉有阻力并且患者没有胸痛或呼吸困难，说明胃囊位置正确，也可以用X线帮助确定位置。胃囊充气后用约1000g的物体牵拉压迫止血，同时患者床头抬高15～20cm，定期观察引流腔引流出的液体量及其性状，必要时抽吸胃内容物以判断止血效果。胃囊压迫一段时间后如果出血仍然持续，则开始充气食管囊，充气过程中用压力计监测，保持囊内压力在25～45mmHg，继续观察出血情况。应每隔6～8h给食管囊放气一次，观察20min，如有持续出血则再次充气加压，总放置时间不超过24h，胃囊一般每12h放气1次，保持时间不超过48～72h。一旦临床判断出血停止，先将食管囊放气，观察无出血后再松弛胃囊，之后保留三腔二囊管24h，无活动性出血可以拔管。

BT的止血率为30%～94%，止血成功率的差别与患者病情、插管时机选择和操作者的经验有关。常见并发症为食管和胃黏膜坏死乃至溃疡，严重并发症包括胃囊移位导致呼吸窘迫、食管破裂。患者床头应常备剪刀，一旦出现呼吸窘迫考虑到胃囊移位可能，立即剪断并拔除三腔二囊管。食管破裂为致死性并发症，发生率约为3%，食管裂孔疝患者相当容易发生，需要格外警惕，近期接受硬化剂治疗的患者食管穿孔破裂的危险性很高，不宜采用BT压迫止血。

4.内镜治疗

目前常用于曲张静脉出血的内镜止血方法包括硬化剂注射、曲张静脉结扎和组织胶注射闭塞血管。

（1）硬化剂治疗：硬化剂治疗止血的机制为黏膜下注射硬化剂以后引起局部组织炎症和纤维化，最终形成静脉血栓堵塞血管腔，反复多次硬化剂治疗能够闭塞曲张静脉并造成食管壁内层的纤维化，预防再次出血。硬化剂价格便宜，使用方便，急诊止血的有效率可达90%以上，但在曲张静脉消失前再出血的发生率为30%～50%，多次硬化治疗会增加并发症的发生率。另外，现有资料表明硬化剂治疗并不能降低肝硬化患者的病死率。

常用的硬化剂有十四烷酸钠、5%鱼肝油酸钠、5%的油酸氨基乙醇、无水乙醇和1%乙氧硬化醇等。注射方法包括静脉内注射、静脉旁注射和联合注射，不同内镜中心采用的硬化剂、注射方法和随诊流程可能会有所差异。然而，由于所有的食管静脉曲张都发生于胃食管连接部上方4～5cm之内，硬化剂注射也都集中针对这个部位进行。

一般首次内镜检查发现曲张静脉就开始EIS，没有活动性出血情况下从胃食管连接部上方左侧壁开始，环周依次对每根曲张静脉注射硬化剂，如发现活动性出血，则应先在出血部位远端和近端相邻部位分别注射，待出血控制后再注射其他静脉。每个注射点硬化剂用量一般为1～2mL，每次治疗的注射总量随硬化剂种类及曲张静脉数量大小而不同。两次EIS间隔时间由4d至3周不等，间隔时间越长，静脉硬化所需时间越长，但食管溃疡发生率随之降低，目前一般认为间隔7～10d疗效较好。

不同研究报道EIS的并发症发生率大不相同，为10%～33%，这种差异可能与不同的患者入选标准和操作者经验有关。术后即时并发症为胸骨后疼痛、吞咽困难和低热等症状，多在2～3d内消失，其余并发症包括出血（注射后针孔渗血和后期溃疡出血）、溃疡（发生率22%～78%）、穿孔（发生率1%～2%）和继发食管狭窄（发生率3%）。EIS术后应定期监测生命体征和出血症状，禁食8h后可以予以流食，同时给予抗酸药和黏膜保护剂口服，适量使用抗生素2～3d。近年来也有报道在EIS前后应用非选择性β-受体阻滞剂可以增加其疗效及安全性。

（2）曲张静脉结扎治疗：内镜下曲张静脉结扎（EVL）治疗能够使曲张静脉内形成血栓，继发无菌性炎症、坏死，最终导致血管固缩或消失、局部食管壁内层纤维化，但对固有肌层没有影响。与硬化剂相比，EVL消除曲张静脉速度更快，急诊控制出血成功率达到90%以上，并发症和病死率较低，尤其产生食管深溃疡乃至穿孔的风险很低。但费用较高，术后曲张静脉复发率仍然高达35%～47%，而且对食管壁深层静脉曲张及有交通支形成的患者，单纯EVL疗效欠佳，需要联合EIS。

EVL需要特殊的设备——结扎器，分为单环结扎器和多环连发结扎器两类，临床应用以后者更为方便。多环连发结扎器由透明帽（外套多个橡胶圈）、牵拉线和旋转手柄组成，每个结扎器上备有橡胶圈4～8个不等，常用为5环或6环结扎器。

操作时将安装好结扎器的内镜送入曲张静脉附近，确定结扎部位以后，持续负压吸引将曲张静脉吸引至透明帽内，然后通过旋转手柄牵拉橡胶圈使其释放，脱落的橡胶圈将套扎在成球状的曲张静脉根部，然后选择下一个部位重复上述操作。

一般每条静脉需要套扎1～2个部位，从齿状线附近曲张静脉远端开始，环周逐条静脉结扎，结扎区域为齿状线上方4～7cm，一般每位患者需要5～8个橡胶圈。活动性出血静脉则应直接套扎出血部位或与之紧邻的远端。

EVL的应用也有其局限性：①由于透明帽的存在，影响内镜视野；②轻度曲张静脉或细小静脉很难充分吸入透明帽内，不易结扎；③食管壁深层曲张静脉和有交通支形成患者疗效不佳；④伴有重度胃底静脉曲张破裂出血者，EVL之后会诱发胃底静脉破裂出血，不宜进行单纯EVL。

与EVL相关的并发症包括出血、食管溃疡、术后菌血症等，但发生率较硬化剂为低。应用单环结扎器时需要在食管内插入外套管，如果外套管放置不当，可以引起食管损伤，严重者可能出现食管穿孔、大出血乃至食管撕裂等，操作时应格外小心。

（3）组织胶注射闭塞血管：N-丁基-2-氰丙烯酸酯，又称为组织胶，是一种液体黏合剂，它在遇到血液等生物递质后能够在20s内迅速凝固，因而将之注射入曲张静脉以后可以机械性阻塞血管。1984年Gotlib首先将组织胶注射用于食管静脉曲张的治疗，至今已达20余年，临床证实其控制出血的有效率可以达到93%～100%，尤其对胃底静脉曲张出血疗效更为显著，另外还可以用于治疗十二指肠和结肠的易位曲张静脉出血。

组织胶也是通过硬化剂注射针直接进行曲张静脉内注射，注射到血管外会引起组织坏死，有继发穿孔的危险。为避免组织胶在注射导管内过早凝固，须用碘化油稀释，比例为0.5：0.8，加入碘化油还可以保证在X线下监测组织胶注射情况。推荐每点注射量为0.5～1mL，每次治疗总注射量取决于曲张静脉的大小和分布情况。

组织胶注射引起的并发症相对较少，包括疼痛、一过性发热、菌血症和栓塞等。其中静脉内注射继发的血管栓塞是最严重的并发症，栓塞部位包括肺、脾、脑和盆腔脏器，目前，陆续有相关病例的个案报道。还有个别医师报道由于血管旁注射引起食管瘘发生，但是非常罕见。严格控制组织胶每点的注射量可以减少栓塞的发生。目前，建议对于食管曲张静脉每点最大注射量为0.5mL，而胃底较大的曲张静脉注射量不超过1mL。

组织胶与内镜外层接触或被吸引入工作孔道会损伤内镜，因而需要有经验的内镜医师和护士配合操作，在注射后20s内医师不能按压吸引按钮。

5.经颈静脉肝内门腔分流术

经颈静脉肝内门腔分流术（TIPS）由Richter首先用于门静脉高压患者治疗，主要操作包括局部麻醉下经右颈静脉穿刺，通过上腔静脉和下腔静脉置管于肝静脉，用穿刺针经肝静脉通过肝实质穿刺入门静脉，球囊导管扩张肝静脉和门静脉之间的肝实质，并置入一个膨胀性金属支架，最终沟通肝静脉和门静脉，达到降低门静脉压力的目的，并且还可以经过这个通道插管到门静脉，对曲张的胃冠状静脉进行栓塞治疗。

TIPS并不是曲张静脉出血的首选治疗手段，然而，对于药物和内镜治疗失败的患者，TIPS可以有效止血并挽救患者生命，为进一步治疗争取时间。有经验的放射科医师操作止血成功率为95%～100%，然而，TIPS术后6～12个月之内有15%～60%的患者会出现支架狭窄或堵塞，再出血的发生率将近20%。另外，

TIPS还可以用于改善门静脉高压的其他症状，包括难治性腹腔积液、门静脉高压性胃病、肝硬化导致的胸腔积液等。

TIPS的并发症包括肝功能恶化、肝性脑病（25%）、支架堵塞、充血性心力衰竭或肺水肿、肾衰竭、弥散性血管内凝血、溶血性贫血（10%）、感染、胆道出血、腹腔积血和心脏刺伤等，其中危及生命的严重并发症为急性肝缺血、肺水肿、败血症、胆道出血、腹腔积血和心脏刺伤，总发生率为1%～2%。TIPS急性期病死率为1%～2%，急诊手术的病死率远远高于择期手术者（升高10倍）。术后患者的预后与其肝功能水平显著相关，一年存活率为50%～85%。

6.外科治疗

治疗曲张静脉出血的手术包括门腔分流术和食管横断加血管断流术。分流术根据术式不同又分为非选择性、选择性和部分分流术，适用于肝功能相对较好的患者（Child A级和B级），在20世纪70年代以前被广泛用于曲张静脉出血的治疗，可以有效地控制急性出血和预防再出血，术后主要的并发症包括分流导致的肝缺血损害和肝性脑病，手术的效果和病死率与患者的肝功能有一定关系。而断流术的优点在于保存了门静脉血流，不会导致肝缺血，肝性脑病的发生率相对较低，控制急性出血的效果很好，但手术并发症和再出血率较高。

对于药物、内镜和普通外科手术治疗失败的进展期肝病患者，在没有禁忌证情况下，可以考虑进行肝移植。

（三）消化性溃疡

消化性溃疡是最常见的引起急性UGIB的病因，约占所有UGIB的50%，冬天比夏天更为常见，十二指肠球溃疡出血的发生率是胃溃疡出血的两倍以上。在美国，每年有约15万人次由于溃疡出血而住院，总的病死率为6%～12%；30年来，溃疡病出血的住院率、手术率和病死率都没有显著下降。

目前，公认与溃疡发生相关的三种致病因素包括高胃酸分泌、幽门螺杆菌（Hp）感染和非甾体抗炎药的使用，其中非甾体抗炎药同时也是溃疡出血的重要危险因子，已有多个流行病学研究证实它与溃疡的出血率、穿孔率、住院率和病死率直接相关，其导致出血的相对危险度为4.0～4.5。另外，口服抗凝血药也会增加溃疡出血的风险（相对危险度为3.3）。

大多数溃疡出血都能够自行停止，很少危及患者生命，也无需特殊干预治疗。但也存在少数情况，如果没有及时控制出血，患者会出现生命危险。与预后相关的临床因素包括：严重出血（血红蛋白小于80g/L）、持续出血、反复出血（初次出血和再出血病死率分别为28%和53%）、血流动力学不稳定、需要大量输血、呕吐物与粪便中有鲜血、年龄（60岁以下病死率仅为0.4%，80岁以上为11.2%）、共患病、凝血功能障碍和因其他疾病住院期间发生消化道出血（病死率增加6～10倍）。

溃疡的内镜下表现能够为预后提供最准确的信息，直径大于1cm的溃疡再出血和病死率都有所增加，而直径大于2cm的溃疡与小溃疡相比，内镜治疗止血的成功率更低。内镜下溃疡的特点对于评估预后也有很大帮助，活动性出血者的再出血率高达55%，病死率为11%，有可见血管者再出血率43%，病死率为11%，黏附血凝块者再出血率22%，病死率为7%，只有平坦出血点者再出血率为10%，病死率为3%，而基底部干净者再出血率仅为2%～5%，病死率为2%，因此对于前面三种溃疡患者需要积极的内镜干预治疗。

1.早期处理

溃疡出血的早期处理和所有急性消化道出血患者相同，包括初步评估出血的严重程度、监测生命体征、尽快建立静脉通路、补充血容量。血流动力学不稳定患者应尽可能收入ICU观察，酌情早期插入胃管进行胃灌洗，在血流动力学恢复稳定后尽快进行内镜检查。十二指肠球溃疡基底部干净患者（年龄<60岁，没有严重共患病）在血流动力学稳定，血红蛋白达到100g/L以上，收缩压在100mmHg以上后可以在24h内出院。由于再出血通常发生在首次出血后3d之内，溃疡底部有平坦出血点或凝血块的患者需要住院观察至少3d，度过再出血危险期，但血流动力学稳定者无需收入ICU，在普通病房观察即可。溃疡正在活动性出血或有可见血管者需要内镜治疗，治疗后在ICU观察1d，病情稳定者转入普通病房继续观察2d。

2.药物治疗

目前为止，已经有很多药物被用于溃疡出血的治疗，也有很多临床研究观察这些药物的疗效，所研究的药物包括垂体后叶素、抗酸药、纤溶抑制剂氨甲环酸、前列腺素、生长抑素及其类似物等。尽管有不同研究的结果表明某个药物对于控制消化道出血有一定帮助，但大多数研究结果证实这些药物在控制出血和预防再出血方面的疗效并不肯定。

（1）抗酸药：抗酸药在消化性溃疡的治疗中占有重要的地位，也被广泛用于溃疡出血的治疗。一方面，胃酸是导致溃疡产生的重要因素，抑制胃酸分泌可以加快溃疡愈合，降低溃疡复发率；另一方面，酸性环境能够延缓凝血过程并促进血凝块被蛋白溶解酶分解，不利于止血，抑酸可能有助于凝血过程顺利进行。对H_2受体阻滞剂疗效的荟萃分析证实它可以轻微降低胃溃疡再出血率，但对十二指肠球溃疡再出血没有显著效果，也不能降低溃疡出血患者的手术率和病死率。近年来的研究发现，给予负荷剂量后持续静脉泵入大剂量质子泵抑制剂（80mg负荷剂量后继续8mg/h静脉持续泵入）可以将胃内pH提高到6以上，能够降低再出血的风险，和内镜治疗联合使用效果更加显著，患者的再出血率、手术率、总输血量和平均住院时间及花费都有所减低，但病死率却没有明显减少。另外，质子泵抑制剂对于预防非甾体抗炎药相关的胃黏膜病变乃至溃疡出血也有一定作用。

（2）氨甲环酸：纤维素血凝块的溶解也是导致持续出血和再出血的重要原因，氨甲环酸是一种纤溶抑制剂，不仅可以抑制纤溶酶的作用，还能够降低胃蛋白酶的纤维素溶解活性。部分用氨甲环酸治疗急性UGIB的研究表明，它能够减少患者的输血量、再出血率和手术率，但对于病死率的影响各个研究报道并不一致。由于目前缺乏大规模高质量研究论证氨甲环酸止血的作用机制和肯定疗效，它又有引起血栓栓塞的不良反应（包括脑梗死、心肌梗死、肺栓塞、深静脉血栓和浅表性血栓性静脉炎等），因而在急性消化道出血止血方面的应用受到限制。

（3）生长抑素：生长抑素能够抑制胃酸和胃蛋白酶的分泌，并减少内脏血流量，也被用于非曲张静脉破裂的UGIB的治疗。然而，有关的研究结果并不一致，部分结果表明它能够降低出血患者的持续出血率、输血量和手术率，但大规模的研究结果发现与安慰剂对比，生长抑素并没有显著优势。因而，目前尚不能肯定它在非曲张静脉破裂出血方面的疗效。

（4）垂体后叶素：垂体后叶素通过作用于血管平滑肌受体引起全身和内脏血管的收缩，可以减少内脏血管和门静脉的血流量，在曲张静脉破裂出血治疗中有一定地位，但非曲张静脉破裂出血的对照临床研究并未能证实它有肯定疗效。另一方面，由于静脉滴注引起全身血管收缩带来的不良反应发生率较高，目前不推荐将它用于溃疡出血的治疗。

（5）前列腺素：前列腺素有抑制胃酸分泌、增加胃黏膜血流、促进黏液和碳酸氢根分泌等作用，因而也被用于消化性溃疡的治疗。现在已经证实它在预防非甾体抗炎药和应激引起的胃黏膜损伤及出血方面有肯定作用，但对于急性消化道出血患者止血和预防再出血的疗效，尚有待更大规模的临床研究结果。

（6）黏膜保护剂：现有的多种黏膜保护剂都具有中和胃酸、改善胃黏膜血流、促进前列腺素合成的作用，能够帮助溃疡愈合并提高溃疡愈合质量，减少溃疡复发，对于预防应激性胃黏膜损伤导致的出血也有一定疗效。但由于溃疡活动性出血时通常需要禁食，而且服用这类药物后有可能会影响其他药物吸收，其临床使用受到一定限制。有研究表明在出血停止后早期应用可以预防再出血，但这一点还需要大规模随机双盲对照的临床研究证实。

（7）幽门螺杆菌（Hp）根除治疗：现在已经证实，Hp感染与包括胃炎、溃疡病、胃癌和胃淋巴瘤等在内的多种胃肠道疾病有关。消化性溃疡往往与Hp感染伴行，十二指肠球溃疡患者Hp阳性率可以达到90%～100%，胃溃疡患者Hp阳性率也在65%～70%，而Hp阳性人群溃疡病的发病率为阴性人群的6～10倍，因而，目前认为，对于伴有Hp感染的溃疡病患者首要治疗是根除Hp的治疗，在出血急性期对患者进行根除Hp的治疗，尽管对于控制出血和预防近期再出血可能没有太多意义，但却可以显著降低消化性溃疡尤其是十二指肠球部溃疡的复发率，从而减少远期出血风险。

3.内镜治疗

从20世纪中期开始，内镜下注射、电凝和激光等治疗手段逐渐被用于消化道出血的紧急止血治疗，并取得了肯定的疗效。最近30多年来，有越来越多的临床试验比较不同内镜治疗手段的止血效果，荟萃分析结果表明内镜治疗能够显著降低非曲张静脉出血的再出血率、手术率和病死率，溃疡底部有活动性出血或可见血管的患者接受内镜治疗后获益最为明显。常用于溃疡出血的内镜下治疗方法包括以下几类。

（1）注射治疗：内镜下可以通过注射针向溃疡出血部位或溃疡底部注射各种药物止血，这种方法简便易行，费用低廉，止血效果明确，目前应用最为广泛。可能的止血机制包括压迫止血、促进血管收缩、诱发无菌性血管炎和血管闭塞、促进凝血过程等。用于注射的注射液包括生理盐水、无菌水、肾上腺素和去甲肾上腺素稀释液，硬化剂（包括无水乙醇、十四烷酸钠、鱼肝油酸钠、油酸氨基乙醇和乙氧硬化醇等）和纤维素胶及凝血酶。注射方法包括出血点周围注射

（距离1~3mm）和出血点部位直接注射，每点注射量随注射液不同而不同。

生理盐水和无菌水注射在出血血管旁可以通过压迫作用止血，1∶10 000或1∶20 000的去甲肾上腺素或肾上腺素盐水出血点旁注射则通过压迫和促进血管收缩双重作用止血，目前应用最为广泛，研究证实它的疗效与热凝固治疗和激光治疗相当，能够显著降低出血患者的手术率和病死率。但也有部分患者治疗后出现再出血，发生率约为24%。另外，研究发现肾上腺素局部注射后吸收入血将会使血浆中肾上腺素浓度升高4~5倍，但大部分能够被肝脏的首过效应清除，约20min后可以恢复正常水平。尽管如此，仍然建议对合并心脑血管疾病患者密切监测相关不良反应。

由于硬化剂在曲张静脉出血治疗方面应用广泛，疗效显著，也被用于溃疡出血的治疗。已有的研究结果并不一致，目前认为它对治疗动脉性出血有肯定疗效，其作用机制为压迫止血、促进小血管收缩、诱发血管壁痉挛和无菌性炎症和闭塞血管。然而，硬化剂注射可以导致胃壁或肠壁坏死乃至穿孔，坏死的发生率与药物种类和注射量都有关系，比较研究发现坏死发生率由高至低依次为油酸氨基乙醇、无水乙醇、乙氧硬化醇，肾上腺素引起坏死的发生率最低。联合应用肾上腺素和凝血酶注射，与单纯注射肾上腺素组相比，患者的再出血率和病死率显著降低，但手术率和输血量却没有明显下降。纤维素胶是纤维素和凝血酶的结合物，尽管有小样本研究报道纤维素胶注射组比肾上腺素组再出血率有所减低，更大规模的研究却发现联合注射肾上腺素和纤维素胶对于降低出血患者病死率的疗效，与单纯肾上腺素注射相比没有显著差异。目前认为，纤维素和凝血酶无论是单纯注射还是和肾上腺素联合注射对于溃疡止血没有肯定疗效，但也没有局部注射上述药物引起全身高凝状态，产生相关并发症的报道。

（2）热凝治疗

热凝治疗也是目前应用很广泛的内镜止血方法，其机制为通过加热导致局部组织水肿、蛋白凝固和血管收缩，从而减慢血流，最终促使血液凝固。并发症为过度凝固导致的胃肠壁坏死和穿孔。热凝固常用的产生热凝效应的装置包括热探针、电凝、微波、激光和氩离子血浆凝固术（APC）。

①热探针：是一根顶端外面包有四氟乙烯的金属管，内含电热源和温度调节器，可以在几秒钟内将温度升高到160℃，金属管能够从顶端和侧面将热量传递到接触的组织产生凝固效应，热探针可以封闭直径在2.5mm以内的胃肠血管（大

部分消化性溃疡底部血管都在这个范围内）。治疗时需要将探针与组织直接接触以传递能量，探针接触的压力与凝固的能量直接相关（接合凝固），同时还能够压迫血管阻止血液流动避免热量逸散。所有的热探针都有冲洗装置，可以在治疗过程中随时冲洗血液和凝血块。热探针被广泛用于非曲张静脉破裂出血的治疗，已经有很多研究证实它能够显著降低患者的再出血率、手术率和输血量，止血有效率达95%以上，与双极电凝的疗效相当，但并发症更低。最严重并发症为穿孔，与探针接触压力过大、加热次数多和短时间内重复多次热凝有关，但发生率极低。

②电凝：是指通过高频电流产生热能使组织凝固，能够切除组织，是术中常用的止血方法，在内镜治疗消化道出血方面应用也非常广泛，可以通过直接压迫和热凝作用达到止血目的。单极电凝简便易行，能够有效止血，但由于电流由探针通过患者身体再输出至地极，烧伤的程度难以控制，容易继发血管损伤出血和消化道穿孔，目前很少被用于溃疡止血治疗。双极或多极电凝在探头表面排列着多个电极（6~8个），高频低压电流通过相邻的电极传到接触的组织再输出到达地极，从而使组织凝固止血。它的优点是治疗过程中无需加热探针，没有直接热量传递，同一位置可以进行短时（1~2s）多次（7~10次）或单次较长时间（10~20s）热凝，由于组织粘连发生出血的危险性相对较低。现有研究证实，双极或多级电凝用于溃疡出血可以显著降低患者的再出血率、急诊手术率、输血量和住院时间，对于止血有肯定疗效，但不能降低出血患者的病死率。

③微波电凝：目前也被某些内镜医师用于治疗急性消化道出血，它的探针通过分子振动产生热量促使组织凝固，不需要热量直接传导，凝固的深度取决于探针插入的深度。相关研究的报道目前并不多，但结果证实能够减少患者的再出血率、急诊手术率和输血量，常见的并发症同样为穿孔。

④激光：很容易集中照射到面积很小的一个点，使组织迅速升温，从而达到血液凝固和组织坏死的目的，对溃疡出血有很好的疗效。其止血成功率可以达到80%~100%，常见的并发症为穿孔，但发生率很低。另一方面，激光发射装置笨重、不便携带，治疗费用较高，需要特殊的保护措施和技术人员以预防激光辐射，它的临床应用受到很大限制。

⑤氩离子血浆凝固术（APC）：又称为氩离子束凝固术（ABC），也属于非接触性电凝固术，由德国Grund等于1991年首次用于内镜治疗。它能通过特殊设

备将氩气离子化，并将能量传递给组织产生凝固效应。操作时将氩离子束凝固导管通过内镜活检孔道插入并伸出内镜前端，内镜直视下到达病灶上方3～5mm处后开始凝固治疗，每次持续1～3s，表面热凝深度达2～3mm。APC对于溃疡出血的止血成功率可以达到95%，其止血率、再出血率和急诊手术率与热探针治疗效果相当。APC的优点在于凝固时间短，组织坏死和穿孔发生率较低，另外，由于导管头和组织没有直接接触，不会产生组织粘连。除溃疡出血之外，APC还可以用于治疗血管畸形、放射性肠炎、憩室、急性胃黏膜病变、肿瘤溃烂等原因导致的消化道出血。

（3）机械止血：尽管注射止血和热凝止血的成功率都能够达到90%以上，如果患者存在可见血管或动脉出血，则再出血的可能性达到55%以上，对于这类患者，机械止血（包括金属止血夹或橡皮圈套扎出血血管）的止血效果与前两者相当，但可以显著降低再出血的风险。

①金属止血夹：由钛合金制成，金属臂长度和张口角度有不同的大小和规格，释放夹子的释放器有一次性和可以循环使用的两种。操作时将释放器经内镜的活检孔道伸入并到出血部位附近，放置数量不等的止血夹夹闭出血部位/血管以取得止血效果。这种方法在1975年首先用于消化道出血治疗，1993年开始大规模用于临床。与注射止血相比，机械止血能够降低患者的持续出血率、再出血率和急诊手术率，尤其对于动脉出血（喷射性出血）患者有很好的疗效，综合评价其止血有效率在95%以上，再出血率小于10%。另外，止血夹止血不会损伤组织，几乎没有穿孔的危险，可以用于多次重复止血，操作简便，费用不高，在溃疡出血治疗方面，有很好的应用价值；也可以用于其他原因引起的小血管出血。

②橡皮圈套扎：广泛用于曲张静脉破裂出血，疗效显著，对于非曲张静脉破裂出血止血的研究表明，其止血效果与注射和热凝相当，但再出血率和急诊手术率更低。

4.介入治疗

用于消化道出血止血的介入治疗方法包括经导管灌注血管收缩药（垂体后叶素等）和选择性动脉栓塞两种。

（1）经导管局部持续灌注血管收缩药：可以刺激收缩小动脉和毛细血管，对于黏膜糜烂、小血管渗血都有很好的疗效，被用于多种消化道出血，包括应激性胃黏膜损伤、消化性溃疡等的止血治疗，止血成功率可达40%～80%。血管造影明确出血部位后，将导管头尽量接近出血血管，用0.1～0.2U/min的速度持续灌注垂体后叶素，15～30min后重复血管造影，如出血停止，则维持灌注12～24h拔管，停药前可将药物浓度逐步减少，一般停药后30min血管收缩的效应完全消失。主要的并发症为血管缺血所致疼痛、心动过缓等，多由灌注速度过快所致，调整速度很快能够缓解。灌注治疗过程中应对患者进行心电监护，并严密观察病情，以便早期发现各种并发症。

（2）选择性动脉栓塞：主要用于导管局部持续灌注血管收缩药无效或明确为小动脉出血的患者，有经验操作者的止血成功率可以达到80%～90%。除溃疡出血之外，该疗法还可以用于整个消化道范围内由于肿瘤、动脉瘤、动静脉瘘等各种原因所致的血管出血。操作步骤为血管造影明确出血部位后将导管超选插入出血血管，剪成2mm直径大小的明胶海绵碎块与造影剂混合后经导管缓慢注入出血血管内，有时还可以用弹簧栓子辅助栓塞，止血成功时重复造影可以见到出血血管闭塞，出血停止。主要的并发症为动脉缺血所致的组织坏死，尽可能缩小栓塞范围能够避免大面积栓塞引起组织坏死。

5.外科治疗

UGIB患者大多数死于失血继发的心脑血管疾病或休克导致的多脏器损伤，及时有效的止血和预防高危患者再出血是降低这类患者病死率的关键，外科手术治疗在其中也占有一定地位，手术的目的为控制出血和防止再次出血。其适应证包括：药物和内镜治疗失败的活动性出血，药物治疗无效且内镜不能明确出血部位，再次出血内镜止血失败，主动脉肠瘘等。对于有失血性休克、年老及合并多种内科疾病、罕见血型配血困难和反复消化性溃疡（尤其胃溃疡）患者，手术指征应相应放宽。罕见血型和老年、合并多种疾病者主张早期手术，以降低病死率。

6.预防再出血

消化性溃疡具有慢性反复发作的特点。如前所述，与消化性溃疡发生的相关因素包括：幽门螺杆菌感染，高胃酸分泌，非甾体抗炎药的使用。要达到预防溃疡再出血的目的，一方面需要避免相关危险因素，进行幽门螺杆菌根除治疗、抑制胃酸分泌并降低非甾体抗炎药的损害（包括停止或减少剂量，选择损害较小的药物，合用抗酸药和前列腺素等）；另一方面需要提高溃疡的愈合质量，强调合理用药，包括使用足够抑酸强度的药物（质子泵抑制剂优于H_2受体阻滞剂），足够疗程的抑酸治疗（胃溃疡6~8周，十二指肠溃疡4~6周）。另外，在治疗早期合用黏膜保护剂对于提高溃疡愈合质量，预防溃疡复发也有一定的作用。经正规用药治疗后仍反复溃疡发作患者，需要寻找导致溃疡反复发作的原因（胃泌素瘤等），还可以进行手术治疗。

（四）Mallory-Weiss综合征

Mallory-Weiss综合征指由呕吐、呃逆或剧烈咳嗽等因素引起的胃食管连接部位黏膜撕裂，占所有UGIB病因的5%~15%。典型临床表现为呕吐、呃逆或剧烈咳嗽后出现呕血症状，常呕吐鲜血，多见于醉酒后剧烈呕吐患者，也可以发生于妊娠呕吐或剧烈咳嗽患者。

撕裂部位常位于胃食管连接部的胃侧，但有10%~20%的患者可累及食管侧，有10%~20%的患者可能同时存在两处以上的黏膜撕裂。

Mallory-Weiss综合征患者有80%~90%出血可以自动停止，自行止血患者再出血的可能性也很低（小于5%），因而在内镜检查中如果未发现活动性出血，无需行内镜治疗，经过支持治疗后如果患者血流动力学非常稳定，可以在24h内出院，出院后继续口服抗酸药和黏膜保护剂治疗。如果内镜检查发现活动性出血，可以对出血的血管进行黏膜下注射肾上腺素盐水或进行双极电凝、热探针热凝止血治疗，也可以放置止血夹，止血夹一方面可以夹住出血的血管断端达到止血目的，另一方面还能够防止患者呕吐引起进一步黏膜撕裂。内镜止血失败患者可以进行血管造影，在明确出血部位后给予药物灌注止血或者栓塞止血，一般不推荐进行手术治疗。

（五）糜烂性出血性胃炎

UGIB患者中有15%~25%的病因是糜烂性出血性胃炎，内镜下可以见到胃黏膜散在不同程度的糜烂、浅溃疡和上皮下出血。引起糜烂性出血性胃炎的原因很多，临床常见为药物损伤、应激和酒精中毒等。阿司匹林等非甾体抗炎药是最常见导致胃黏膜损害的药物，调查显示长期服用此类药物的患者中，40%~60%都有至少一次糜烂性出血性胃炎病史，其中15%~30%出现溃疡病变。随着对危重患者重症监护技术的发展和预防用药的普及，应激性胃黏膜病变出血的发生率从20世纪80年代开始逐渐下降。然而，有学者对严重应激患者进行内镜检查发现，

75%以上存在程度不同的胃黏膜损伤，5%～20%合并有UGIB出血。乙醇是导致胃黏膜损害的另外一个重要原因，对饮酒后UGIB者进行内镜检查发现，大多数患者的胃黏膜存在广泛上皮下出血和（或）糜烂，并且出血比糜烂更多见。

由于糜烂性出血性胃炎患者胃黏膜的病变表浅而弥散，除非内镜检查发现了明确的活动性出血病灶，否则内镜治疗并非首选止血方法。一般认为，经过严格的抑酸（质子泵抑制剂）和胃黏膜保护剂治疗，大部分患者出血可以停止，而H_2受体阻滞剂和制酸剂对控制出血没有显著疗效。少部分持续出血者可以通过静脉滴注或插管动脉灌注垂体后叶素，止血成功率可以达到80%以上。持续出血患者还可以考虑手术治疗，但研究发现应激性胃黏膜病变出血患者手术止血治疗后有近40%术后可能再次出血，全胃或次全胃切除手术能够降低术后出血的发生率，然而危重患者接受此类手术后围术期病死率高达40%～55%。

对于由药物、乙醇和应激等原因导致的急性胃黏膜病变出血，预防比治疗更为重要。研究结果表明，使用抗酸药（使胃内pH保持在3.5～4.0以上）和胃黏膜保护剂对于预防糜烂性出血性胃炎有肯定价值。

八、急性下消化道出血（LGIB）

LGIB发生率的相对较低，因LGIB住院患者仅占所有住院患者的0.5%。LGIB以结肠出血更为多见，在我国出血原因常见为肿瘤性疾病、炎症性肠病、痔、血管畸形，国外则以结肠憩室和血管畸形最为多见。小肠出血的发生率更低，常见的原因为血管病变和肿瘤。

和所有消化道出血一样，急性LGIB的原则是在严密监护、积极支持治疗基础上尽快明确出血部位及其病因，并进行针对性治疗。

（一）肿瘤

消化道的息肉、原发和转移性肿瘤都可以发生出血，大多为肿瘤表面糜烂或溃疡渗血，如果糜烂和溃疡累及小动脉，也会发生大出血，但这种情况非常少见。相对而言，左半结肠病变，尤其是直肠病变容易发生大出血。转移性肿瘤引起的LGIB以肺癌、乳腺癌和肾癌更为常见。消化道肿瘤性疾病可以通过血管造影和内镜检查明确诊断，良性病变出血者内镜下息肉切除术（圈套器电切除或者热切除）可以有效控制出血，切除的残端可以放置止血夹以预防再出血。内镜止血失败或者怀疑为恶性病变者需要手术治疗。小肠间质瘤通常体积较大才会出现症状，包括梗阻症状和中央坏死溃疡出血，血管造影、小肠镜或术中肠镜能够帮助诊断，治疗方法包括血管栓塞及手术切除。

（二）血管畸形

血管畸形是导致LGIB的常见病因，约占6%，在引起血流动力学改变的严重消化道出血中所占比例更高。其中以结肠血管畸形更为多见，常为多发性，多分布于右半结肠和盲肠，可能与右半结肠肠壁张力较高有关，老年人更多见。临床表现可以为大量血便、黑粪、粪便隐血阳性和缺铁性贫血。血管畸形出血常反复发作，可以自行停止，但同一患者每次出血表现和严重程度可以不同。

血管造影和内镜检查都可以帮助明确诊断。血管畸形的血管造影表现包括静脉引流延缓，静脉提前显影，异常的小动脉丛显影等。内镜下表现为大小不等的平坦或轻微隆起红色病变，有的呈蜘蛛痣样改变。内镜诊断的敏感性约为80%，但严重贫血患者内镜表现可以不明显，内镜吸引或镜头碰触引起的创伤有时可能会导致误诊。除非内镜下见到活动性出血或血管畸形处附有血凝块，否则内镜发现血管畸形并不能证实就是出血的肯定原因，需要除外其他病因。

垂体后叶素和生长抑素静脉持续滴注对于控制血管畸形出血有一定疗效，但停药后再出血率高达50%。血管造影发现出血部位后，超选择性动脉插管并灌注血管收缩药和栓塞治疗，止血成功率可以达到70%～90%，但停止灌注后再出血率为22%～71%，还是需要进一步内镜或者手术治疗。

内镜治疗血管畸形出血的方法多种多样，最常用的是热探针热凝去除畸形血管，成功率接近90%，主要并发症为肠穿孔，治疗后再出血的发生率为14%～50%。对于活动性出血灶，还可以用APC、硬化剂注射和止血夹止血，有报道其止血成功率与热探针热凝治疗接近，但缺乏大规模临床研究证实。

（三）憩室

西方国家结肠镜检查憩室的阳性率为37%～45%，一项涉及9086名患者的大规模调查显示憩室发现率为27%。憩室的发生随年龄而增加，国外60岁以上老人的发病率高达50%以上。憩室出血是国外LGIB的最常见原因，据报道有17%的憩室患者会发生出血，出现大出血者占3%～5%。

结肠黏膜通过肌层薄弱部位向外膨出形成憩室，穿过结肠黏膜的直小动脉随之暴露于憩室颈部，这类血管由于不同原因破裂导致憩室出血。结肠憩室多见于乙状结肠，但憩室出血却以右半结肠更为多见，可能与右半结肠肠壁张力高有关。

憩室出血通常表现为无痛性便血，可以为血便或者黑粪，一般无明显诱因，76%的患者出血会自行停止，因而有突发突止的特点。另外，憩室的再出血率很高，保守治疗止血后再出血率1年内为9%，2年内为10%，3年内为19%，4年内为25%，二次出血后发生第三次出血的可能性大于50%。

由于憩室出血突发突止，部分急性出血患者经过循环复苏后出血可能已经停止，因而核素和血管造影检查的阳性率不足50%。急性出血期行急诊结肠镜检查如果发现憩室内或周围有活动性出血或近期出血特征（发现附有血块或有可见血管的溃疡），可以肯定为憩室出血。然而，只有20%的LGIB患者结肠镜检查发现活动性出现或近期出血血痂，如果只见到憩室而没有活动性出血证据，只能在排除其他引起消化道出血病因以后才能考虑为憩室出血。

血管造影如果发现憩室出血，可以进行超选择性动脉插管并灌注血管收缩药和栓塞治疗，有经验者止血成功率可以达到90%以上。内镜下憩室出血的止血方法和溃疡出血类似，包括注射、热凝和止血夹治疗，但由于憩室壁较为薄弱，穿孔的风险相对较高。对于介入和内镜止血失败的持续出血者或反复出血患者，建议进行手术治疗，术前应通过核素扫描、血管造影和结肠镜检查尽量准确定位。

（四）痔

美国痔的发病率高达50%以上，内痔出血是西方国家LGIB的最常见病因之一。内痔出血表现为鲜血便，多在大便后出现，有时有便后滴血，出血量多少不等，合并出凝血功能障碍患者可以发生影响血流动力学稳定的大出血。出血时行肛镜检查可以迅速确诊，因而对于这类便血患者首先应进行肛镜检查。由于痔是常见病，在发现内痔以后还应该清除外其他可能导致出血的疾病，尤其是肿瘤。

痔急性出血期可以用药物治疗，包括垂体后叶素和生长抑素等药物，但其疗效缺乏可靠的大规模对照临床研究证实。局部填塞压迫也有一定的止血效果。内镜止血是常用的治疗方法，包括橡皮圈结扎、硬化剂注射、电凝治疗等，可以在肛镜或者结肠镜/乙状结肠镜下进行，止血效果可以达到90%以上。对于内镜治疗效果不佳持续出血或者反复大出血患者，可以考虑手术切除治疗。痔的再出血率高达50%，急性出血期过后需要预防再出血发生，方法包括保持大便通畅、软化粪便和局部应用抗炎药，反复出血者需要内镜或者手术切除治疗。

第三节　急性腹膜炎

一、病因及分类

（一）病因

1.原发性腹膜炎

原发性腹膜炎是指腹腔内并无明显的原发感染病灶，病原体经血行、淋巴或经肠壁、女性生殖系统进入腹腔而引起的腹膜炎，较继发性腹膜炎少见。

（1）常发病的患者：①婴儿和儿童；②患肾病综合征的儿童；③肝硬化腹腔积液患者；④免疫功能抑制的患者，如肾移植或用皮质类固醇治疗的血液病患者；⑤全身性红斑狼疮患者。

（2）致病因素：儿童期原发性腹膜炎的主要致病菌是肺炎球菌和链球菌，可能经呼吸道或泌尿道侵入，经血行弥散到达腹膜腔；在成人则多为肠道的内源性细菌所致，经女性生殖道上行性感染的细菌种类较多。

2.继发性脓性腹膜炎

（1）腹内脏器穿孔：以急性阑尾炎穿孔最为常见，其次是胃、十二指肠溃疡穿孔，其他还有胃癌、结肠癌穿孔、胆囊穿孔、炎症性肠病和伤寒溃疡穿孔等。

（2）肠道和腹内脏器炎症：如阑尾炎、憩室炎、坏死性肠炎、克罗恩病、胆囊炎、胰腺炎和女性生殖器官的化脓性炎症等。

（3）腹部钝性或穿透性损伤致腹内脏器破裂或穿孔。

（4）手术后腹腔污染或吻合瘘。

（5）机械性绞窄性肠梗阻和血运性肠梗阻：如肠扭转、肠套叠、闭祥性肠梗阻、肠坏死、肠系膜血管栓塞或血栓形成等。

（6）医源性损伤：如结肠镜检查时结肠穿孔、肝活检或经皮肝穿刺、胆管造影的胆管瘘、腹腔穿刺后小肠损伤等。

（二）分类

将腹膜炎分为不同类型，主要是为了治疗上的需要。然而这些类型在一定条件下是可以互相转化的，如溃疡穿孔早期为化学性腹膜炎，经过6～12h后可转变成为细菌性化脓性腹膜炎；弥散性腹膜炎可发展为局限性腹膜炎，相反，局限性腹膜炎也可发展为弥散性腹膜炎。

1.根据腹膜炎的发病机制分类

（1）原发性腹膜炎：是指腹腔内无原发病灶，病原菌是经由血液循环、淋巴途径或女性生殖系统等而感染腹腔所引起的腹膜炎。临床上较少见。

（2）继发性腹膜炎：是临床上最常见的急性腹膜炎，继发于腹腔内的脏器穿孔，脏器的损伤破裂，炎症和手术污染。常见病因有阑尾炎穿孔，胃及十二指肠溃疡急性穿孔，急性胆囊炎透壁性感染或穿孔，伤寒肠穿孔，及急性胰腺炎，女性生殖器官化脓性炎症或产后感染等含有细菌的渗出液进入腹腔引起的腹膜炎。

2.根据病变范围分类

（1）局限性腹膜炎：腹膜炎局限于病灶区域或腹腔的某一部分，如炎症由于大网膜和肠曲的包裹形成局部脓肿，如阑尾周围脓肿，膈下脓肿，盆腔脓肿等。

（2）弥散性腹膜炎：炎症范围广泛而无明显界限，临床症状较重，若治疗不及时可造成严重后果。

3.根据炎症性质分类

（1）化学性腹膜炎：是由于胃酸、十二指肠液、胆盐、胆酸、胰液的强烈刺激而致化学性腹膜炎，见于溃疡穿孔，急性出血坏死性胰腺炎等，此时腹腔渗液中无细菌繁殖。

（2）细菌性腹膜炎：是由细菌及其产生的毒素刺激引起的腹膜炎。如空腔脏器穿孔8h后多菌种的细菌繁殖化脓，产生毒素。

二、病理生理

（1）腹膜受细菌侵犯或消化液（胃液、肠液、胆汁、胰液）刺激后，腹膜充血，由肥大细胞释放组胺和其他渗透因子，使血管通透性增加，渗出富于中性粒细胞、补体、调理素和蛋白质的液体。细菌和补体及调理素结合后就被吞噬细胞在局部吞噬，或进入区域淋巴管。间皮细胞受损伤可释放凝血活酶，使纤维蛋白原变成纤维素。纤维素在炎症病灶的周围沉积，使病灶与游离腹腔隔开，阻碍细菌和毒素的吸收。如果感染程度轻，机体抵抗力强，治疗及时，腹膜炎可以局限化，甚至完全吸收消退。反之，局限性腹膜炎也可发展成为弥散性腹膜炎。由于大量中性粒细胞的死亡、组织坏死、细菌和纤维蛋白凝固，渗出液逐渐由清变浊，呈脓性。大肠埃希菌感染的脓液呈黄绿色，稍稠，如合并厌氧菌混合感染，脓液有粪臭味。

（2）肠道浸泡在脓液中，可发生肠麻痹。肠管内积聚大量空气和液体，使肠腔扩张。肠腔内积液、腹腔内大量炎性渗液、腹膜和肠壁及肠系膜水肿，使水、电解质和蛋白质丢失在第三间隙，细胞外液体量锐减，加上细菌和毒素吸入血，导致低血容量和感染中毒性休克，引起内分泌、肾、肺、心、脑代谢等一系列改变。常发生代谢性酸中毒、急性肾衰竭和成人型呼吸窘迫综合征，最终导致患者不可逆性休克和死亡。

三、临床表现

（一）症状

急性腹膜炎的主要临床表现，早期为腹膜刺激症状如（腹痛、压痛、腹肌紧张和反跳痛等）；后期由于感染和毒素吸收，主要表现为全身感染中毒症状。

1.腹痛

腹痛是腹膜炎最主要的症状。疼痛的程度随炎症的程度而异，但一般都很剧烈，不能忍受，且呈持续性。深呼吸、咳嗽，转动身体时都可加剧疼痛，故患者不易变动体位。疼痛多自原发灶开始，炎症扩散后蔓延及全腹，但仍以原发病变部位较为显著。

2.恶心、呕吐

恶心、呕吐为早期出现的常见症状。开始时因腹膜受刺激引起反射性的恶心呕吐，呕吐物为胃内容物；后期出现麻痹性肠梗阻时，呕吐物转为黄绿色的含胆汁液，甚至为棕褐色粪样肠内容物。由于呕吐频繁可出现严重脱水和电解质紊乱。

3.发热

突然发病的腹膜炎，开始时体温可以正常，之后逐渐升高。老年衰弱的患者，体温不一定随病情加重而升高；脉搏通常随体温的升高而加快。如果脉搏增快而体温下降，多为病情恶化的征象，必须及早采取有效措施。

4.感染中毒

当腹膜炎进入严重阶段时，常出现高热、大汗、口干、脉快，呼吸浅促等全身中毒表现。后期由于大量毒素吸收，患者则处于表情淡漠，面容憔悴，眼窝凹陷，口唇发绀，肢体冰冷，舌黄干裂，皮肤干燥、呼吸急促、脉搏细弱，体温剧升或下降，血压下降、休克、酸中毒。若病情继续恶化，终因肝肾功能衰弱及呼吸循环衰竭而死亡。

（二）体征

由于致病原因的不同，腹膜炎可以突然发生，也可以逐渐发生。例如，胃、十二指肠溃疡急性穿孔或空腔脏器损伤破裂所引起的腹膜炎，常为突然发生；而急性阑尾炎等引起者，则多先有原发病的症状，而后再逐渐出现腹膜炎征象。

1.腹胀

腹部体征表现为腹式呼吸减弱或消失，并伴有明显腹胀。腹胀加重常是判断病情发展的一个重要标志。

2.压痛及反跳痛

压痛及反跳痛是腹膜炎的主要体征，始终存在，通常是遍及全腹而以原发病灶部位最为显著。

3.腹肌紧张程度

腹肌紧张程度随病因和患者全身情况的不同而轻重不一。突发而剧烈的刺激，胃酸和胆汁这种化学性的刺激，可引起强烈的腹肌紧张，甚至呈"木板样"强直，临床上称"板样腹"。而老年人、幼儿或极度虚弱的患者，腹肌紧张可以很轻微而被忽视。

4.腹部叩诊

当全腹压痛剧烈而不易用扪诊的方法去辨别原发病灶部位时，轻轻叩诊全腹部常可发现原发病灶部位有较显著的叩击痛，对定位诊断很有帮助。腹部叩诊可因胃肠胀气而呈鼓音。

5.腹部听诊

胃肠道穿孔时，因腹腔内有大量游离气体平卧位叩诊时常发现肝浊音界缩小或消失。腹腔内积液多时，可以叩出移动性浊音，也可以用来为腹腔穿刺定位。听诊常发现肠鸣音减弱或消失。

6.直肠指诊

如直肠前窝饱满及触痛，则表示有盆腔感染存在。

四、辅助检查

（一）化验检查

血常规检查示白细胞计数增高，但病情严重或机体反应低下时，白细胞计数并不高，仅有中性粒细胞比例升高或毒性颗粒出现。

（二）X线检查

腹部X线检查可见肠腔普遍胀气并有多个小气液面等肠麻痹征象，胃肠穿孔时，多数可见膈下游离气体存在（应立位透视），这在诊断上具有重要意义。体质衰弱的患者，或因有休克而不能站立透视的患者，可行侧卧摄片也能显示有无游离气体存在。

五、诊断

根据腹痛病史，结合典型体征，白细胞计数及腹部X线检查等，诊断急性腹膜炎一般并不困难。

（一）致病菌

一般空腔脏器穿孔引起的腹膜炎多是杆菌为主的感染，只有原发性腹膜炎是球菌为主的感染。

（二）病因诊断

病因诊断是诊断急性腹膜炎的重要环节。在诊断时需要进一步辅助检查，如肛指检查、盆腔检查、低半卧位下诊断性腹腔穿刺和女性后穹窿穿刺检查。

1.诊断性腹腔穿刺

（1）如果腹腔液体在100mL以下，诊断性腹腔穿刺不易成功。

（2）根据穿刺所得液体颜色，气味、性质及涂片镜检，或淀粉酶的定量测定等来判定病因，也可做细菌培养。

（3）腹腔抽出的液体大致有透明、浑浊、脓性、血性和粪水样几种。

（4）结核性腹膜炎为草黄色透明的黏性液，上消化道穿孔为黄绿色浑浊液含有胃液、胆汁。

（5）急性阑尾炎穿孔为稀薄带有臭味的脓液。

（6）而绞窄性肠梗阻肠坏死，可抽出血性异臭的液体。

（7）急性出血坏死性胰腺炎可抽出血性液而且胰淀粉酶含量很高。

（8）若腹腔穿刺为完全的新鲜不凝血则考虑为腹腔内实质性脏器损伤。

2.诊断性腹腔冲洗

为明确诊断，可行诊断性腹腔冲洗，在无菌下注入生理盐水后再抽出，进行肉眼检查和镜检，给明确诊断提供可靠资料。

3.剖腹探查

对病因实在难以确定而又有肯定手术指征的病例，则应尽早进行剖腹探查以便及时发现和处理原发病灶，不应为了等待确定病因而延误手术时机。

（三）根据腹膜炎的类型诊断

1.原发性腹膜炎

原发性腹膜炎常发生于儿童呼吸道感染期间。患儿突然腹痛呕吐、腹泻并出现明显的腹部体征，病情发展迅速。

2.继发性腹膜炎

继发性腹膜炎病因很多，只要仔细询问病史并结合各项检查和体征进行综合分析即可诊断，腹肌的紧张程度并不一定反映腹内病变的严重性。例如，儿童和老人的腹肌紧张度不如青壮年显著；某些疾病如伤寒肠穿孔或应用肾上腺皮质激素后，腹膜刺激征往往有所减轻。故不能单凭某一项重要体征的有无而下结论，要进行全面分析。

六、鉴别诊断

（一）内科疾病

有不少内科疾病具有与腹膜炎相似的临床表现，必须严加区别，以免错误治疗。

1.肺炎、胸膜炎、心包炎、冠心病等

肺炎、胸膜炎、心包炎、冠心病都可引起反射性腹痛，疼痛也可因呼吸活动而加重。因此，呼吸短促、脉搏变快，有时出现腹上区腹肌紧张而被误认为腹膜炎，但详细追问疼痛的情况，细致检查胸部，及腹部缺乏明显和肯定的压痛及反跳痛，即可做出判断。

2.急性胃肠炎、痢疾等

急性胃肠炎、痢疾也有急性腹痛、恶心、呕吐、高热、腹部压痛等，易误认为腹膜炎。但急性胃肠炎及痢疾等有饮食不当的病史、腹部压痛不重、无腹肌紧张、听诊肠鸣音增强等，均有助于排除腹膜炎的存在。

3.其他

其他如急性肾盂肾炎、糖尿病酮中毒、尿毒症等也均可有不同程度的急性腹痛、恶心、呕吐等症状，而无腹膜炎的典型体征，只要加以分析，即可鉴别。

（二）外科疾病

1.急性肠梗阻

多数急性肠梗阻具有明显的阵发性腹部绞痛、肠鸣音亢进、腹胀，而无肯定压痛及腹肌紧张，易与腹膜炎鉴别。但如梗阻不解除，肠壁水肿淤血，肠蠕动由亢进转为麻痹，临床可出现肠鸣音减弱或消失，易与腹膜炎引起肠麻痹混淆。除细致分析症状及体征，并通过腹部X线摄片和密切观察等予以区分外，必要时需做剖腹探查，才能明确。

2.急性胰腺炎

水肿性或出血坏死性胰腺炎均有轻重不等的腹膜刺激症状与体征，但并非腹膜感染；在鉴别时，血清或尿淀粉酶升高有重要意义，从腹腔穿刺液中测定淀粉酶值有时能确定诊断。

3.腹腔内或腹膜后积血

各种病因引起腹内或腹膜后积血，均可出现腹痛、腹胀、肠鸣音减弱等临床表现，但缺乏压痛、反跳痛、腹肌紧张等体征。腹部X线摄片、腹腔穿刺和观察往往可以明确诊断。

4.其他

泌尿系结石、腹膜后炎症等均各有其特征，只要细加分析，诊断并不困难。

七、治疗

治疗原则上应积极消除引起腹膜炎的病因，并彻底清洗吸尽腹腔内存在的脓液和渗出液，或促使渗出液尽快吸收或通过引流而消失。为了达到上述目的，应根据不同的病因，不同的病变阶段，不同的患者体质，采取不同的治疗措施。总的来说，急性腹膜炎的治疗可分为非手术治疗和手术治疗两种。

（一）适应证

1.非手术治疗的适应证

非手术治疗应在严密观察及做好手术准备的情况下进行，其指征如下。

（1）原发性腹膜炎或盆腔器官感染引起的腹膜炎，前者的原发，病灶不在腹腔内，后者对抗生素有效一般不需手术，但在非手术治疗的同时，应积极治疗其原发病灶。

（2）急性腹膜炎的初期尚未遍及全腹，或因机体抗病力强，炎症已有局限化的趋势，临床症状也有好转，可暂时不急于手术。

（3）急性腹膜炎病因不明、病情也不严重，全身情况也较好，腹腔积液不多，腹胀不明显，可以进行短期的观察（一般4～6h）。观察其症状、体征、化验及特殊检查结果等，根据检查结果和发展情况决定是否需要手术。

2.手术治疗的适应证

手术治疗通常适用于病情严重，非手术治疗无效者，其指征如下。

（1）腹腔内原发病灶严重者，如腹内脏器损伤破裂、绞窄性肠梗阻、炎症引起的肠坏死、肠穿孔、胆囊坏疽穿孔、术后胃肠吻合口瘘所致的腹膜炎。

（2）弥散性腹膜炎较重而无局限趋势者。

（3）患者一般情况差，腹腔积液多，肠麻痹重，或中毒症状明显，尤其是有休克者。

（4）经保守治疗（一般不超过12h），如腹膜炎症状与体征均不见缓解，或反而加重者。

（5）原发病必须手术解决的，如阑尾炎穿孔、胃及十二指肠穿孔等。

（二）非手术治疗

1.体位

在无休克时，患者应取半卧位，有利于腹内的渗出液积聚在盆腔，因为盆腔脓肿中毒症状较轻，也便于引流处理。半卧位时要经常活动两下肢，改变受压部位，以防发生静脉血栓和压疮。

2.禁食

对胃肠道穿孔患者必须绝对禁食，以减少胃肠道内容物继续漏出。对其他病因引起的腹膜炎已经出现肠麻痹者，进食则使肠内积液积气腹胀加重，必须待肠蠕动恢复正常后，才可开始进饮食。

3.胃肠减压

胃肠减压可以减轻胃肠道膨胀，改善胃肠壁血运，减少胃肠内容物通过破口漏入腹腔，是腹膜炎患者不可少的治疗，但长期胃肠减压妨碍呼吸和咳嗽，增加体液丢失，可造成低氯低钾性碱中毒，故一旦肠蠕动恢复正常应及早拔去胃管。

4.静脉输液

腹膜炎禁食患者必须通过输液以纠正水、电解质和酸碱失调。对严重衰竭患者应增加血和血浆的输入量，增加白蛋白以补充因腹腔渗出而丢失的蛋白，防止低蛋白血症和贫血。对轻症患者可输注葡萄糖液或平衡盐，对有休克的患者在输入晶胶体液同时要有必要的监护，包括血压、脉率、心电、血气、中心静脉压、尿相对密度和酸碱度，血细胞比容、电解质定量观察、肾功能等，以便及时修正液体的内容和速度，增加必要的辅助药物，也可给予一定量的激素治疗。在基本扩容后可酌情使用血管活性药，其中以多巴胺较为安全，确诊后可边抗休克边进行手术。

5.补充热量与营养

急性腹膜炎需要大量的热量与营养以补其需要，其代谢率为正常的140%，每日需要热量达12 558～16 744kJ。当不能补足所需热量时，机体内大量蛋白质被消耗，则患者承受严重损害。目前，除输入葡萄糖供给部分热量外，尚需输注复方氨基酸液以减轻体内蛋白的消耗，对长期不能进食的患者应考虑深静脉高营养治疗。

6.抗生素的应用

由于急性腹膜炎病情危重且多为大肠埃希菌和粪链菌所致的混合感染，早期即应选用大量广谱抗生素，再根据细菌培养结果加以调整，给药途径以静脉滴注较好。除注意大肠埃希菌、粪链球菌外，还要注意有耐药的金黄色葡萄球菌和无芽孢的厌氧菌（如粪杆菌）的存在，特别是那些顽固的病例，适当地选择敏感的抗生素，如氯霉素、氯林可霉素、甲硝唑、庆大霉素、氨基青霉素等。对革兰阴性杆菌败血症者可选用第三代头孢菌素如头孢曲松钠（菌必治）等。

7.镇痛

为减轻患者痛苦适当地应用镇静止痛药是必要的。对于诊断已经明确，治疗方法已经确定的患者，用哌替啶或吗啡来制止剧痛也是允许的，而且在增强肠壁肌肉张力和防止肠麻痹有一定作用。但如果诊断尚未确定，患者还需要观察时，不宜用止痛药以免掩盖病情。

（三）手术治疗

1.病灶处理

清除腹膜炎的病因是手术治疗的主要目的。感染源消除得越早，则预后越好，原则上手术切口应该越靠近病灶的部位越好，以直切口为宜，便于上下延长，并适合于改变手术方式。

（1）探查应轻柔细致，尽量避免不必要的解剖和分离，防止因操作不当而引起感染扩散，对原发病灶要根据情况做出判断后再处理，坏疽性阑尾炎和胆囊炎应予切除，若局部炎症严重，解剖层次不清或病情危重而不能耐受较大手术时可简化操作，只做病灶周围引流或造瘘术。待全身情况好转、炎症消退后3～6个月择期行胆囊切除或阑尾切除术。

（2）对于坏死的肠段必须切除。条件不允许时可做坏死肠段外置术。一边抗休克一边尽快切除坏死肠段以挽救患者，此为最佳手术方案。

（3）对于胃十二指肠溃疡穿孔，在患者情况允许下，如穿孔时间短，处在化学性腹膜炎阶段，空腹情况下穿孔、腹腔污染轻，病变需切除时应考虑行胃大部切除术；若病情严重，患者处于中毒性休克状态，且腹腔污染重，处在化脓性腹膜炎阶段，则只能行胃穿孔修补术，待体质恢复，3～6个月后住院择期手术。

2.清理腹腔

在消除病因后，应尽可能地吸尽腹腔内脓汁、清除腹腔内的食物和残渣、粪便、异物等，清除最好的办法是负压吸引，必要时可以辅以湿纱布擦拭，应避免动作粗糙而伤及浆膜表面的内皮细胞。

（1）若有大量胆汁，胃肠内容物严重污染全腹腔时，可用大量生理盐水进行腹腔冲洗，一边洗一边吸引，为防止冲洗时污染到膈下，可适当将手术床摇为头高的斜坡位，冲洗到水清亮为止；若患者体温高，也可用4～10℃的生理盐水冲洗腹腔，也能收到降温效果。

（2）当腹腔内大量脓液已被形成的假膜和纤维蛋白分隔时，为达到引流通畅的目的，必须将假膜和纤维蛋白等分开、去除，虽有一定的损伤但效果较好。

3.引流

引流的目的是使腹腔内继续产生的渗液通过引流物排出体外，以便残存的炎症得到控制、局限和消失，防止腹腔脓肿的发生。弥散性腹膜炎手术后，只要清洗干净，一般不需引流。

（1）必须放置腹腔引流的病例：①坏疽病灶未能切除，或有大量坏死组织未能清除时；②坏疽病灶虽已切除，但因缝合处组织水肿影响愈合有漏的可能时；③腹腔内继续有较多渗出液或渗血时；④局限性脓肿。

（2）腹腔引流的方式：通常采用的引流物有烟卷式引流，橡皮管引流，双套管引流，潘氏引流管，橡皮片引流，引流物一般放置在病灶附近和盆腔底部。

第六章　骨科严重创伤

第一节　多发性骨关节损伤

关于多发伤的定义，目前，国内外尚无统一的标准，综合国内外文献报道，多发伤可定义为同一致伤因子引起的两处或两处以上的解剖部位或脏器的创伤，且至少有一处损伤是危及生命的。因此，凡符合以下两条以上者可定为多发伤。

（1）头颅伤：颅骨骨折，伴有昏迷、半昏迷的颅内血肿，脑挫伤，颌面部骨折。

（2）颈部伤：颈部外伤伴有大血管损伤、血肿、颈椎损伤。

（3）胸部伤：多发肋骨骨折、血气胸、肺挫伤，心、大血管、气管破裂，膈疝。

（4）腹部伤：腹腔内出血，腹内脏器破裂，腹膜后大血肿。

（5）泌尿生殖系统损伤：肾破裂，膀胱破裂，子宫破裂，尿道断裂，阴道破裂。

（6）复杂性骨盆骨折（或伴休克）。

（7）脊椎骨折、脱位伴脊髓伤，或多发脊椎骨折。

（8）上肢肩胛骨、长骨骨折，上肢离断。

（9）下肢长管状骨干骨折，下肢离断。

（10）四肢广泛皮肤撕脱伤。

单纯的脊椎压缩性骨折、轻度软组织伤、手足骨折等，因对整体影响不大，不应作为多发伤的条件。

一、病理生理特点

（一）致伤因素与病理特征

多发伤具有创伤部位多、伤情严重、组织破坏广泛和生理扰乱大的特点。各种致伤因素引起不同的病理特征，如工、矿事故，建筑倒塌造成的挤压或撞击常发生多处肋骨骨折、脊柱骨折、挤压综合征等；高处坠落伤，常有骨折和胸腹多脏器联合伤。偶尔在很轻微的创伤情况下，如平地跌倒、自行车跌下等，当时未发现严重创伤，但随后却出现肝脾延迟性破裂、迟发性颅内出血等严重情况。

（二）应激反应剧烈

多发伤常有失血性或创伤性休克，反射性兴奋交感—肾上腺髓质系统，释放大量去甲肾上腺素和肾上腺素，使心搏加快加强，以提高心排血量；外周小血管收缩，内脏、皮肤及四肢血流量减少，血管内外的体液转移来调节心血管的功能和补偿血容量的变化，以保证心脑能得到较好的血液灌注。低血容量使肾血流量减少，激活肾素—血管紧张素—醛固酮系统，增加钠和水的重吸收；另外，下丘脑—垂体系统分泌大量抗利尿激素，也促进远端肾小管对水的重吸收，与醛固酮协同作用维持血容量。但如果失血量大，持续时长，失血得不到及时纠正，组织在低灌注状态下释放活性物质，如缓激肽、5-羟色胺、血栓素、前列腺素等，使毛细血管通透性增加，有效循环血量减少；由于缺血缺氧、ATP减少，造成容量进一步丢失，使血流动力学紊乱、休克加重。

（三）免疫功能紊乱

身体遭受严重创伤后，破坏或缺血缺氧组织激活并释放血管活性物质和炎性递质、活性裂解产物，导致异常炎性反应，抑制免疫功能，尤其是细胞免疫功能。严重创伤、出血性休克引起肠黏膜缺血水肿，局部坏死，肠道屏障遭到破坏，肠道通透性增高和免疫功能抑制，使肠道内细菌及毒素穿过肠黏膜上皮细胞或间隙进入固有层，侵入淋巴、血流，并扩散至全身致肠源性感染。

（四）高代谢状态

多发伤后发生的应激性反应，可导致机体高代谢状态，一般在伤后第三天就会出现，可持续14~21d。

高代谢反应包括心血管和代谢两个方面变化，表现为心率加快，心排血量增加，外周循环阻力下降；血中白细胞增加；静息能耗增加，氧耗量增加，糖类、脂类和外周氨基酸的利用增加；糖代谢紊乱，糖原分解、脂肪动员，血糖升高；肌肉蛋白严重分解，尿氮丢失，血尿素氮升高，负氮平衡显著；血浆中游离脂肪酸和游离氨基酸浓度升高而进行分解。高代谢状态若不加控制，将发展成为多器官功能障碍综合征（MODS）。

（五）容易发生MODS

严重创伤及创伤性休克是MODS的一个重要诱因，在休克的基础上并发感染将加速MODS的进程。

二、临床特点

多发伤伤势严重，应激反应剧烈，伤情变化快，常具有以下的特点。

（一）创伤的部位与临床表现的内在联系

头部创伤主要是神志的变化，严重者出现昏迷；面、颈部创伤则应注意气道阻塞而导致的窒息；胸部创伤主要（>85%）是肋骨骨折引起的血气胸和肺挫伤；腹部创伤常见实质性脏器破裂引起内出血以及空腔脏器穿破所致的腹膜炎。

（二）休克发生率高

由于多发伤损伤范围广、创面大、失血多，创伤的应激反应剧烈以及剧烈的疼痛，易发生失血性或创伤性休克，发生率高达50%~80%。有时与心源性因素，如心脏压塞、心肌挫伤、创伤性心肌梗死等同时存在。

（三）严重低氧血症

多发伤早期低氧血症发生率很高，甚至高达90%尤其是颅脑伤、胸部伤伴有休克或昏迷者，PaO_2可降至4.0~5.3kPa（30~40mmHg）。多发伤早期低氧血症可分为两型。

1.呼吸困难型

患者缺氧明显，极度呼吸困难，辅助呼吸肌收缩明显，此型呼吸困难是由通气换气障碍引起的。

2.隐蔽型

此型呼吸困难是由循环障碍全身氧供不足、脑缺氧而引起的；临床缺氧体征不明显，仅表现为烦躁不安、呼吸增快；随着休克的纠正PaO_2将显著改善。

（四）易继发感染

多发伤后机体的免疫功能受到抑制，伤口污染严重，肠道细菌移位，使用侵入性导管等因素导致继发感染的发生率极高，而且多发伤的感染多为混合感染，菌群包括革兰阳性菌、革兰阴性菌及厌氧菌，还容易发生耐药菌和真菌的感染。

（五）易发生MODS和多器官功能衰竭（MOF）

由于休克、感染及高代谢反应，多发伤极易并发MODS和MOF，病死率高。器官衰竭发生的顺序依次是肺、肝、胃黏膜与肾。衰竭的脏器数目越多，病死率越高。

（六）容易漏诊

多发伤常常是开放伤与闭合伤、明显外伤与隐蔽外伤并存，加之时间紧迫，容易发生漏诊。腹部伤是最常见的漏诊、误诊部位，即使在剖腹探查中，术者满足于一两处伤的发现，而导致腹膜后脏器如胰、十二指肠、升降结肠损伤的漏诊。多发伤时如漏诊胸、腹、腹膜后三腔内出血，往往失去抢救机会，应引起临医师注意。

三、诊断

多发伤的诊断必须简捷，强调早期诊断，不得因诊断耽误必要的抢救；但多发伤的诊断又必须全面，不致遗漏隐蔽的致命伤。对多发伤患者必须按照"抢救—检查—治疗"的程序，首先抢救危及生命创伤，如心搏骤停、气道阻塞、大出血、休克等；抢救同时进行初步的体格检查；待生命体征稳定时，再进行细致的体格检查和辅助检查。

（一）迅速判断威胁生命的征象

在抢救现场或急诊室，急诊医师首先要对伤者进行快速的检查，特别是神志、面色、呼吸、血压、脉搏、瞳孔等生命体征和出血情况，确认伤者是否存在呼吸道梗阻、休克、大出血等致命性损伤。对心搏呼吸骤停者，应立即进行心肺复苏；神志不清者，要保持呼吸道通畅，观察记录神志、瞳孔、呼吸、脉搏和血压的变化。

（二）后续诊断

待生命体征稳定后，进一步询问病史，进行仔细的体格检查、实验室检查及特殊检查，以获得尽可能准确的诊断。

1.病史采集

通过询问伤者、护送人员或事故目击者，问清受伤时间、受伤方式、撞击部位、落地位置、处理经过、上止血带时间、有无昏迷史等。

2.体格检查

为了不遗漏重要的伤情，应按照Freeland等建议"CRASHPLAN"检查顺序进行细致的体格检查。

3.实验室检查

发伤患者都应立即查血型和交叉配血，做血气分析，测定血红蛋白、红细胞比容、血白细胞计数；还需测定肝功能、血电解质、血糖、血尿素氮、血肌酐及尿常规等。根据需要血液学检查可反复多次进行。

4.特殊检查

如患者全身情况允许、可以搬动，应进行X线检查、超声检查、腹腔镜、CT检查及MRI检查。有条件可进行床旁摄片、床旁B超检查。另外，胸腔穿刺、腹腔穿刺方法简单，可反复多次进行。

（三）动态观察

多发伤是一种变化复杂的动态损伤，初期的检查得出的结论可能是不全面的，必须进行动态观察。再估计的重点有：腹膜后脏器的损伤，如十二指肠破裂、胰腺损伤，隐性大出血，继发性颅内、胸内、腹腔内出血等。

（四）伤情评估

正确评价多发伤伤情严重程度，是判断其预后和制订抢救方案极为重要的依据，目前创伤伤情严重度的评估方法很多，各有利弊，此处不再赘述。

四、急诊治疗

在多发伤的急诊治疗时，应树立"以患者为中心"的观念，将各部位的创伤视为一个整体，根据伤情的需要从全局的观点制定抢救措施、手术顺序及脏器功能的监测与支持。需要成立一个由急诊科牵头、全院范围的创伤救治组，负责多发伤的全过程的抢救和治疗。

（一）现场急救

急救人员必须迅速到达现场，去除正在威胁伤者生命安全的因素。现场急救的关键是气道管理、心肺脑复苏、包扎止血、抗休克、骨折固定及安全地运送，使伤者能活着到医院。

（二）生命支持

1.呼吸道管理

多发伤患者如出现窒息，不及时解除，将迅速致命。建立人工气道最可靠的方法是气管插管，能完全控制气道、防止误吸、保证供氧及便于给药。对有颈椎骨折的患者，颈部不能过伸，紧急情况下可行环甲膜穿刺术，然后行气管切开术。

2.心肺复苏

心肺复苏将在第八章专述。对于多发伤患者如伴有胸骨骨折、多发肋骨骨折、血气胸、心脏压塞、心肌破裂，可行开胸心肺复苏。

3.抗休克治疗

多发伤患者到急诊科时大多伴有休克。在控制外出血的基础上，根据血压、脉搏、皮温、面色判断休克程度进行抗休克治疗，要迅速建立两条以上的静脉通路，必要时行深静脉穿刺置管术，便于输液和监测。

（三）处理各脏器损伤

当患者的生命体征稳定或基本稳定后，应进一步处理各系统脏器的损伤。

1.颅脑损伤的处理

有颅脑损伤者，应注意防治脑水肿，可用20%甘露醇、呋塞米脱水，或用胶体液提高胶体渗透压。限制输液量，这与抗休克措施相矛盾，应兼顾两者，灵活掌握。如明确有颅内血肿，应尽早开颅减压，清除血肿。

2.胸部损伤的处理

有反常呼吸者，可局部加压固定或用呼吸机正压通气。有血气胸者，行胸腔闭式引流，当置管后一次引出1000～1500mL以上血量，或3h内引流速度大于200mL/h，应行剖胸探查术。心脏损伤者，应及时手术修补。

3.腹部损伤的处理

多发伤应密切注意腹部体征，必要时行B超检查或腹穿，有指征及时剖腹探查。

4.四肢、骨盆和脊柱脊髓损伤的处理

多发伤患者90%以上合并骨折。四肢开放性骨折应尽早行清创和内固定手术；对于闭合性骨折可采用骨牵引、石膏固定等方法，待患者情况稳定后再作进一步处理。骨盆骨折合并血管、神经和盆腔内脏器损伤时，应及时手术治疗。

（四）手术治疗

1.多发伤手术治疗的特点

多发伤患者伤情危重，常有失血性或创伤性休克、中枢神经系统功能障碍、呼吸循环衰竭等。这些紊乱或功能障碍常常相互影响、形成恶性循环，及时手术可以阻断恶性循环，使患者脱离危重状态。但如果处理不当，手术本身也是一个创伤，可加重恶性循环、进而加重病情。必须严格选择手术适应证，把握手术时机，合理安排手术先后的顺序。

2.手术类型

（1）紧急手术：该类手术不能拖延，如心脏贯通伤、大血管伤，手术越快越好，目的是修补出血部位，制止大出血。这些患者入院时血压很低，甚至测不出，随时有生命危险，许多患者将死在运送手术室过程中，所以需立即就地进行手术。

（2）急诊手术：如脾破裂、肝破裂、子宫破裂、硬膜外血肿、开放性骨折、大面积清创等患者，可以拖延2～3h，待病情进一步诊断明确后或血压恢复到一定水平，做好较充分的术前准备后进行手术。

（3）择期手术：手术的目的是改善治疗效果，可在生命体征完全平稳后再进行。

3.手术顺序

多发伤往往有两个以上的部位需要手术，手术顺序主要根据受伤器官的严重性和重要性来决定。一般是按紧急、急性、择期的顺序，如果同时都属紧急或急性时，可按下列顺序进行。

（1）严重的颅脑外伤伴有胸腹内脏器损伤都需要紧急手术处理，应分组同时进行。

（2）胸腹联合伤可同台分组行剖胸及剖腹探查术。多数情况下，胸腔内虽无大出血，但有肺组织损伤及漏气，可先做胸腔闭式引流，再行剖腹探查术。如伴有脊髓受压，可在胸腹部手术完毕后翻身行椎板减压脊髓探查术。

（3）四肢开放性骨折需急诊手术处理，应在剖腹剖胸术后进行，闭合性骨折可择期处理。同时有开放伤和闭合伤，如时间未超过8h，应先行无菌的闭合伤，再进行污染的开放伤和空腔脏器破裂手术。

4.多发伤一期手术和骨折早期内固定治疗

（1）所谓多发伤一期手术治疗，是在伤者的生命体征稳定或趋于稳定时，对两个或两个以上的损伤部位分组同台行手术治疗。多发伤一期手术治疗与传统的分期治疗相比，有明显的优越性：①减少并发症的发生率，降低病死率；②加速患者康复，缩短住院时间；③树立抢救中的整体观，消除推诿现象。

（2）现在认为骨折和骨关节损伤早期进行内固定治疗有利于骨折愈合，应尽早进行。

五、营养支持

创伤后机体处于高代谢状态，能量消耗增加，大量蛋白质分解，负氮平衡，如不能及时纠正，患者易发生感染和MODS。因此，创伤后必须给予营养支持治疗，对消化道功能正常者，以口服为主；昏迷或不愿进食的患者，可采用鼻饲或造瘘，或给予胃肠外营养。

六、防治感染

早期对局部创口进行彻底清创处理，选用适当的抗生素，以预防感染发生；一旦发生，应及时处理感染灶，针对性选择抗生素。

七、并发症的治疗

多发伤患者常并发休克、感染或MODS，病死率极高，关键在于预防，一旦发生，应积极治疗。

第二节　挤压综合征

挤压综合征是指四肢及躯干肌肉丰富的部位受到长时间挤压，造成肌肉组织缺血坏死，出现以肢体肿胀、肌红蛋白尿、高血钾、急性肾衰竭和低血容量性休克等为特点的一系列症候群。临床上，骨筋膜室综合征和挤压综合征具有相同的病理基础，骨筋膜室综合征救治不及时就会发展成为挤压综合征，因而两者同属一个疾病范畴，骨筋膜室综合征是挤压综合征的一个局部类型或过程。

一、病因病理

挤压综合征多发生在空袭、地震、事故、房屋、矿井倒塌时。伤员被埋，四肢或躯干肌肉丰富的部位遭受广泛的挤压而引起下述病理改变。

（一）低容量

受伤部位毛细血管壁的通透性升高，大量血浆渗出至组织间隙，使血容量缩减，组织低灌流，造成肾、脑、肺等器官的功能失常，其中以肾脏最易受累。

（二）毒素吸收

大量组织细胞的裂解产物和骨骼肌溶解后从红细胞膜或肌细胞释放的毒性物质进入血液循环中，造成急性肾衰竭。由于肢体水肿，局部压力增高，阻碍血液循环，肌肉组织进一步坏死、溶解，产生更多的毒素。

（三）肾小管堵塞

细胞碎片、肌红蛋白等堵塞肾小管，使滤液减少，导致少尿或无尿。

中医学认为其病理变化是：挤压伤后，瘀阻气机，水湿潴留，继而造成气阴两伤。

二、临床表现

肢体有掩埋或挤压史，解除压力后伤肢呈苍白色，或有紫斑、皮肤感觉丧失，自主运动丧失，肢体肿胀发展迅速，表皮起水疱，肢体温度下降；伴有呃逆、恶心、呕吐、神志淡漠、嗜睡，甚至休克；进行性肾功能降低者初为少尿，后可出现无尿，血氮质潴留，血钾增高。中医辨证分为瘀血停积、湿浊上泛、瘀阻经络、气血。

三、影像学及其他检查

（一）尿液检查

早期尿量少，比重在$1.020g/cm^3$以上，尿钠低于60mmol/L，尿素高于0.333mmol/L。在少尿或无尿期，尿量少或尿闭，尿比重低，固定于$1.010g/cm^3$左右，尿肌红蛋白阳性，尿中含有蛋白、红细胞或见管型。尿钠高于60mmol/L，尿素低于0.1665mmol/L，尿中尿素氮与血中尿素氮之比低于10：1，尿肌酐与血肌酐之比低于20：1。至多尿期及恢复期一般尿比重仍低，尿常规可渐渐恢复正常。

（二）血红蛋白、红细胞计数、红细胞比容

以估计失血、血浆成分丢失、贫血或少尿期水潴留的程度。

（三）血小板、出凝血时间

可提示机体凝血、溶纤机制的异常。

（四）谷草转氨酶（GOT）、肌酸磷酸酶（CPK）

测定肌肉缺血坏死所释放出的酶，可了解肌肉坏死程度及其消长规律。

（五）血钾、血镁、血肌红蛋白测定

了解病情的严重程度。

四、治疗

（一）现场急救处理

及早解除重物压迫，患肢制动，将患肢用凉水降温或暴露在凉爽的空气中。有开放伤口和活动出血者应止血，但避免加压包扎和使用止血带。凡受压患者一律饮用碱性饮料（每8g碳酸氢钠溶于1000～2000mL水中，再加适量糖及食盐），不能进食者则用5%碳酸氢钠150mL静脉滴注。

（二）患肢处理

一旦确诊，应早期按照骨筋膜室综合征手术方法切开每一个受累的骨筋膜室以充分减张。截肢不是早期常规处理措施，也不能降低发病率和病死率，指征是：患肢肌肉已坏死，并见尿肌红蛋白试验阳性或早期肾衰竭迹象；全身中毒症状严重，经切开减压仍不能有效缓解，已危及生命；并发特异性感染，如气性坏疽等。

（三）急性肾衰竭抢救

急性肾衰竭抢救包括纠正水和电解质紊乱，酸中毒和低钠血症，抗生素应用，营养和饮食调护，透析疗法等。

五、临床思路

（1）挤压综合征是骨科危急重症，以往文献报道病死率在50%以上。尽管对急性肾衰竭研究的不断深入，尤其是人工肾等透析方法的有效应用，其病死率已明显降低，但仍是威胁患者生命的一大疾病，故应早期发现、早期诊断、尽早抢救（包括切开减压与防治肾衰竭）。早期发现的关键在于遇到地震、战伤、大型车祸或交通意外、塌方等重大事故时，保持高度警惕。

（2）早期救治时肾脏病科共同参与抢救非常关键，尤其是及时的透析治疗。

六、预防与调护

（1）对于容易造成挤压综合征的发病原因、发病部位（如前臂、小腿等），一旦发现骨筋膜室综合征征象，要尽早切开减压。有截肢指征的则果断截肢。

（2）密切观察伤肢的温度、感觉、血液循环、肿胀情况；注意血压、脉搏、呼吸等生命体征变化及尿量、神志化等情况；对受挤压的部位，在解除压迫后，无论有无骨折，均应临时制动，减少活动。

第三节　骨筋膜隔室综合征

骨筋膜隔室综合征又称骨-筋膜室综合征，是指四肢骨筋膜间室内的肌肉和神经因急性缺血而发生肌肉坏死、神经麻痹等一系列症状和体征，如不及时诊断和抢救，可迅速发展为坏死，导致肢体残废，甚或引起肾衰竭而危及生命。此综合征可由严重骨折、挤压伤引起，好发于小腿和前臂。

一、病因、病理

骨-筋膜室综合征的发生是由于筋膜间隔室内压力增加，或空间变小（肢体外部受压），或由于间隔室内组织体积增大（肢体内部组织肿胀）所致。

体外部受压的原因有包扎过紧过久；车祸、倒塌等重物挤压；昏迷或麻醉时，肢体长时间受自身体重压迫等。

肢体内部组织肿胀的原因有：闭合性骨折严重移位或形成巨大血肿，肢体挫伤；大血管受阻，如损伤、痉挛、梗死、血栓形成等，引起筋膜隔室内血管受压或受阻而缺血，继而组织发生水肿。

组织缺血造成的损害和缺血时间密切相关，皮肤、神经干与肌肉对缺血的耐受性不同。神经干对缺血反应比较敏感，一般缺血30min即可出现神经功能障碍，缺血6h血运复通后，神经干不完全坏死，功能部分回逆，完全缺血12～24h后则功能永久性丧失。肌肉耐受缺血时间最短，缺血2～4h即出现功能改变，缺血4～12h后则功能永久性丧失；完全缺血4h即可出现明显的肌红蛋白尿，血循环恢复3h后达到最高峰，肌肉组织坏死后其代谢产物的吸收将引起全身症状，完全缺血12h足以引起坏死挛缩。坏死肌肉因纤维化而挛缩，间隔内容物减少、压力降低，静脉及淋巴回流得以改善，肿胀开始消退，伤后1～2个月肢体肿胀可完全消退，3～4个月则由于肌肉挛缩出现挛缩畸形。前臂肌肉缺血坏死所致挛缩可形成屈腕、屈指畸形，小腿肌肉缺血坏死所致挛缩可形成马蹄内翻足等畸形。皮肤对缺血耐受性最强，虽部分缺血，但一般无坏死。

二、诊断

（一）典型"5P"征

"5P"征即无痛（painlessness）、苍白（pallor）、感觉异常（paresthesia）、肌麻痹（paralysis）和无脉（Pulselessness）。

1.无痛

早期疼痛特点是呈进行性，在肌肉完全坏死之前持续加重，不因骨折固定或止痛药而减轻，被动牵拉痛。晚期由于神经功能丧失则无疼痛。

2.苍白或发绀

早期可出现发绀、大理石花纹，肿胀按之硬实等，晚期由于动脉关闭出现皮肤苍白。

3.感觉异常

受累神经支配的区域出现感觉过敏或迟钝，晚期感觉消失。其中两点分辨觉的消失和轻触觉的异常出现较早，有诊断意义。

4.肌麻痹

患肢肌力起初减弱，活动无力，进而功能逐渐消失。

5.无脉

组织压升高到一定程度时，虽然小动脉关闭，或许尚不足以影响主要动脉，并可在肢体远端扪及动脉搏动和毛细血管充盈，但若任其发展，组织内压继续升高，则会逐渐出现无脉。

（二）临床表现

1.小腿各骨筋膜室

（1）小腿后浅骨筋膜室：内有比目鱼肌、腓肠肌，受压多由于股动、静脉及胆动、静脉损伤，主要体征是强直性马蹄足畸形，背伸踝关节时引起上述肌肉疼痛，小腿后方肿胀和压痛。

（2）小腿后深骨筋膜室：内有屈趾肌、胫后肌、胫后神经和血管，主要体征是屈趾肌及胫后肌无力，伸趾时疼痛，胫后神经支配区皮肤感觉丧失，小腿远端内侧、跟腱和胫骨之间肿胀、压痛。

（3）小腿外侧骨筋膜室：内有腓骨肌群和腓浅神经，主要体征是足底外侧、足背皮肤感觉丧失，足部内翻时疼痛，小腿外侧肿胀、压痛。

（4）小腿前外侧骨筋膜室：内有伸趾肌、胫前肌和腓深神经，主要体征是小腿前侧肿胀，腓深神经支配区皮肤感觉丧失，伸趾肌及胫前肌无力，被动屈趾痛。

2.前臂各骨筋膜室

（1）前臂背侧：伤后肿胀、压痛，伸拇及伸指无力，被动屈曲拇指和其他手指牵拉痛。

（2）前臂掌侧：伤后肿胀、压痛，屈拇及屈其他指无力，被动伸拇及伸其他指牵拉痛，尺神经和正中神经支配区皮肤感觉丧失。

（三）肌间隔压力测定

筋膜间隔区组织压Whitesides法测定：当组织压升至较患者舒张压低于1.3~4.0kP（10~30mmHg）时，应施行筋膜切开术。

三、治疗

本病的后果十分严重，神经及肌肉坏死致肢体畸形及神经损伤，且修复困难。唯一有效的方法是：早期彻底切开减压。在发生后12h内行减压术，约68%的患者的肢体功能有可能恢复正常；若超过12h或更长时间，则恢复概率可能不到8%。

切开方法：前臂掌侧采用长弧形（S）切口从肱二头肌腱内侧开始，斜行跨过肘横纹，向远侧直达手掌以便打开腕管。背侧从外上髁下方开始，在指总伸肌和桡侧伸腕短肌之间切开，向远侧延长约10cm。小腿筋膜减压多采用Matsen首倡的腓骨周围筋膜切开减压术，从腓骨头到外踝取外侧切口可切开小腿。

四、临床思路

（1）强调早期诊断，注意不要被假象蒙蔽而漏诊，尤其是延误诊断。

（2）保守或观望态度需慎重，抬高患肢的方法是错误的，不仅因为组织压高于动脉压而达不到促进静脉回流的作用，反而因为降低肢体内动脉血流，导致小动脉关闭和加重缺血。

（3）总的原则：如果有怀疑，就应该切开；如果事后证明筋膜切开术是不必要的，唯一后果只是添一条伤疤；但如果应该切开而未施行，将可能发生肌肉神经功能丧失或更坏的后果。

（4）筋膜切开后可用现代负压封闭引流技术封闭创面，有利于控制感染和创面修复，需要注意保持负压引流通畅。

第四节　脂肪栓塞综合征

由于医师的重视及诊断技术的提高，近年发现其发生率逐渐增高；本症常见于多发性骨折、骨盆骨折及其他松质骨骨折者。

一、病因

主要是由于骨髓内脂肪组织进入血液循环，并将末梢血管栓塞而出现一系列临床症状。因此多见于诸如骨盆、股骨干等脂肪含量丰富的大骨骼骨折者。少数病例也可因手术波及此处引起，尤其是向骨髓腔内填充黏合剂或金属内固定物时引起。至于因广泛软组织损伤烧伤、酗酒等而引起此症者实属罕见。

二、发病机制

学说较多，至今仍不完全明了。但大多数认为当骨折处的脂肪滴通过开放的静脉进入血流，并与血液中的某些有形成分如红细胞、白细胞及血小板等黏着，致使脂肪滴体积增大而无法通过肺毛细胞血管床引起肺部的脂肪栓塞。直径小于 $7 \sim 20 \mu m$ 的脂肪球则可通过肺毛细血管进入体循环，并可沉积到身体其他部位或脏器内，也有少量通过肾小球排出体外。由于机体的应激反应，存在于体内的脂栓在局部脂酶的作用下，将其分解为甘油与游离脂肪酸，并逐渐消失。

三、临床表现

1.病史

有明确骨折病史。

2.潜伏期

12 ~ 48h为多，个别可达1周左右。

3.一般症状

主要表现为体温升高，多在38℃左右，心动过速，呼吸频率增快及呼吸困难、咳嗽、咳痰等。

4.出血

出血点多少不一，多分布于肩、颈和胸部，也多见于眼结膜下，其出现率为40%～50%。

5.神经症状

神经症状呈多样化，视脂栓的分布部位及数量不同可表现神志不清、嗜睡、昏迷、偏瘫及去大脑强直等各种症状。

四、辅助检查

1.胸部X线片检查

伤后48h出现肺部阴影改变，典型者呈"暴风雪"样阴影，以肺门及下肺野为明显。临床上则以不典型的斑片状阴影多见，或仅仅显示肺纹理增粗。

2.眼底检查

眼底有脂肪滴或出血，则对诊断意义较大，但阳性者较少。

3.血气分析

主要表现为难以纠正的动脉血氧分压降低，其可作为早期诊断指标之一。

4.一般化验检查

主要表现为血红蛋白含量偏低、血小板减少及红细胞沉降率增快等。

5.特殊化验检查

可出现血浆白蛋白含量明显下降，血清脂酶及游离脂肪酸升高等。其他如血脂肪球检测等，均在探索中。

以上为典型病例所见，但临床上以非典型者为多；个别病例也可表现为暴发型，常于伤后24h发病数天后死亡，并多由尸检证实。

五、诊断依据

（一）诊断标准

脂肪栓塞综合征的诊断除具有明确的骨折病史外，尚需依据临床及辅助检查，主要包括以下几方面：

（1）皮下出血；

（2）呼吸系统症状；

（3）神经症状；

（4）动脉血氧分压下降；

（5）血红蛋白持续性下降；

（6）脉搏增快；

（7）原因不明的高热；

（8）少尿及尿中出现脂肪滴；

（9）血小板减少；

（10）血沉增快；

（11）血清脂酶上升；

（12）血中游离脂肪酸增高。

（二）各项标准的临床意义

以上标准均具有其相应的诊断价值，但其重要性并不相同，因此，有的学者按其作用分为以下3个等级标准。

1.主要标准

包括（1）—（3）条。

2.次要标准

包括（4）—（6）条。

3.参考标准

包括（7）—（12）条。

在临床上，2项以上主要标准或1项主要标准加4项以上次要标准或参考标准，即可确诊。无主要标准的其他各项均作为拟诊。

六、鉴别诊断

脂肪栓塞综合征须与脑外伤、休克及肺部疾病等鉴别。

（一）休克

脂肪栓塞综合征时，一般血压不下降，也无周围循环衰竭，血液多无浓缩，反而稀释，并有血红蛋白下降、血小板减少、血细胞比容减少等，可与该症鉴别。但两者晚期均可有DC现象，此时则难以鉴别。

（二）颅脑伤

无颅脑伤的患者，出现神经系统症状，应警惕有无脂肪栓塞的可能。

Evarts将颅脑伤与脂肪栓塞临床症状鉴别总结如表6-1所示。

表6-1　脂肪栓与颅脑伤的鉴别

	脂肪栓塞	颅脑伤
间歇清醒期	18～24h	6～10h
神志变化	严重昏迷	中度昏迷
发生昏迷	突然	逐渐
心率	140～160次/min	可超过35次/min
呼吸	可超过35次/min	减慢
局部症状	常无	常有
去大脑强直	早期、昏迷后不久即发生	晚期、临终时发生

（三）急性呼吸窘迫综合征

肺脂肪栓塞是急性呼吸窘迫症（ARDS）的原因之一，但脂肪栓塞仅造成肺的局部栓塞，栓塞区发生出血及渗出，形成间质性水肿，可有脓肿及坏死区，并逐渐引起肺纤维化及囊变，因此气体交换困难，氧分压下降。而ARDS的肺部改变则更加广泛。

七、预防及治疗

本病之关键是预防，应强调及早对休克的防治、骨折局部的制动及避免对骨髓腔的突然加压。本病的治疗包括以下几点。

（一）重病监护

设专门监护病房，既可得到集中护理，又便于调整与选择有效的治疗措施。

（二）呼吸系统支持疗法

包括面罩或鼻管供氧、气管插管或气管切开等，以减少呼吸道的无效腔，增加通气量。

（三）药物疗法

以激素疗法（大剂量）、高渗葡萄糖、白蛋白及抑肽酶等为主，有肺水肿时可用利尿剂。

第五节　多发创伤及骨盆创伤的处理原则

一、多发伤的处理原则与策略

多发伤是可危及生命的严重损伤，在损伤程度、抢救治疗、并发症及预后等都有其特殊性。随着全球自然灾害、交通事故和局部战争的增多，对于多发伤的救治和处理已引起了人们的广泛关注，并成为目前急救创伤医学研究的重要课题。

（一）多发伤的概念

多发伤是单一创伤因素造成2个或2个以上解剖部位损伤且至少1个部位威胁生命，多发伤不是各部位创伤的简单叠加，而是伤情彼此掩盖、有互相作用的症候群。多发伤是与单发伤相对而言的，单一解剖部位的多处损伤不应称作"多发伤"。多发伤还应与复合伤区别，复合伤是指由于2种或2种以上致伤因素所造成的损伤，如核爆炸所致的放射性复合伤、烧冲复合伤等。

（二）多发伤的临床特征

1.全身炎症反应综合征（SIRS）

当机体损伤后，由于局部坏死组织和局部组织缺血缺氧而引起强烈的应激反应，会使机体产生大量的炎症递质（如IL-1、IL-6、IL-4、PGE2、IL-10和TNFα等），而这些炎症递质引发的机体免疫反应会加重机体组织的进一步损伤。Moore等报道，早期给予多发伤患者大剂量输血也可能会引起机体免疫反应。另外，还有报道指出，多发伤患者早期行髓内钉固定引起的肺部并发症和急性呼吸窘迫综合征（ARDS），会加剧炎症反应，增加机体组织损伤的可能。根据多发伤患者这种失控性的全身炎症反应，1991年美国胸科医师学会（ACCP）和危重病医学会（SCCM）提出了全身炎症反应综合征（SIRS）的概念。对于SIRS的诊断必须在各种严重创伤、烧伤、缺氧及再灌注损伤等非感染与感染因素中同时存在2个或2个以上才能成立。SIRS的诊断标准为：体温高于38℃或低于36℃时，心率大于90次/分，呼吸急促（室温下，呼吸频率大于20次/分，或动脉血二氧化碳分压<4.3kPa），白细胞计数大于12×10^9/L或小于4×10^9/L或大于10%中性粒细胞。在全身炎症反应中，中性粒细胞（PMNL）发挥着重要作用。体内循环中的PMNL可在局部诱导炎症递质聚集，释放蛋白酶和产生活性氧物种，并能杀死病原体。而老化的PMNL可以进行自发性细胞凋亡和巨噬细胞吞噬，存在一个自我调控机制，以防止组织损伤。但是，如果病源刺激不能及时消除，机体持续释放这些化学递质，就会出现过度炎症反应，造成组织损伤。

当多发伤患者的损伤严重程度评分（ISS）大于15时，有13%的患者会出现多器官衰竭（MOF）。受到严重损伤的患者会直接引起机体全身性炎症反应，这种原发损伤可称为"第一次打击"。当机体遭受重大创伤，炎症反应加重，并在此期间进行手术干预（即构成"第二次打击"）时，宿主体内免疫反应出现负反馈现象，体内抗感染反应系统随之增强，称为代偿性抗感染反应综合征（CARS）。机体的抗感染机制有利于激活其他主要的免疫抑制细胞（如CD4+、CD24+、Foxp3、T细胞等）。通过免疫抑制作用可减轻机体免疫反应，防止继发性组织损伤。SIRS和CARS相互制衡，可诱导机体进行修复和抵抗感染。如果它们之间失去平衡，那么就会导致全身性炎症反应继续发展或感染，最终造成MOF的发生。多发伤患者可能会出现免疫麻痹，造成免疫细胞出现整体的凋亡反应。

多发伤引起的免疫反应高度复杂，多层次调控，尤其是体液和细胞介导免疫反应进程。最近几年对于多发伤炎症反应的量化研究表明，IL-6的血液浓度水平已证实与ISS、ARDS和MOF有关。令人鼓舞的是，Bengmark等通过对多发伤中细胞特异性信号途径进行研究，已经构建出适合机体的免疫效应细胞，从而减轻多发伤患者出现全身炎症反应综合征时对机体产生的不良影响。

2.隐匿性血流灌注不足（OH）

并非在多发伤患者失血时进行大量补液就能满足机体组织缺血缺氧灌注的需要，而在早期对患者的"延迟"液体复苏，即最低限度的适当补液也并非不可取。这就是所谓"许可范围内的低血容量症"。因此，在多发伤患者的抗休克治疗中，有效维持血容量，充分的恢复机体组织的再灌注是急诊救治成功与否的关键。近年来，多发伤患者中存在的隐匿性组织灌注不足已被证明，并且已明显影响到患者的生存。而在机体损伤期间局部组织缺氧通过无氧代谢产生的乳酸已被证实可用于监测相关组织的灌注情况和逆转休克状态。Rutherford等也证实了对于血清乳酸水平的检测可反映出严重多发伤患者预后恢复情况。另一方面，血液中的乳酸水平也与多发伤患者的病死率有强相关性。多项研究表明，当乳酸水平较高时可能会出现没有临床迹象（如无意识模糊、瞌睡、手和足发冷、潮湿、皮肤发绀和苍白等）的休克，如果血清乳酸水平等于或大于2.5mmol/L时，患者出现并发症的发病率和自身的病死率都会增高。Meregalli等报道隐匿性组织灌注不足的高危人群包括血流动力学相对稳定的患者，创伤后早期行外科手术患者，传统检查指标（如，血压、尿量等）不能显示组织有效灌注的患者。Crowl等发现，多发伤患者早期行股骨骨折髓内钉内固定术后，他们的血清乳酸水平明显增高，机体出现隐匿性组织灌注不足，其术后并发症的发病率也明显升高。Schulman等建议，如果存在隐匿性组织灌注不足的患者（血清乳酸＞2.4mmol/L，持续＞12h）即使生命体征平稳的情况下，也应进行严密监护和对症治疗，如果要行非紧急手术，应推迟到血清乳酸水平正常后进行，避免患者受到"第二次打击"，给机体造成不可逆的损害。

3.多器官衰竭（MOF）

MOF是导致多发伤患者晚期死亡的重要原因。在MOF中，呼吸功能不全几乎总是第一个出现，其次是心血管失代偿。以往，肾功能不全是第二个常见的，而肝衰竭，通常是MOF的晚期表现。目前，最常见的MOF组合，是呼吸-肾衰竭和呼吸-肝衰竭。在多发伤患者出现3个或更多受影响的器官，最常见的组合是呼吸-肾-心血管功能不全，当出现这种MOF组合的患者病死率通常高达75%。

在患者受伤后的前几天是了解其机体的病理生理过程是否会演进为多器官衰竭（MOF）的关键期。我们应该在对患者进行充分救治的同时进行一系列仔细检查，密切观察患者的各项生理指标，预防MOF的出现。Keel等发现，失控性全身炎症反应综合征（SIRS）是MOF发病机制的核心。因此，随着现代科技和支持治疗在重症监护学中的发展，利用SIRS发生时产生的炎症递质作为评估严重多发伤后的演变进程和预测患者的病死率将成为现实。在20世纪90年代，Suffredini等已经开始分析各种细胞因子在炎症反应中的量化关系，对患者的损伤严重程度和预后进行分级。近年来也有不少文献报道，分析SIRS中的IL-6和IL-10的水平，将其作为患者损伤进展的预测因子。在2008年Lausevic等对75名严重多发伤患者进行前瞻性研究的一篇文献报道中，他们经过严格的ISS评分选取符合严重多发伤标准的65名患者，通过对他们伤后血液中C-反应蛋白（CRP），IL-6、IL-10和磷脂酶A2第Ⅱ组（PLA2-Ⅱ）进行血流动力学评估，来预测严重多发伤患者发生MOF的情况。结果显示，实验中所建立的预测模型对于创伤后可能发展为MOF的患者具有较高的准确性。因此，Lausevic等提出，对于多发伤患者MOF的发展预测量重要的是在患者住医院治疗的第一天对其IL-6的浓度检测，以及住医院治疗的第四天对SIRS的各项炎症递质浓度的血流动力学检测。

（二）多发伤的处理原则

1.损伤控制复苏（DCR）

目前，多发伤的急救处理策略由最早的ABC原则，发展为ABCDE原则，即包括：气道及颈椎控制（A）；呼吸和保持通风（B）；循环和出血的控制（C）；失能：神经状态（D）；暴露/环境控制（E）。而现今国内有学者提出按ABCDEF的程序进行全身的系统性检查和相应的急救处理是较行之有效的方法：气道（A），指呼吸道是否通畅；呼吸（B），指有无胸部损伤影响呼吸功能；循环/心功能（C），包括两个方面，一是对周围循环血量和大出血的判断，二是对心泵功能的估计；神经系统障碍（D），包括两个部分，一是对脊柱脊髓损伤的判断，二是对颅脑损伤的估计；暴露（E），应充分暴露患者全身，检查和发现除上述部位以外的脏器损伤；骨折（F），四肢骨折的判断。然而，

VIPCO[V（Ventilation），要求保持呼吸道通畅及充分通气供氧；I（Infusion），指输液、输血扩充血容量及细胞外液；P（Pulsation），指对心泵功能的监测；C（Control bleeding），是指在多发伤抢救中紧急控制活动性或隐蔽性出血；O（Operation），即急诊手术治疗。]急救原则也许更适合严重的多发伤患者，因为它强调了其中VIP三项之间的关系。复苏多发伤患者通气后、组织能否得到有效的再灌注其基石是输液。目前，对于严重多发伤患者如何给予适当的液体管理仍然存在很大的争议。Trinkle等表明，在肺挫伤水肿时应减少液量限制，并限制胶体及类固醇的补充。他们还认为早期进行液量限制和胶体控制，可改善患者的临床预后。与此相反，出血控制病例中也显示采用平衡盐/晶体复苏对患者更为有利。但是，在众多的随机对照试验和有限元分析都未能显示或证实哪种方法对患者更为有利，无论是采用晶体还是胶体对休克的多发伤患者进行复苏，许多结论都认为是没有差别的。在无法控制的大出血动物模型实验中，过多的补液已证明是具有危害的。这些模型中，当补液复苏达到血压正常时，反而出现了出血增加，凝血功能障碍，甚至出现死亡（即"弹出式血栓"理论）。在这种情况下进行大量的晶体复苏可能会产生巨大的危害。这些动物实验的基本数据，验证了Bickell和他的同事在对有穿透性外伤患者接受院前急救和急诊科复苏之前所采取的出血控制，从而减少了病死率的增加。最近，美国军方和民间医疗机构的数据显示，采用"损伤控制复苏"这个治疗策略会增加外伤者生存的概率。目前损伤控制复苏策略对于出血性创伤患者主张进行相对性的降压复苏（至少完成控制出血）和输血这两种做法，旨在避免引起复苏相关的凝血功能障碍。损伤控制复苏的目的是使收缩压低于100mmHg和输入一组新鲜冷冻血浆，包括红血细胞悬液。为了避免凝血功能障碍，还应输入血小板、冷沉淀物和凝血因子Ⅶ。目前，损伤控制复苏理论还在发展中，但是，许多数据都显示其对创伤患者有利，还可能有效减少胸、腹复苏相关的并发症。对于大出血患者采用损害的治疗，即目前使用的损伤控制复苏策略，已证实是优于传统的创伤复苏的。

2.临界患者和损伤控制手术

由于多发伤患者的损伤机制和损伤程度不一定相同，而采取相同的骨折固定时间和固定方式似乎会对多发伤患者造成不良的后果，因此并不是所有的学者都赞同对多发伤患者应采取早期全面处理（ETC）。在20世纪90年代初，有部分文献报道，在对某些多发伤患者进行早期全面治疗时出现并发症的概率明显增高。

而对于这些患者，1993年，Pape首次提出"临界患者"这个概念。Pape等对ISS评分大于18的多发伤患者使用扩髓髓内钉对股骨干骨折内固定治疗，并进行了一系列回顾性研究。他们发现，没有胸外伤的患者早期交锁髓内钉固定出现肺部并发症的概率较低。相比之下，受到严重胸部创伤的患者如果早期行交锁髓内钉固定后会出现不良的后果，进而发展为ARDS。Pape等进一步研究发现，造成多发伤后患者肺功能损伤有3个重要因素：

（1）具有严重的损伤（包括有明确的多发性创伤和相关的休克症状）；

（2）存在严重的胸部创伤；

（3）股骨骨折治疗应用扩髓髓内钉固定。

在一系列研究中，他们发现，存在严重创伤，并伴随胸部外伤患者如果行早期扩髓髓内钉治疗，会增加患者出现肺功能失代偿和ARDS的风险。

并非所有的多发伤患者都适用于ETC处理原则，而这些不适合的多发伤患者又该如何进行治疗了？1993年美国宾夕法尼亚州大学附属医院的外科学教授Rotondo提出的损伤控制手术（DCS）这个概念能很好地解决这个问题。损伤控制策略旨在针对于损伤早期的稳定和控制，减少手术所造成的额外负担，避免患者因"第二次打击"引起身体情况的恶化。损伤控制策略目前除了应用在腹部多发伤患者，还扩展到胸外科、骨科等领域。损伤控制手术主要分为3个阶段：简化治疗、ICU治疗和最终治疗。这三个阶段的治疗策略在各个领域也得到了延伸。在胸外科方面，DCS已演变为损害控制开胸术（DCT）。对于胸部多发伤的患者，首先处理的应是对急性心脏压塞进行控制出血或防止内脏溢出。一旦出血及内脏污染控制，胸部暂时封闭。下一阶段是对患者低温、血流动力学改变，酸碱平衡和凝血功能障碍等进行恢复。待各项指标正常，生命体征平稳后，患者重返手术室，重建胸部。近年来，随着损伤控制理论的在骨科领域的延伸，Scalea等在多发伤骨折固定的研究中提出了损伤控制骨科（DCO）这个概念。DCO这个治疗策略已被国内外骨科医师所接受。由DCS演化而来的DCO在损伤控制方面也分三个阶段，即：

（1）对骨折的早期稳定和机体损伤的控制；

（2）进入ICU治疗，给予患者保温、给氧、维持血容量、纠正酸碱平衡及其他支持治疗等；

（3）在患者各项生命体征平稳后（包括度过全身炎症反应期），进行确定的手术治疗。

对于DCO治疗策略的引入，对多发伤患者的临床整体评估（AIS/ISS）显得尤其重要。只有全面、迅速掌握多发伤患者损伤程度的第一手资料，才能让我们正确地选择ETC或DCO这两种不同的治疗策略，减少患者术后并发症，防止ARDS和MOF的发生，大大增加患者的生存率。

3.骨折内固定时机

目前，对于多发伤患者骨折的治疗如何选择最佳的治疗类型和时间，仍然难以确定。现有的文献对于多发伤骨折治疗的报道中，采用各种不同的评分系统来表达损伤程度的严重性，相互之间的结果也差别甚大，从中很难获得有价值的参照和结论。近年来，判定何时对多发伤患者进行骨折手术内固定的方法主要有2种：第一种方法是对伤后患者血液中炎症递质进行检测，了解患者的基本病理生理学情况，待各项指标趋于正常和各项生命体征平稳时再行手术治疗（即DCO治疗策略）；第二种方法是通过各种评分标准（主要是AIS/ISS评分），找出临界患者，根据临界值确定患者是采用ETC策略还是选择DCO策略治疗。

近年来，通过对多发伤患者伤后炎症递质的测定来评估骨折内固定时间和患者预后的文献比较多。Pape等发现，多发伤患者伤后2～4d进行确定手术比伤后5～8d再进行手术全身炎症反应明显增加。他们发现，在患者伤后2～4d内进行手术后，患者血液中的IL-6浓度明显增高，并有向MOF发展的趋势。因此，Pape建议当发现血液中IL-6浓度明显增高时，应至少把手术时间推迟到伤后第4天。他还建议在对多发伤患者进行下肢较大型的手术前，应等患者炎症反应减退，凝血和纤溶系统正常，并具备比较稳定的心肺功能后再行手术治疗。Pape等建议根据AIS/ISS评分，进行临界值划分，从而选择不同的治疗方案。Pape等纳入的临界患者标准有：

（1）多发伤创，ISS大于20，合并胸部创伤AIS大于2；

（2）多发伤，腹部/骨盆创伤（大于Moore Grade 3），失血性休克（初始收缩压<90mmHg）；

（3）ISS大于40；

（4）双侧肺挫伤的放射学证据；

（5）初始平均肺动脉压大于24mmHg；

（6）置放髓内钉时肺动脉压升高超过6mmHg。

虽然损伤控制理论早已应用于临床治疗，但迄今为止，仍然没有看到在多发伤患者关于损伤控制骨折手术的随机对照性研究。目前，文献所公布的数据大多是基于回顾性研究的。Schwab等认为随着损伤控制手术理论不断推广，最终会影响学者们对严重多发伤后的分子生物学方面的研究，如促炎症反应和凝血功能障碍，以及隐匿性组织灌注不足和患者预后的标志物等机制研究。他们认为，损伤控制这种新观点甚至会影响到治疗凝血功能障碍、抗感染、抗休克，以及改善器官的支持治疗方面药物的研制。对于多发伤的有效治疗应该是将损伤控制复苏（DCR）和损伤控制手术（DCS）最大限度的相结合。DCS为DCR提供了条件，DCR为DCS提供了基础，两者缺一不可，互为补充。在对任何形式的骨折稳定之前，必须先对多发伤患者进行仔细的临床和生化评价，了解患者的损伤程度和各项相关的生理学指标，从而提高患者的生存率，减少ARDS和MOF的发生。在对多发伤患者的治疗中，应该成立多学科的治疗小组，包括骨科医师，神经外科医师，普外科医师，心内科医师，放射科医师，病理学家，疼痛专科医师，营养师，物理治疗师、心理学家/精神科医师和护理小组。

二、骨盆损伤的处理指南

骨盆损伤是创面救治中最为复杂的外伤之一，约占骨骼损伤的3%。骨盆骨折患者通常较为年轻，有较高的损伤严重度评分（ISS评分：25～48）。因为大量失血及相关的损伤，骨盆骨折患者的病死率仍然较高，尤其是出现血流动力学不稳定者。对于此类损伤，通过多学科团队配合处理复苏、控制出血，尤其是受伤后1h以内的骨科处理是至关重要的。世界急诊外科学会（WSES）2017年1月在线发布了首个基于证据的骨盆损伤处理指南——《骨盆损伤：世界急诊外科学会（WSES）分类与指南》，现编译如下。

本文证据等级基于GRADE系统：1A，强推荐，高质量证据；1B，强推荐，中等质量证据；1C，强推荐，低质量或者极低质量证据；2A，弱推荐，高质量证据；2B，弱推荐，中等质量证据；2C，弱推荐，低质量或者极低质量证据。

（一）WSES分型

WSES根据骨盆环损伤的解剖分类与血流动力学状况，将骨盆环损伤分为3型。

（1）轻度（WSES Ⅰ级）：血流动力学以及骨盆环均稳定的损伤。

WSES Ⅰ级对应于Young-Burgees分类中的APC Ⅰ、LC Ⅰ且血流动力学稳定的骨盆环损伤。

（2）中度（WESS Ⅱ、Ⅲ级）：血流动力学稳定但骨盆环不稳定的损伤。

WSES Ⅰ级对应于Young-Burgees分类中的APC Ⅱ/Ⅲ，LC Ⅱ/Ⅲ且血流动力学稳定的骨盆环损伤。

WSES Ⅲ级对应于Young-Burgees分类中的VS（垂直剪切）和CM（混合机制）且血流动力学稳定的骨盆环损伤。

（3）重度（WSES Ⅳ级）：血流动力学不稳定的损伤，不管骨盆环是否稳定。

WSES Ⅳ级对应于Young-Burgees分类中的所有血流动力学不稳定的骨盆环损伤。

（二）诊断

（1）为改善预后，应尽量缩短血流动力学不稳定骨盆骨折患者到达急诊室后至确切止血的时间（Grade 2A）。

（2）血清乳酸以及碱缺失可以作为评估创伤失血性休克严重程度以及监测复苏反应的敏感诊断指标（Grade 1B）。

（3）对于血流动力学及骨盆环均不稳定的骨盆损伤，均推荐在急诊室进行骨盆X线检查以及E-FAST检查以发现需要早期骨盆固定、早期血管造影、快速复位及剖腹探查的损伤（Grade 1B）。

（4）骨盆损伤但血流动力学稳定的患者，应该进一步行诊断性CT增强扫描以排除骨盆出血（Grade 1B）。

（5）骨骼CT三维重建可减少有创操作时软组织损伤，降低外科固定后出现神经功能障碍的风险，减少手术时间以及射线暴露（Grade 1B）。

（6）如果存在会阴部血肿以及骨盆X线检查提示骨盆毁损，推荐行逆行尿道造影和（或）逆行尿道膀胱造影（Grade 1B）。

（7）如果高度怀疑直肠损伤，必须行会阴检查以及直肠指检（Grade 1B）。

（8）如果直肠指检阳性，推荐行直肠镜检查（Grade 1C）。

（三）骨盆带在血流动力学不稳定骨盆骨折中的作用

（1）在早期复苏阶段，推荐使用无创骨盆外压迫作为早期稳定骨盆及减少骨盆出血的策略（Grade 1A）。

（2）对于控制骨盆出血，骨盆带较布单包裹更有效（Grade 1C）。

（3）只要生理情况容许，应尽早移除无创骨盆外压迫装置；如果有指征，应该更换为骨盆支架外固定或者更彻底的骨盆内固定手术治疗（Grade 1B）。

（4）对于孕妇以及老年人，使用骨盆带进行固定应更加谨慎（Grade 2A）。

（5）对于使用骨盆带的患者，应尽早将其移离脊柱固定板，以减少皮肤压疮的发生（Grade 1A）。

（四）复苏性主动脉球囊阻断术（REBOA）在血流动力学不稳定骨盆骨折中的作用

（1）在严重大出血对复苏无反应的极端情况下，采取复苏性开胸以钳闭主动脉是一种临时控制出血的紧急措施（Grade 1A）。

（2）REBOA是一种有效替代主动脉钳闭的革新技术（Grade 2B）。

（3）对于血流动力学不稳定且疑为骨盆出血的患者（收缩压<90mmHg或者对直接输注血制品无反应），应考虑在Ⅲ区实施REBOA，以桥接后续的确定性治疗（Grade 2B）。

（4）严重创伤可疑为骨盆损伤的患者，经股动脉导入器建立的动脉通路可作为最终实施REBOA的第一步（Grade 2C）。

（5）在考虑减少阻断时间和缺血性损伤时，可使用部分REBOA和（或）间断REBOA（Grade 2C）。

（五）腹膜外骨盆填塞在血流动力学不稳定骨盆骨折中的作用

（1）对于骨盆骨折相关的血流动力学不稳定的患者，都应考虑进行腹膜外填塞，尤其是在不具备血管造影的医院（Grade 1C）。

（2）对于骨盆环毁损出血导致的低血压患者，直接腹膜外填塞是一种有效的外科早期止血策略（Grade 1B）。

（3）应将腹膜外骨盆填塞与其他骨盆稳定策略结合起来使用，以期最大化地控制出血（Grade 2A）。

（4）对于骨盆骨折相关的血流动力学不稳定的患者，在行血管造影栓塞后仍持续出血时，应考虑进行腹膜外填塞（Grade 2A）。

（5）对于需要行C形钳骨盆外固定的血流动力学不稳定的患者，腹膜外填塞是一种有效的控制出血策略（Grade 2A）。

（六）骨盆外固定在血流动力学不稳定骨盆骨折中的作用

（1）对于血流动力学不稳定的骨盆环毁损的患者，骨盆外固定起着临时稳固骨盆环的作用，是早期辅助控制其出血的策略（Grade 1A）。

（2）骨盆外固定是腹膜外填塞的一项必要辅助措施，可为实现有效填塞提供一个稳定的反向压力（Grade 2A）。

（3）骨盆前环支架外固定可以为APCⅡ/Ⅲ级以及LCⅡ/Ⅲ级损伤提供临时稳定作用。垂直剪切损伤伴骶髂关节毁损可以通过C形钳固定后环从而控制出血（Grade 2A）。

（4）对于粉碎性骶骨骨折、髂骨翼骨折以及LC类型的骨盆环毁损患者，禁止使用骨盆C形钳固定（Grade 2B）。

（七）血管造影/栓塞在血流动力学不稳定骨盆骨折中的作用

（1）血管栓塞对于动脉来源的腹膜后骨盆出血来说是一项有效的控制出血策略（Grade 1A）。

（2）CT扫描发现动脉造影剂在骨盆处出现外溢，以及出现骨盆血肿，是进行血管栓塞最重要的预测指征（Grade 1C）。

（3）在实施骨盆固定、进行积极的止血复苏以及排除骨盆以外的出血来源后，患者的血流动力学仍然持续不稳定或者存在持续出血的证据时，应该考虑进行血管造影/栓塞（Grade 2A）。

（4）无论血流动力学情况如何，如果CT扫描发现造影剂在骨盆处外渗，实施血管造影/栓塞可使患者获益（Grade 2A）。

（5）排除骨盆以外的出血来源后，骨盆骨折患者虽已行血管造影/栓塞，但是仍存在持续出血的征象，应该考虑再次行骨盆血管造影/栓塞（Grade 2B）。

（6）老年骨盆骨折患者，无论血流动力学状态如何均应该考虑动脉造影/栓塞（Grade 2C）。

（八）骨盆环损伤实施确定性手术固定的指征

（1）骨盆后环的不稳定是需要进行解剖复位和进行稳定的内固定手术的指征。典型的需要手术干预的损伤类型包括旋转不稳定（APC Ⅱ，LC Ⅱ）和（或）垂直不稳定（APC Ⅲ，LC Ⅲ，VS，CM）的骨盆环毁损（Grade 2A）。

（2）一些侧方受压型伴旋转不稳定（LC Ⅱ，L Ⅲ）的骨折患者，可以从联合使用临时骨盆外固定和骨盆后环固定中受益（Grade 2A）。

（3）耻骨联合钢板固定是骨盆前环固定"翻书样"骨折（耻骨联合分离＞2.5cm）的代表性方法（APC Ⅱ，APC Ⅲ）（Grade 1A）。

（4）骨盆后环固定技术目前还存在争议，具体决策主要取决于主刀医师。脊柱骨盆固定可以使垂直不稳定骨骨折的患者即刻获得承重（Grade 2C）。

（5）对于血流动力学与骨盆环均稳定、没有其他需要紧急处理的损伤以及CT提示阴性，则可以直接进行确定性固定手术（Grade 2B）。

（九）进行确定性骨盆内固定的最佳时间窗

（1）血流动力学不稳定以及凝血功能障碍的患者（在极端状态）在进行确定性骨盆骨折固定之前应复苏成功（Grade 1B）。

（2）血流动力学稳定以及"临界状态"的患者可以安全地在伤后24h内进行早期确定性骨盆骨折固定手术（Grade 2A）。

（3）对于生理功能严重紊乱的多发伤患者，应该推迟进行确定性骨盆骨折固定手术，至少应推迟至受伤4d以后（Grade 2A）。

第七章 临床重症的护理与监护

第一节 重症肌无力

一、疾病概述

（一）概念与特点

重症肌无力（MG）是一种神经-肌肉传递障碍的获得性自身免疫性疾病，主要表现为受累骨骼肌极易疲劳，经休息和服用抗胆碱酯酶药后可部分恢复。

（二）临床特点

本病全身骨骼肌均可受累，但以脑神经支配的肌肉及脊神经支配的肌肉受累更为多见。不管何组年龄和何群骨骼肌受累，共同的临床特点为：

（1）受累骨骼肌极易疲劳，经休息或服用抗胆碱酯酶药以后肌无力症状减轻或暂时好转；

（2）肌无力症状易波动，常朝轻夕重，妊娠、上呼吸道感染、精神刺激等均可使症状加重；

（3）受累骨骼肌无力的范围不能按神经分布解释。

除肌无力外，一般不伴神经系统受累的症状和体征。

本病起病隐袭，最常见的首发症状为眼外肌不同程度的无力，包括上睑下垂、眼球活动受限而出现复视，但瞳孔括约肌不受累。眼外肌力弱由单眼开始，以后累及双眼，或双眼同时发病，但两侧受累程度常不对称。除眼肌外，其他骨骼肌也可受累。早期患者仅为进食时间延长、讲话时间久后极易疲劳，后期患者则有伸舌、上提不能，乃至咽反射消失等。此时，若不及时诊治必将危及生命。少数急性起病，同时累及眼外肌、延髓肌、四肢甚至呼吸肌无力者，称为进展型重症肌无力。

（三）辅助检查

1.疲劳试验

受累肌肉在较短时间内重复收缩，如果出现无力或瘫痪，休息后又恢复正常者为阳性。

2.抗胆碱酯酶药试验

（1）依酚氯铵试验：静脉注射依酚氯铵5～10mg，症状迅速缓解者为阳性，一般仅维持10min左右又恢复原状。

（2）新斯的明试验：肌内注射甲硫酸新斯的明0.5～1mg，20min症状明显减轻者则为阳性，可持续2h左右。

3.重复电刺激

在停用新斯的明24h以后，低频重复电刺激尺神经、面神经或腘窝神经，记录远端诱发电位及衰减程度，如递减轻者则为阳性，可持续2h左右。

4.AChR抗体测定

常用放射免疫法和酶联免疫吸附试验进行测定，80%以上的病例AChR抗体滴度增高。同一患者的AChR抗体滴度越高，肌无力越明显，但不能用AChR抗体滴度比较不同患者的病情程度。

（四）治疗原则

1.药物治疗

（1）抗胆碱酯酶药：通过抑制胆碱酯酶的活性，使释放至突触间隙的ACh存活时间延长而发挥效应。常用药物有溴吡斯的明片剂、安贝氯铵片剂，同时可辅用氯化钾、麻黄碱，有加强抗胆碱酯酶药疗效的作用。

（2）糖皮质激素：通过抑制AChR抗体的生成发挥作用。

（3）免疫抑制药：首选硫唑嘌呤。

2.血浆置换法

应用正常人血浆或血浆代用品置换重症肌无力患者的血浆，以去除患者血液中的AChR抗体，其效果仅维持1周左右，需重复进行。

3.淋巴细胞置换法

定期应用正常人血淋巴细胞替代患者血中产生AChR抗体的淋巴细胞，疗效短暂。

4.手术和放射治疗

对年轻女性、病程短、进展快的患者可行胸腺摘除术；对年龄较大、不宜手术者可行胸腺放射治疗。

5.重症肌无力危象的处理

应尽快改善呼吸功能，有呼吸困难者应及时行人工呼吸；勤吸痰，保持呼吸道通畅，预防肺不张和肺部感染。根据肌无力危象、胆碱能危象等不同类型进行对症处理。

二、主要护理问题

1.有误吸的危险

与面部、咽部、喉部肌肉及呼吸肌无力有关。

2.气体交换受损

与继发于肌无力或胆碱能危象引起的呼吸衰竭有关。

3.语言沟通障碍

与肌无力或气管插管有关。

4.营养失调，低于机体需要量

与肌无力、无法吞咽及药物所致食欲欠佳有关。

5.感知改变

与眼外肌无力引起睑下垂。

6.吞咽困难

与肌无力有关。

7.自理缺陷

与肌无力、运动障碍有关。

8.知识缺乏

不熟悉疾病过程及治疗。

9.潜在并发症

呼吸衰竭。

三、护理措施

（一）常规护理

1.心理护理

患者常因眼睑下垂、表情呆板或语言低沉、说话带鼻音、口吃等而疏于与外界交流，护士应主动关心体贴患者，多与其交谈，帮助其适应周围环境及住院生活，消除其自卑心理，鼓励其进行正常的人际交往。因本病呈进行性加重趋势，需长期治疗，如果症状加重可能长期卧床不起，要尽力安慰患者，使其保持情绪稳定，树立战胜疾病的信心。

2.饮食护理

应进食低盐、高蛋白及富含钾、钙的饮食，以补充营养，减少糖皮质激素治疗的不良反应。咀嚼无力或吞咽困难者，以软食、半流质饮食、糊状物或流质饮食如肉汤、牛奶等为宜。并在药物生效后小口缓慢进食，反呛明显不缓解时给予鼻饲流质饮食，以免发生窒息和误吸。

3.口腔护理

患者咀嚼、吞咽困难，伸舌不能，咽反射消失，口腔内常留有食物残渣，加之口腔分泌物过多，易引起口腔感染，必须保持口腔清洁，口腔护理，每日2次。

4.皮肤的护理

因患者长期卧床，易形成压疮，应做好皮肤的护理，每日用50%红花酒精按摩皮肤受压部位，严防压疮的发生。

（二）专科护理

1.肌无力危象的护理

（1）患者突然出现呼吸困难、躁动不安、心率加快、发绀，应立即吸氧，清理呼吸道分泌物。嘱咐患者保持安静，以减少氧的消耗，必要时气管切开，使用人工呼吸机。

（2）使用人工呼吸机，有专人护理，并密切观察患者意识、血压及心率变化，定期做血气分析。

（3）做好气管切开的护理，每当换药时注意观察伤口，气管内定期滴药，及时清理呼吸道分泌物，保持呼吸道通畅，保证良好的肺内气体交换。

2.危象解除后的护理

危象解除后，应遵医嘱继续服用抗乙酰胆碱酯酶类药物，以巩固和增强疗效，防止肌无力危象的再次发生。

3.加强对患者的巡视

对不能发音或构音障碍及易在夜晚入睡后发生危象的患者，要加强巡视，认真听取患者的主诉，如有异常立即报告医师，及时处理。

4.加强患者的饮食护理

患者往往有咀嚼、吞咽困难，应遵医嘱按时服用抗胆碱酯酶药，当药效出现和肌无力改善时，应立即协助患者进食，为保证安全，进食时患者身边应有护理人员或家属，以免发生呛咳、窒息或呼吸骤停等。以半流质饮食或软食为宜，进食要慢，对不能进食者，应给予鼻饲混合奶，要保证患者营养，增强机体的免疫力。

5.预防危象的发生

危象常在疲劳、服药不当、精神创伤、呼吸道感染等情况下发生。因此，一般生活护理和正确使用抗胆碱酯酶药十分重要，护理人员必须遵医嘱按时给患者服药，嘱患者适当地活动，预防感冒，避免诱发因素，防止危象的发生。

（三）病情观察

患者常出现呼吸困难，应细心观察注意有无口唇、指甲发绀及鼻翼扇动，如有呼吸困难应及时吸氧或做人工呼吸。对口腔、呼吸道分泌物过多，黏稠不易咳出者，严重影响通气量时，应及时进行气管切开，并严密观察呼吸频率、深浅、缺氧情况，及时调节潮气量。经常检查患者的氧分压、氧饱和度和血液pH值等，以了解呼吸功能有无改善。

（四）健康指导

做好患者家属的宣教，向患者家属介绍有关重症肌无力的一般知识，多与家属交流，鼓励他们多安慰患者，关心患者，理解家属的心情，多做解释工作，减轻其焦虑心理，告诉患者及家属除药物治疗外，还可以采用以下治疗方法。

1.胸腺摘除

对胸腺增生者效果好。年轻女性患者，病程短，进展快的病例效果更佳。

2.放射治疗

如因年龄较大或其他原因不适于做胸腺摘除者可行深部钴60（^{60}CO）放射治疗。

3.血浆交换

按体重的5%计算血容量，每次交换患者血浆1000~2000mL，连续5~6次为1个疗程。血浆交换治疗可使多数严重患者症状缓解，缓解时间为数周至数月，缺点是医疗费用太高，不能推广。

第二节　脊髓损伤

一、疾病概述

（一）概念与特点

脊柱包括颈椎、胸椎、腰椎和骶椎组织，具有支持躯体、保护脊髓和内脏以及负重、运动、吸收震荡和平衡肢体的功能。脊柱、脊髓伤是一种严重创伤，其发生率占全身各部位骨折的5%~7%。脊髓损伤是脊柱骨折和脱位的严重并发症，导致脊髓损伤平面以下躯干和下肢或四肢瘫痪及由瘫痪而引起的一系列并发症。

（二）临床特点

不同节段平面的脊髓损伤，其临床表现各不相同。

1.颈髓损伤

上颈髓损伤患者可出现截瘫，颈4以上的颈髓损伤可出现膈肌和腹肌全部瘫痪，患者表现为呼吸极度困难，出现发绀；下颈髓损伤患者可出现自肩部以下的四肢瘫痪，胸式呼吸消失，腹式呼吸变浅，大小便功能丧失，交感神经紊乱，失去出汗和血管收缩功能。患者可出现中枢性高热，体温可达40℃以上，亦有患者表现为持续低温。较低位的颈髓损伤，上肢可保留部分感觉和运动功能。

2.胸髓损伤

可表现为截瘫。若为胸1、胸2损伤，可出现上肢感觉、运动障碍。胸髓损伤平面以下可出现感觉、运动及大小便功能丧失，浅反射不能引出，膝腱反射亢进，巴宾斯基征阳性。

3.腰髓、脊髓圆锥损伤

可表现为会阴部皮肤感觉缺失，括约肌功能丧失致大小便不能控制和性功能障碍，双下肢的感觉和运动可能正常。

4.马尾神经损伤

可表现为损伤平面以下弛缓性瘫痪，有感觉及运动功能障碍，膀胱和直肠功能消失。

（三）辅助检查

1.X线检查

检查脊柱损伤的水平和脱位情况，较大骨折位置及子弹或弹片在椎管内的滞留位置及有无骨折，并根据脊椎骨受损位置评估脊椎受损的程度。

2.CT检查

可显示骨折部位，有无椎管内血肿。

3.MRI检查

可清楚显示脊髓损伤的程度、性质、范围，出血的部位及外伤性脊髓空洞。

（四）治疗原则

1.闭合性脊髓损伤的治疗原则

早治疗、综合治疗、复位、固定、解除压迫，防止并发症和进行康复训练。

2.非手术治疗

颅骨牵引、颈胸支架、手法整复、姿势复位。

3.药物治疗

大剂量的中泼尼龙、20%甘露醇，防止脊髓水肿及继发性损伤。

4.手术治疗

切开复位和固定、椎板切除、脊髓前后减压术。

5.脊髓火器伤、脊髓刀器伤的治疗原则

先处理合并伤，积极抗休克，早期大剂量应用抗生素，破伤风抗毒素（TAT）预防破伤风感染，及早实施清创术，必要时行椎板切除术。

二、主要护理问题

1.恐惧、绝望

与疾病相关知识缺乏、疾病预后不良、担心社会角色发生变化有关。

2.低效型呼吸形态

与颈脊髓损伤及活动受限有关。

3.体温异常

与体温调节中枢受损有关。

4.有脊髓损伤加重的危险

与脊柱骨折压迫脊髓有关。

5.排便、排尿异常

与支配排便的神经损伤或神经反射抑制、长期卧床及膀胱功能障碍有关。

6.有发生失用综合征的危险

与病程长、对术后恢复无信心有关。

7.潜在并发症

窒息与颈深部血肿压迫、喉头痉挛和痰液堵塞以及手术伤害有关。

8.潜在并发症

压疮与颈脊髓损伤后瘫痪、长期卧床且大多要求颈部制动平卧位休息有关。

9.潜在并发症

肺部感染与卧床时间长或手术时对气管的牵拉有关。

三、护理措施

（一）生命体征监测

密切监测体温、脉搏、呼吸、血压，颈椎及胸椎骨折合并胸腔积液的患者要注意呼吸、血氧饱和度的变化。床旁备吸痰装置及气管切开包，若患者出现血氧饱和度进行性下降，应及时检查原因并做好抢救准备。

（二）饮食与体位指导

加强营养，指导患者食用高蛋白、高糖、富含胶原及粗纤维的食物，多吃新鲜水果和蔬菜，多饮水；卧硬板床，侧卧垫气枕，且尽量卧气垫床，每2～3h翻身1次，避免局部长时间受压，防止压疮。

（三）体温异常的处理

高位截瘫患者可出现高热（40℃以上）或低温（35℃以下），主要是由于自主神经系统功能紊乱后对周围环境温度的变化丧失了调节和适应的能力。截瘫患者的高热宜采用物理降温法，在降低室温的前提下采取减少盖被、温水擦浴、乙醇擦浴、冰袋冷敷等措施；如出现低体温，可提高室温，加盖棉被或使用热水袋，但水温应低于50℃；且热水袋勿与患者皮肤直接接触，防止烫伤。

（四）并发症的预防及护理

由于脊柱损伤后患者卧床时间较长，易出现压疮、肺部感染、泌尿系感染、腹胀及便秘、关节僵硬和挛缩畸形等并发症。因此，需采取有效措施，预防并发症的发生。

1.压疮的预防措施

（1）避免局部组织长期受压：建立床头翻身记录卡，每2h翻身1次；在易受压处垫软枕，必要时用气垫床；使用石膏、夹板、牵引的患者衬垫应松软合适，经常观察局部皮肤和肢端皮肤的改变，以免肢端坏死。

（2）避免潮湿、排泄物刺激及摩擦：保持床单位清洁、干燥；保持患者皮肤清洁，并及时更换衣裤；协助患者翻身时动作要轻，避免拖、拉、推等粗暴做法，以防擦伤皮肤；半坐卧位时，注意防止患者身体向下滑动；使用便盆不可硬拉、硬塞，必要时可在便盆上加棉布垫以减少摩擦。

（3）促进局部血液循环：定时用含不饱和脂肪酸的药物，如赛肤润、红花油按摩受压部位。方法为：用大、小鱼际按摩受压部位，力量由轻到重再到轻，每个部位按摩5~10min，每2~3h按摩1次。血运差的受压部位可每日用红外线照射20~30min，增加局部血运和增加皮肤的免疫力。

（4）加强营养：应注意全身营养状况，根据病情给予高蛋白、高热量、富含维生素的饮食，鼓励多进食，不能自理者应按时喂水、喂食；以增强抵抗力和组织修复能力。

（5）鼓励患者多活动：在不影响康复的情况下，鼓励患者积极活动。

根据压疮的分期采取相应的护理措施。

①淤血红润期：防止局部继续受压，避免摩擦潮湿等刺激，保持局部干燥，增加翻身次数，可使用赛肤润按摩局部皮肤。

②炎性浸润期：除继续加强上述措施外，对未破的小水疱应减少摩擦，防止感染，让其自行吸收；大水疱者用无菌注射器抽出水疱内液体（不剪表面）后，表面涂2%碘酊或用红外线照射15min，保持创面干燥。

③浅表溃疡期：清洁疮面，促进愈合，可外敷去腐生肌的自黏性贴片。

④坏死溃疡期：清洁创面，除腐生新，引流通畅，促其愈合，根据伤口情况给予相应处理。

2.肺部感染的预防及护理

（1）有效咳嗽及咳痰：鼓励患者有效咳嗽及咳痰，指导深吸气，在呼气约2/3时咳嗽，反复进行，以解除呼吸道阻塞，使不张的肺重新膨胀；每2h翻身按摩叩背1次；痰液黏稠不易咳出时行雾化吸入，每日2~3次，以稀释痰液，利于引流。

（2）深呼吸训练：吹气球和吹气泡。吹气泡训练方法是：用一空输液瓶，内盛半瓶清水，嘱患者用塑料吸管向瓶内水中吹气泡，以增大肺活量，减少呼吸道阻力和无效腔。

3.防止尿路感染

（1）及时倾倒尿液：长期留置导尿管者，每3～4h放尿1次，输液患者可根据尿量每2～3h放尿1次。

（2）膀胱冲洗：鼓励患者多喝水，每日饮水2500mL以上；夏天多吃西瓜，以增加尿量，达到自然冲洗尿道的目的。如有感染，每日用0.9%氯化钠注射液冲洗膀胱1次，每次冲洗要达到冲出的液体清亮、无沉渣为止。

（3）定期更换尿管：每半个月更换尿管1次，在拔管前要尽量将尿排尽，拔除导尿管后应让尿道休息数小时；训练患者的排尿功能，教会患者自己做膀胱区按摩。充盈性膀胱排尿时，适当压迫膀胱，使尿液尽量排尽，减少残余尿量，但不能用力过大，以防膀胱破裂。如反射性排尿形成，残余尿量（排尽后立即导尿的尿量）在100mL以下，可不再插尿管，压迫膀胱后仍无尿液流出者，需予留置导尿管。

4.腹胀与便秘的护理

脊柱骨折合并截瘫患者，伤后由于腹后壁血肿刺激以及过伸位等原因，常有腹胀，对腹胀严重者用胃肠减压器或肛管排气。便秘时可采用以下措施：适当适量使用导泻药；使用开塞露或轻泻药；上述方法无效可给予灌肠；戴手套用手指挖出粪便，但应防止损伤直肠黏膜或导致痔疮出血。

5.关节僵硬和挛缩畸形的护理

每日2次做肌肉按摩和关节活动，以防肌肉萎缩和发生关节固定畸形；足部用软枕支垫使踝关节保持90°位置，以防足下垂畸形。

（五）健康指导

1.用药指导

遵医嘱按时按量口服止痛药、营养神经药物。

2.活动指导

脊柱支具佩戴3个月，或遵医嘱佩戴3～6个月，卧位时不需佩戴，术后坐位或下床时需佩戴。伤口拆线72h后可洗澡，洗澡时刻不配戴支具，但注意避免弯曲、扭动脊柱。

3.随诊指导

术后2个月内返院复查，如出现脊柱局部疼痛，四肢感觉、活动有所下降等不适时随诊。

第三节 急性重症胆管炎

一、疾病概述

（一）概念与特点

急性胆管炎是指由细菌感染所致的胆道系统的急性炎症，常伴有胆道梗阻，当胆道梗阻比较完全，胆道内细菌感染较重时，则发展为急性重症胆管炎，也称为急性梗阻性化脓性胆管炎，是外科重症感染性疾病之一。

（二）临床特点

急性重症胆管炎主要是由于胆道结石、寄生虫等原因导致胆道梗阻、胆汁引流不畅、胆管压力升高，细菌感染胆汁并逆流入血，引起胆源性败血症和感染性休克。其早期主要临床表现为肝胆系统损害，后期可发展成全身严重感染性疾病，最终引起多器官功能衰竭。

（三）治疗原则

立即解除胆道梗阻并引流。当胆管内压降低后，患者情况能暂时改善，利于争取时间进一步治疗。

1.非手术治疗

既是治疗手段又是手术前准备。

（1）抗休克治疗：补液扩容，恢复有效循环血量。休克者使用多巴胺维持血压。

（2）抗感染治疗：选用针对革兰阴性杆菌及厌氧菌的抗生素，联合、足量用药。

（3）纠正水、电解质紊乱及酸碱平衡紊乱：常见为等渗或低渗性缺水、代谢性酸中毒。

（4）对症治疗：包括降温、解痉镇痛、营养支持等。

（5）其他治疗：禁食、胃肠减压。短时间治疗后病情无好转者，应考虑使用糖皮质激素保护细胞膜和对抗细菌毒素。

2.手术治疗

主要目的是解除梗阻、降低胆道压力，挽救患者生命。手术力求简单、有效，多采用胆总管切开减压、T形管引流术。在病情允许的情况下，也可采用经内镜鼻胆管引流术或经皮经肝胆管引流术（PTBD）治疗。急诊手术常不能完全去除病因，待患者一般情况恢复，1～3个月后根据病因选择彻底的手术治疗。

二、主要护理问题

1.体液不足

与呕吐、禁食、胃肠减压和感染性休克等有关。

2.体温过高

与胆管梗阻并继发感染有关。

3.低效型呼吸形态

与感染、中毒有关。

4.潜在并发症

胆道出血、胆瘘、多器官功能障碍或衰竭。

三、护理措施

（一）常规护理

1.维持体液平衡

（1）监测相关指标：严密监测生命体征，特别是体温和血压的变化；准确记录24h出入液量，必要时监测中心静脉压及每小时尿量，为补液提供可靠依据。

（2）补液扩容：迅速建立静脉通路，使用晶体液和胶体液扩容，尽快恢复有效循环血量；必要时使用糖皮质激素和血管活性药，改善组织器官的血流灌注及氧供。

（3）纠正水、电解质紊乱及酸碱平衡紊乱：监测电解质、酸碱平衡情况，确定补液的种类和量，合理安排补液的顺序和速度。

2.维持正常体温

（1）降温：根据体温升高的程度，采用温水擦浴、冰敷等物理降温方法，必要时使用药物降温。

（2）控制感染：联合应用足量有效的抗生素控制感染，使体温恢复正常。

3.维持有效气体交换

（1）呼吸功能监测：密切观察呼吸频率、节律和幅度；动态监测 PaO_2 和血氧饱和度，了解患者的呼吸功能状况。若患者出现呼吸急促、PaO_2 下降、血氧饱和度降低，提示呼吸功能受损。

（2）改善缺氧状况：非休克患者采取半卧位，使腹肌放松，膈肌下降，利于改善呼吸状况；休克患者取仰卧中凹位。根据患者呼吸形态及血气分析结果选择给氧方式和确定氧气流量或浓度，可经鼻导管、面罩、呼吸机辅助等方法给氧，改善缺氧症状。

4.营养支持

禁食和胃肠减压期间，通过肠外营养途径补充能量、氨基酸、维生素、水及电解质，维持和改善营养状况。凝血功能障碍者，遵医嘱给予维生素 K 肌内注射。

5.完善术前检查及准备

积极完善术前相关检查，如心电图、B超、血常规、凝血时间、肝肾功能等。准备术中用药，更换清洁病员服，按上腹部手术要求进行皮肤准备。待术前准备完善后，送入手术室。

（二）术后护理

1.营养支持

术后禁食、胃肠减压期间通过肠外营养途径补充足够的热量、氨基酸、维生素、水、电解质等，维持患者良好的营养状态。胃管拔除后根据患者胃肠功能恢复情况，由无脂流质饮食逐渐过渡至低脂饮食。

2.T管引流的护理

（1）妥善固定：将T管妥善固定于腹壁，不可固定于床单，以防翻身、活动时牵拉造成管道脱出。

（2）加强观察：观察并记录T管引流出胆汁的颜色、量和性状。正常成人每日分泌胆汁800～1200mL，呈黄绿色、清亮、无沉渣、有一定黏性。术后24h内引流量为300～500mL，恢复饮食后可增至每日600～700mL，以后逐渐减少至每日200mL左右。如胆汁过多，提示胆道下端有梗阻的可能；如胆汁浑浊，应考虑结石残留或胆管炎症未被控制。

（3）保持引流通畅：防止引流管扭曲、折叠、受压。引流液中有血凝块、絮状物、泥沙样结石时要经常挤捏，防止管道堵塞。必要时用生理盐水低压冲洗或用50mL注射器负压抽吸，用力要适宜，以防引起胆管出血。

（4）预防感染：长期带管者，定期更换引流袋，更换时严格执行无菌操作。引流管口周围皮肤以无菌纱布覆盖，保持局部干燥，防止胆汁浸润皮肤引起炎症反应。平卧时引流管的远端不可高于腋中线，坐位、站立或行走时不可高于腹部手术切口，以防胆汁逆流引起感染。

（5）拔管：若T管引流出的胆汁色泽正常，且引流量逐渐减少，可在术后10～14d，试行夹管1～2d；夹管期间注意观察病情，若无发热、腹痛、黄疸等症状，可经T管做胆道造影，造影后持续引流24h以上，如胆道通畅无结石或其他病变，再次夹闭T管24～48h，患者无不适可予拔管。拔管后，残留窦道用凡士林纱布填塞，1～2d内可自行闭合。若胆道造影发现有结石残留，则需保留T管6周以上，再作取石或其他处理。

3.并发症的预防和护理

（1）出血：可能发生在腹腔或胆管内。腹腔内出血，多发生于术后24～48h内，可能与术中血管结扎线脱落、肝断面渗血及凝血功能障碍有关。胆管内出血，术后早期或后期均可发生，多为结石、炎症引起血管壁糜烂、溃疡或术中操作不慎引起。胆肠吻合口术后早期可发生吻合口出血，与胆管内出血的临床表现相似。护理措施：严密观察生命体征及腹部体征；腹腔引流管引流大量血性液体超过100mL/h、持续3h以上并伴有心率增快、血压波动时，提示腹腔内出血；胆管内出血表现为T管引流出血性胆汁或鲜血，粪便呈柏油样，可伴有心率增快、血压下降等休克表现及时报告医师，防止发生低血容量性休克。

（2）胆瘘：由胆管损伤、胆总管下端梗阻、T管脱出所致。患者若出现发热、腹胀和腹痛等腹膜炎表现，或腹腔引流液呈黄绿色胆汁样，常提示发生胆瘘。护理措施：引流胆汁，将漏出的胆汁充分引流至体外是治疗胆瘘最重要的原则；维持水、电解质平衡，长期大量胆瘘者应补液并维持水、电解质平衡；防止胆汁刺激和损伤皮肤，及时更换引流管周围被胆汁浸湿的敷料，给予氧化锌软膏涂敷局部皮肤。

（三）病情观察

1.术前

观察神志、生命体征、腹部体征及皮肤黏膜情况，监测血常规、电解质、血气分析等结果的变化。若患者出现神志淡漠、黄疸加重、少尿或无尿、肝功能异常、PaO_2降低、代谢性酸中毒及凝血酶原时间延长等，提示发生多器官功能障碍综合征（MODS），及时报告医师，协助处理。

2.术后

观察生命体征、腹部体征及引流情况，评估有无出血及胆汁渗漏。对术前有黄疸的患者，观察和记录粪便颜色并监测血清胆红素变化。

（四）健康指导

1.饮食指导

注意饮食卫生，定期驱除肠道蛔虫。

2.定期复查

非手术治疗患者定期复查，出现腹痛、黄疸、发热、厌油等症状时，及时就诊。

3.带T管出院患者的指导

穿宽松柔软的衣服，以防管道受压；淋浴时，可用塑料薄膜覆盖引流管处，以防感染；避免提举重物或过度活动，以免牵拉T管导致管道脱出，出现引流异常或管道脱出时，及时就诊。

第四节　心脏手术后患者的监护

一、常见心脏疾病术后病情监测

心脏是人体最重要的器官，心脏病术后早期病情极不稳定，病情变化快，需要监护人员进行多系统的密切监护，及时处理突发状况，使患者安全度过危险期。

（一）循环系统的监测

1.血压和心率

血压和心率是衡量循环功能的主要指标，也是心血管手术后最重要的监测指标。如冠脉搭桥术后的患者最重要的是要维持心肌氧供，减少心肌氧耗。心肌的供氧是否达到平衡状态可通过血压和心率来反映。一般维持血压升高或降低不超过基础值的20%，心率控制在70～80次/分。

2.中心静脉压

中心静脉压是反映右房充盈压和血容量的指标，有助于调节补液速度和估计血容量。其正常值为5～12cmH$_2$O。

3.左房压

左房压能较灵敏地反映左室前负荷，是最直接的血容量指标，其正常值为5～12mmHg。

4.心电图

可及时准确地反映各种类型的心律失常，因此连续监测非常必要。

（二）呼吸系统的监测

1.症状和体征

观察患者呼吸是否平稳，有无烦躁不安、精神萎靡、呼吸困难、嘴唇发绀或苍白等异常。听诊有无呼吸音，双侧呼吸音是否对称，是否有干湿啰音等。

2.X线胸片

正常情况下胸片基本与术前相同，心影同术前或较术前略缩小或扩大，气管插管头端在胸2至胸4椎体之间。通过观察胸片可了解患者有无肺部渗出、胸腔积液或积气、有无心包积液、引流管及气管插管的位置。

3.血气分析及末梢血氧饱和度

PaO_2的正常值为80~100mmHg，$PaCO_2$的正常值为35~45mmHg。当PaO_2低于60mmHg，$PaCO_2$高于50mmHg，应给予足够重视，查明原因，及时处理。末梢血氧饱和度应维持在95%以上，若低于此值时应予注意。

4.痰液

为粉红色泡沫，痰多因肺水肿引起；出现大量稀薄血水样痰要警惕呼吸窘迫综合征；痰内有鲜红色血丝或血块，多为术中残留血液或创伤所致；黄绿色黏稠痰为感染时的分泌物。

5.呼吸机辅助通气时的观察

（1）神志：呼吸机辅助通气时患者无法诉说自己的不适感，所以更需要加强观察。若术后患者逐渐清醒，安静合作，末梢红润说明呼吸机各项参数调节合适；若患者烦躁不安，嘴唇发绀说明缺氧，需脱机用球囊辅助通气，检查各参数设置是否合适，及时调整。

（2）呼吸机报警：应及时查找原因，及时处理。

（3）参数调节：根据血气分析值调整呼吸机参数。

（三）神经系统的监测

严密观察患者的意识、表情、瞳孔大小、对光反射、肢体活动情况和有无指令性动作。若患者神志不清，双侧瞳孔不等大、不等圆，对光反射减弱或消失，眼睛偏斜，全身或肢体抽搐，神经系统检查浅反射（如角膜反射、腹壁反射、提睾反射）减弱或消失；深反射（如跟腱反射、膝反射）减弱、消失或亢进说明患者有不同程度的脑损害，应根据病情给予相应处理。

（四）肾功能的监测

通过观察尿量、尿色、尿蛋白、尿相对密度，监测尿素氮和肌酐判断肾功能，其中最直观的是尿量的观察。每30~60min观察记录尿量一次，并计算累积尿量。尿量应大于1mL/（kg·h），如发现尿少应结合全身情况进行处理。

（五）体温监测

1.术后体温升高

（1）反应性发热：术后48h内体温升高，多为术后反应性发热；若48h后体温不逐渐下降则提示感染或存在其他病因。

（2）其他：感染、败血症、输血、输液反应及各种原因引起的散热障碍均可导致体温升高。

2.体温下降

低温手术复温不充分、低心排血量、休克及婴儿体温调节中枢发育不完善，发生低体温状态等。

（六）感染的监测

术后患者持续性体温升高，或体温下降到正常后又升高，使用抗生素体温仍不降，血常规检查白细胞计数大于正常值，伤口发红有脓性渗出都提示有感染。

二、冠状动脉旁路移植术术后护理

（一）维持氧的供需平衡

冠心病的病理基础是氧的供需平衡失调而引起的心肌缺氧缺血，因而术后保证氧供和减少氧耗非常重要。循环因素如低心排血量、心脏压塞、血容量不足或过多以及呼吸因素如肺水肿、胸腔积液、呼吸道阻塞等可引起氧供减少；血压高、心率快、躁动、寒战、发热等可导致氧耗增加。可通过纠正低心排血量、保持容量平衡、保持呼吸道通畅、延长呼吸机辅助通气时间、充分镇静止痛、使用肌肉松弛药等来减少氧耗。

（二）血流动力学监测

术后常规放置Swan-Ganz导管监测血流动力学和心排血量。通过Swan-Ganz导管可监测到患者左房压（LAP）、右房压（RAP）、肺毛细血管嵌压

（PCWP）、肺动脉压（PAP）、心排血量（CO）、心脏指数（CI）等，根据这些指数来调整用药，将心功能维持在最好的状态。在未放置Swan-Ganz导管的情况下要监测出入量，使出量略大于入量，保持水的负平衡。术后早期宜输入胶体减轻组织水肿、肺水肿和心肌水肿。控制血压和心率，血压升高或降低不超过基础值的20%，心率控制在70~80次/分。

（三）维持水、电解质及酸碱平衡

冠状动脉搭桥术后要定时监测动脉血气，及时纠正酸中毒和电解质紊乱。由于术后早期尿量较多，要特别注意防治低血钾，目前认为低钾往往合并低镁，低钾时单纯补钾，短时间内很难纠正细胞内缺钾，应在补钾的同时注意补镁。Mg^{2+}是心肌细胞膜上Na^+、K^+-ATP酶激动剂，能促使细胞外的K^+进入细胞内，排出细胞内过多的膜电位负值增大，膜稳定，阻断或终止异位冲动的形成，同时Mg^{2+}还可以增强心肌能量代谢，扩张血管平滑肌，清除自由基，从而达到抑制或减少心律失常的发生。

（四）呼吸功能的维护

术后早期需呼吸机辅助呼吸，辅助时间一般为5~16h，患者有体外循环后肺储备不足、围手术期呼吸系统感染、心功能不全等情况时延长呼吸机辅助时间。经常肺部听诊，观察呼吸状况，每日行胸片检查，定时行动脉血气分析。延长呼吸机辅助时间的患者，要做好充分的准备，先试停呼吸机，患者自主呼吸有力，血气分析结果正常后再予以停机。停机后要充分供氧，保持呼吸道通畅，加强体疗，氧分压低者可采用鼻塞和面罩双路给氧，重者可采用呼吸机间断加压给氧。

（五）神经系统的维护

由于冠状动脉搭桥手术时间长，术中可能有脑灌注不足，术后可能发生昏迷、苏醒延迟、谵妄等。术后应及时查看瞳孔变化及对光反射。有神经系统损伤的患者要及时使用甘露醇脱水。

（六）肾功能的维护

冠状动脉搭桥术后尿少的原因主要有：心功能不全，血容量不足引起低心排血量使肾灌注不足，因儿茶酚胺类药物使用过多引起肾血管收缩、因术中肾灌注不足引起急性肾衰竭等。针对尿量减少的不同原因进行处理。尿少时要注意预防高血钾，少用或禁用对肾有损害的药物。

（七）引流管的护理

冠状动脉搭桥术是一种血管吻合手术，比一般心脏外科手术出血量多，术后需常规放置心包、纵隔或胸腔引流管。取半卧位引流，并密切观察引流液的颜色、数量。术后早期引流瓶接中等强度的负压吸引，每20～30min挤捏引流管1次，预防引流管堵塞，确保引流通畅，避免心脏压塞的发生。如引流量持续2～3h大于4mL/（kg·h），引流液呈鲜红色，并伴有血块排出、血红蛋白降低、中心静脉压下降、心率加快等现象，经输血及应用止血药处理无好转，应考虑有活动性出血的可能。如引流量突然减少，引流管内附有大量凝血块、心率快、脉搏弱、平均动脉压下降、中心静脉压上升、心音低，加大升压药治疗无好转，心脏压塞的可能性较大。若引流液浑浊或呈乳白色，并伴有发热，应采取积极的抗感染措施。

（八）并发症的防治

1.心律失常

ST段和T波的改变反映心肌缺血，要及时给予扩张冠状动脉的药物，如硝酸酯类；室性期前收缩要注意监测电解质，并应用利多卡因等抗心律失常药。室上性心动过速多为在血容量不足的情况下，停用β受体阻滞剂；若为心功能不全或患者处于应激状态所致，应充分镇静，给予强心药，如洋地黄制剂。快速心房颤动应补足血容量，应用β受体阻滞剂和毛花苷丙，无效者应用胺碘酮静脉注射。

2.低心排血量综合征

表现为血压低、心率快，中心静脉压高，脉压小，末梢凉、中心温度高和尿少。预防及处理：应用药物增强心肌收缩力，减轻后负荷。应用正性肌力药如多巴胺、多巴酚酊胺；强心药如钙剂、毛花苷丙；血管扩张药如硝酸甘油、硝普钠。补足血容量，纠正酸中毒。药物无效时及时使用主动脉内球囊反搏仪（IABP），IABP无效时应用左心转流。

（九）其他

了解患者心理状态，予以有效的心理护理；术后取半坐卧位，使膈肌下移，胸腔容积增大，有利于呼吸功能的恢复；观察患肢的血运及足背动脉搏动情况，按摩患肢有利于侧支循环形成，减少静脉血栓形成。

三、瓣膜病患者术后监护

（一）循环系统的维护

1.补充血容量

患者回ICU后常常血容量不足。主要原因有术中失血、体外循环时血液被稀释、停止体外循环后输血不足、术后尿量多、术后出血、血管扩张药用量过大等。术后应分析容量不足的原因并有针对性地进行处理。患者回ICU后护士需了解术中情况，尤其是液体出入是否平衡、有无术中补充容量不足等情况，作为术后补充容量的参考。当中心静脉压低于5cmH$_2$O，尿量多、心率快、血压不稳定时，要加快补液速度，术后容量不足一般先补充胶体，既可补充血容量又可减轻组织水肿，当中心静脉压高于12cmH$_2$O时，输血输液的速度宜减慢，以免引起容量负荷过重，当患者中心静脉压在10cmH$_2$O以上、心率100次/分以下、平均动脉压达75mmHg、末梢温暖、尿量充足时一般表示血容量已补足。

2.心功能的维护

术后小剂量使用多巴胺、多巴酚酊胺强心药，剂量为3～5μg/（kg·min），一般无明显收缩血管的作用3术后第1日开始应用毛花苷丙，病情稳定后改为口服地高辛。以上药物效果不佳可加用米力农。血容量补足后，控制液体入量，保持出量稍大于入量，以减轻心脏负荷。尿量偏少时可静脉注射小剂量利尿药，如呋塞米5～10mg。

（二）呼吸功能的维护

术后常规应用呼吸机辅助通气，既有利于呼吸功能的恢复，也可减轻心脏负担。现提倡使用同步间歇指令通气（SIMV），让患者清醒后逐步锻炼呼吸功能直到撤机。呼吸机辅助期间注意监测动脉血气，根据血气结果及时调整呼吸机参数。PaO$_2$低于80mmHg时加用呼气末正压通气治疗，呼气末正压通气一般用

$3 \sim 5cmH_2O$。一般术后$4 \sim 6h$、自主呼吸得力、肌力恢复良好、循环稳定、无呼吸系统并发症时可予考虑撤机。撤机后要加强肺部体疗。

（三）维持水、电解质及酸碱平衡

术后维持血钾$4.0 \sim 5.0mmol/L$。输血后要及时补钙。每输入400mL库血后应静脉注射葡萄糖酸钙$0.5 \sim 1.0g$或氯化钙$0.5g$以中和库血保养液中的枸橼酸。

（四）防治心律失常

由于术前心功能差、手术损伤、电解质紊乱等原因，术后患者易发生心律失常。常见心律失常及处理如下。

1.心房颤动伴心室率增快

分析病因，血容量不足者加快输血输液；低血钾者补钾治疗；心功能不全引起的予以强心药治疗，强心药效果不佳可予以胺碘酮静脉推注，并持续微量泵泵入。经过对因治疗一般可逆转。

2.窦性或室上性心动过速

血容量不足者补足容量，躁动患者予以镇静药，也可予以胺碘酮静脉注射。

3.心动过缓

瓣膜术后患者宜维持心率$80 \sim 100$次/分。心动过缓，舒张期回流入心脏的血液增加，心脏饱胀，增加心脏前负荷。可静脉注射山莨菪碱$3 \sim 5mg$，效果不佳者予以异丙肾上腺素微量泵泵入。

4.室性心律失常

偶发室性期前收缩者要密切观察其变化，积极治疗多源性、R-on-T、频发的室性期前收缩，首先立即静脉注射利多卡因50mg，无效时再加50mg，仍未控制者10min后可再加100mg，维持效果较短的可予以4：1利多卡因，即利多卡因400mg加入0.9%氯化钠注射液100mL中，以1mg/min的速度静脉滴注维持治疗。对于顽固性室性期前收缩要备好除颤仪。

（五）抗凝治疗

机械瓣置换术后需终身抗凝，生物瓣置换术后也需抗凝$3 \sim 6$个月，术后第1日拔除气管插管后开始服用华法林，根据测定凝血酶原时间和凝血酶原活动度来调整华法林的剂量，使凝血酶原时间保持在17～20s，活动度维持在40%左右。

（六）防治并发症

1.感染性心内膜炎

无特异性临床表现，术后听诊发现新的反流性杂音或杂音性质突然改变，结合反复出现的发热常提示可能有心内膜炎。食管超声发现感染性赘生物等有利于诊断。预防感染性心内膜炎的主要措施是：合理使用抗生素，控制好术前感染，术中严格无菌操作。一旦怀疑有感染性心内膜炎，应积极使用抗生素，合理选择杀菌性抗生素，使用时间要足够长，体温正常后持续使用6～8周，血培养连续阴性后至少应用1个月，并加强支持疗法。

2.心脏破裂

分为急性心脏破裂和延迟性心脏破裂。它是瓣膜手术后的一种严重并发症，一旦出现病死率很高。急性心脏破裂多发生于心脏复跳体外循环停止时。一经发现立刻重新建立体外循环进行修补。延迟性心脏破裂发生在术后数小时，一旦发生，病死率可达100%，表现为引流管内突然有大量血液流出，血压急剧下降。延迟性心脏破裂重在预防，其主要措施包括：术中尽量减少对心肌的牵拉；术后积极控制血压；保持适宜的前后负荷；多巴胺微量泵匀速泵入，切忌一次注入较大剂量；泵入的血管扩张药更换时速度要快，以免因短时停药引起血压波动。

3.瓣周漏

瓣膜置换术后若患者心功能不全不易纠正，并有溶血性贫血、黄疸，甚至肝脾大的表现，听诊瓣膜区有异常心脏杂音应考虑瓣周漏的可能，食管超声可明确诊断。无明显症状，仅于超声检查时发现少量反流者可随诊观察，症状严重者需再次手术治疗。

四、先天性心脏病患者术后监护

（一）循环系统的维护

1.维持循环系统的稳定

根据中心静脉压、血压、尿量、引流量来补充血容量。一般将CVP维持在

$10 \sim 12cmH_2O$，术后尿量较多，要加快输液速度。法洛四联症（TOF）患者病情较重术后易发生低心排血量综合征，因此需补足容量，增强心肌收缩力，减轻后负荷。患者因术前右室流出道狭窄，右心室肥厚，术后需将CVP维持在$10 \sim 15cmH_2O$。以补充胶体为主，适当利尿减少肺水肿。

2.止血

术后常规应用止血药，每隔$20 \sim 30min$挤压引流管1次。引流多时查找原因，如肝素是否中和足够、是否有活动性出血等。术后引流量大于$4mL/（kg \cdot min）$，持续$2 \sim 3h$，应怀疑有活动性出血，加用止血药，必要时开胸止血。引流液中有血凝块，且引流量较多时要经常挤引流管，防止发生心脏压塞。

3.维持心功能

PDA、ASD、VSD术后心功能较好者可不用多巴胺、多巴酚酊胺维持心功能，若容量已补足，但血压仍偏低，可小剂量使用。其他复杂先天性心脏病术后一般常规使用小剂量多巴胺、多巴酚酊胺。

4.降血压

PDA术后动脉导管关闭，体循环血量增加，常发生高血压，其中小儿收缩压高于120mmHg、舒张压高于80mmHg视为高血压。术后高血压需应用抗高血压药，以防导管端破裂和脑血管意外的发生。

5.控制输液速度

房缺术后的患者缺损被封闭后，左心容量负荷增加，若输液速度过快易引起左心衰竭而发生急性肺水肿，因此房缺术后早期每日计算输液总量，严格控制输液速度，精确记录出水量，观察婴儿前囟张力，标记肝脏位置，作为补液的参考。一旦发生左心衰竭，应用吗啡、强心利尿药、血管扩张药等药物；及时吸出呼吸道分泌物；增加吸入氧浓度；应用PEEP及延长呼吸机辅助时间等。

（二）呼吸系统的维护

房室间隔缺损都是左向右分流的先天性心脏病，术前肺内血流量多，术后需加强呼吸道护理，呼吸机辅助呼吸期间注意监测动脉血气，依据血气分析结果及时调整呼吸机参数；保持呼吸道湿润；多翻身拍背，勤吸痰。拔管后加强肺部体疗，应用化痰药物。伴肺高压者，吸痰时应充分镇静，充分给氧，防止肺高压危象的发生。法洛四联症术前肺内血流量少，肺的侧支循环形成多，术后易发生灌注肺，表现为肺部听诊闻及大量湿啰音、急性进行性呼吸困难、血性痰和难以纠正的低氧血症，胸片示双肺有渗出性病变。发生灌注肺时应延长呼吸机辅助通气时间，使用呼气末压通气治疗，密切监测呼吸机参数，尤其是呼吸道压力的变化，保持呼吸道通畅，及时吸出呼吸道分泌物。

（三）维持水、电解质及酸碱平衡

监测电解质的变化，及时补钾，维持血钾3.5～4.0mmol/L。大量输血后及时补钙，及时纠正酸碱平衡失调。

（四）其他

先天性心脏病的患者大部分是儿童，有的甚至是新生儿，在护理上与成人心脏病术后存在一些不同之处。

（1）定时观察患儿神志、瞳孔，判断意识状况。

（2）每日计算输液总量，严格控制输液进度，精确记录出入量，对于婴儿观察前囟张力，标记肝脏位置，作为补液的参考。

（3）持续体温监测，保持肛温37～37.8℃，注意保暖，新生儿体温调节中枢发育不完善，需用恒温床保暖。体温高时用凉枕、凉垫或乙醇擦浴，禁用冰袋、安乃近。

（4）注意皮肤的护理，及时更换尿片，预防红臀及湿疹。

（5）观察是否有腹胀，及时胃肠减压。

（6）监测血糖，新生儿、婴幼儿糖原异生能力差，糖原积累少，血糖不稳定，应及时监测。

（7）新生儿、婴幼儿每千克体重的热量需要远较成人及大龄儿童高，需给予足量营养供应。

五、大血管手术后监护

本书以主动脉夹层动脉瘤术后监护为代表，介绍大血管术后患者的监护。

（一）循环系统的维护

1.维持血压稳定

由于术中失血、体外循环中血液被稀释、植入人造血管渗血及术后尿量较多等原因都会引起患者血容量不足，术后早期常发生低血压，需尽快补足血容量。术中心肌缺血时间较长，心肌有一定程度的损伤，因此常规应用强心和收缩血管的药物。由于夹层动脉瘤患者术前常有高血压，低温、紧张、疼痛可引起血压升高，术后残留病变的主动脉在承受过高的主动脉压力时有破裂的可能，同时血压高也易使吻合口漏血、缝线撕脱，因此需积极控制高血压，如积极复温、适当镇静、应用血管扩张药和利尿药等，维持术后血压稳定在90~100mmHg。

2.防治心律失常

同本节"三、瓣膜病患者术后监护"。

（二）呼吸系统的维护

由于主动脉夹层动脉瘤手术时间及体外循环时间较长，长时间的体外循环对肺的损伤相对严重，加之患者术后常苏醒延迟或镇静，因此夹层动脉瘤术后应常规较长时间应用呼吸机辅助呼吸。呼吸机辅助期间要加强呼吸道的湿化，及时吸出呼吸道分泌物。根据血气结果及时调整呼吸机参数。撤机后加强肺部体疗，咳嗽不宜剧烈，以免增加吻合口张力。

（三）维持电解质及酸碱平衡

监测动脉血气，及时纠正酸中毒和电解质紊乱。由于术后早期尿量较多，要特别注意防治低血钾，补钾同时补充镁。血钾一般维持在4.0~4.5mmol/L，大量输血后及时补钙。

（四）促凝血药、抗凝血药的应用

因体外循环消耗了凝血因子，且低温不利于凝血机制的发挥，术后早期可能有不同程度的凝血机制异常，应适当应用促凝血药减少渗血。人造血管植入后，为防治人造血管内血栓形成，提倡术后头3个月内抗凝治疗，如用机械瓣置换主动脉瓣则需终身抗凝。一般术后6~12h开始使用抗凝血药，若引流液多则可推迟使用。

（五）预防感染

因手术暴露范围大、耗时长、移植异体材料多，加上手术创伤和体外循环对机体免疫力的影响，患者术后易发生感染。预防感染应从术前开始，如术前彻底治疗潜在感染灶、适当预防性应用抗生素、术中严格无菌操作同时应用有效抗生素等。术后监护室内要坚持无菌操作，护理各种管道时严格无菌操作，预防性应用抗生素，原则上是应用广谱抗生素和联合用药。

（六）防治并发症

1.术后出血

出血是术后最常见的并发症之一。

（1）病因：多为转机时间长、凝血功能破坏、吻合口张力过大或主动脉压力过高而发生手术创面及人造血管吻合口渗血或裂开，如不及时处理可导致休克、缺血性肾衰竭、心律失常等。

（2）预防：术后应常规使用止血药，定时挤压引流管，保持引流管通畅，随时观察引流液的量、颜色、性质。如引流液超过4mL/（kg·h），连续2~3h或短期内引流出大量鲜红色血液，要警惕活动性出血的可能。

（3）治疗：加大止血药的剂量，必要时开胸止血。

2.脑部并发症

脑部并发症是近端主动脉人造血管置换术后的常见并发症，表现为苏醒延迟、昏迷、抽搐、偏瘫等。

（1）病因：术中脑保护措施未做好；术中脱落的动脉血栓进入脑血管，引起脑梗死；手术时间过长，深低温停循环时间过长，脑血管微血栓形成；脑的缺血再灌注损伤。

（2）预防：选择合适的脑保护措施，抗凝治疗，尽量缩短体外循环的时间等。

（3）治疗：术后一旦发生脑部并发症，其处理措施包括：维持血流动力学的稳定和满意的血氧分压；保持电解质酸碱平衡；应用脑细胞营养药物；应用糖皮质激素和利尿药减轻脑水肿；采用冬眠疗法和低温护脑；高压氧治疗。

3.呼吸衰竭

（1）病因：包括体外循环时间过长、大量库血的应用、手术创伤以及术前呼吸功能不全等。

（2）预防：术前控制好呼吸道疾病；术中尽量缩短体外循环的时间；减少术中和术后出血，减少库血的应用。

（3）治疗：延长呼吸机辅助时间，减少呼吸做功；使用呼气末正压（PEEP）治疗；应用激素降低毛细血管通透性，减轻肺水肿；防治支气管痉挛；积极抗感染治疗；营养支持疗法。

4.急性肾衰竭

急性肾衰竭是远端主动脉置换术后常见的并发症。

（1）病因：术中肾缺血时间太长和肾动脉再植不满意。

（2）预防：阻断时间超过20～30min应采用左心转流技术；尽量缩短手术时间，术中用冰盐水灌注进行肾保护；术后应用利尿药和小剂量多巴胺。

（3）治疗：维持良好的血压循环，保持水、电解质、酸碱平衡，控制氮质血症，抗感染，大剂量利尿药，必要时行透析治疗。

第五节　肾脏手术后患者的监护

肾脏手术是泌尿外科的大手术，加强手术后护理、提供良好营养和补液、防治并发症是保证手术成功的关键。

一、一般护理

（一）安排合适体位

患者回病房后，应安放在舒适病床上，全身麻醉未苏醒者应取平卧位，头偏向一侧，以防呕吐物误吸。硬脊膜外麻醉者应平卧6h；肾切除患者，一般术后6h后可取半坐卧位或侧卧位，2～3d后可鼓励患者下床活动。

（二）严密观察生命体征

可能发生内出血或血压不稳者，应每30～60min测血压、脉搏1次，待血压、脉搏平稳后，逐渐延长测量间隔时间，注意早期有无呼吸道梗阻。一般手术后患者每4h测量体温1次。

（三）观察肾功能

详细记录出入量，尤其应注意尿量的变化，手术后12h内尿量过少或过多的患者，及时行血生化监测，根据化验结果采取相应措施，以防发生急性肾衰竭及水、电解质紊乱。

（四）引流管的护理

妥善固定并保护好各种引流管，防止受压、拔出、污染和倒流等；严密观察、准确记录引流液性状、颜色和量；肾脏手术后肾周放置的引流管一般于术后1～2d取出；引流量多或有明显尿外渗者可延长到术后3～5d取出，肾盂输尿管支架管可于术后2～4周取出；肾造瘘管根据引流目的和病情而决定放置时间。

（五）饮食和输液

术后一般禁食2～3d，待肠蠕动恢复、肛门排气后方可进食。禁食期间，从静脉补充水分和营养，补液量＝生理需要量＋已丧失量＋额外丧失量。非特殊情况，禁食时间超过3d者，可考虑静脉补钾。慢性肾功能不全的患者，需注意维持足够的尿量和电解质平衡，以防尿毒症及酸中毒。

（六）预防感染

肾脏手术后可发生切口感染、尿路感染和肺部感染，应严格按照无菌要求完成各项操作，合理使用抗生素、戒烟、鼓励患者咳嗽。

（七）心理护理

向患者交代必要的注意事项，消除紧张、恐惧心理，积极配合治疗。

二、营养与补液

（一）术后营养

除肾结石、肾衰竭、肾移植患者外，肾脏手术患者一般都需要给予高热量、高蛋白；易消化、富于均衡营养素的食物。由于手术创面出血、渗出、组织坏死等造成蛋白质的大量耗损，需要补充相应的物质，以减轻伤口水肿。蛋白质补充量为 $2 \sim 3g/（kg \cdot d）$，儿童为 $6 \sim 8g/（kg \cdot d）$；糖类可以参与蛋白质内源性代谢，防止蛋白质转变为糖类，因此同时必须供给足够的糖类。

1.肾结石患者饮食

主要从预防结石的目标出发，根据结石的成分分析报告结果指导患者饮食。水分摄入不足可致尿液浓缩，尿量小于1000mL/d，结晶形成的概率明显增加；尿量小于500mL/d，结石形成概率增高，所以结石患者要多饮水。

（1）草酸钙结石患者：避免吃菠菜、香菜、甜菜、浓茶、草莓、坚果类、巧克力、扁豆等含草酸多的食物；避免含钙高的食物，如豆腐、牛奶等；避免大量蛋白质的摄入，因食入大量动物蛋白可增加体内的酸负荷，减肾远曲小管对钙的重吸收，引起高钙尿；避免摄入大量维生素C，维生素C摄入量大于500mg/d时，尿中草酸含量随之增加，大于2g/d时，可能诱发草酸钙结石的形成。

（2）磷酸钙结石患者：要采取低钙、低磷饮食。限制钙不超过700mg/d，忌含钙高的食物；限制磷摄入量不超过1300mg/d，忌动物蛋白、动物内脏及脑髓等含磷高的食物。

（3）尿酸结石患者：尿酸是嘌呤代谢的终末产物。患者尽量避免鲤鱼、鳝鱼、比目鱼、贝壳类、猪肉、牛肉、动物内脏等含高嘌呤的食物。

（4）胱氨酸结石患者：胱氨酸尿症是一种常染色体隐性遗传疾病，应多食碱性食物，如牛奶、土豆、香菇、胡萝卜、海带、香蕉、西瓜等，以增高尿pH值而减少结晶析出。

2.肾衰竭患者饮食

肾衰竭患者的合理饮食可以维持营养，增强抵抗力，降低分解代谢，减轻氮质血症、酸中毒和高钾血症。

（1）要控制蛋白质摄入量，少尿或无尿期应严格控制蛋白质摄入，以免大量氮质滞留和酸性代谢物积聚；多尿期根据具体情况适当补充蛋白质。

（2）少尿及无尿期水肿明显、严重高血压者给予低钠饮食，钠摄入量约为500mg/d。如缺钠，应根据血钠及尿钠酌情补给，宁少勿多。如有持续性呕吐或腹泻，可静脉输液补充。

（3）少尿或无尿时易出现高血钾，应严格限制钾的摄入，选择无钾饮食。

（4）少尿期严格控制补液量，根据尿量量出为入，宁少勿多。当尿量恢复正常后，可适当增加补液量。

（5）多尿期增加食盐补充尿中丢失，每排出1000mL尿，补氯化钠3g或碳酸氢钠2g。

（6）多尿期钾丢失多，除饮食中多食含钾丰富的水果、果汁、蔬菜外，最好口服氯化钾2~3g/d。

（7）适当限制营养素的供给，食物蛋白质限制在0.5~0.8g/kg，生理营养比例为糖类80%、蛋白质10%、脂肪10%。

（8）供给足够的糖类：补充葡萄糖可以减轻酮症，减少蛋白质分解。当限制进液量或无法口服所需的能量和营养素时，应静脉输入葡萄糖，总量控制在100~150g/d。

（9）食物禁忌：忌食或少食青蒜、大葱、韭菜、辣椒、盐、酱油、腌菜、咸肉、豆腐、猪肝等食物。

（二）肾移植术后饮食

1.术后早期

术后1~2d禁食，因麻醉、手术后肠蠕动尚未恢复，患者常有肠胀气，可给予白萝卜汁50~100mL，口服，有助于减轻肠胀气。

2.术后初期

（1）供给热能2.09~4.18MJ（500~1000kcal），蛋白质24g，其中优质蛋白质80%以上。

（2）术后第2—3日，患者已肛门排气后，给予无蔗糖或3%低糖优质低蛋白流质饮食。饮食中限制单糖、蔗糖的摄入，多用复合糖类，如鱼汤、米糊、藕粉、炖蛋、肉松、麦片等。

（3）术后第2—3日患者处于多尿阶段，水、电解质不必限制，食盐每日5~8g；如患者出现尿量少或有心功能不全等则应限制水500mL/d以下，食盐

2~3g/d以下。

3.术后试餐期

术后第3~5日，患者肾功能逐步恢复，给予易消化、无刺激性的半流质饮食，每日供热能6.28~7.11MJ（1500~1700kcal），蛋白质55~60g，脂肪30~40g，食盐4~5g。可给予粥、烂面条、鱼、瘦肉末、鸡蛋清、少量菜末等食物。此期患者的食欲常较差，在烹调方面应注意变换花色品种，以促进患者进食增加营养；在餐次分配上宜少食多餐；根据患者情况及时调整饮食结构。

4.术后恢复早期

（1）术后第5~7日后至2~3个月，由于免疫抑制药和大量激素的使用，患者食欲很快恢复，应及早给予优质蛋白质、富含维生素、低盐、低脂饮食，根据患者体重，每日供给热能146.4~221.8kJ（35~53kcal）/kg，蛋白质1.6~2.4g/kg。

（2）为预防免疫抑制药引起高脂血症，应控制脂肪的摄入，限制烹调用油25g/d，限制胆固醇及粗蛋白的摄入；配餐可给予高纤维素食物，如燕麦、新鲜蔬菜和水果等。

（3）多进食有利尿作用的食物，如乌鱼、鲤鱼、鲫鱼等鱼类及冬瓜等。

（4）因高纤维素影响钙的吸收，应注意补充钙。每日可服用牛奶220~450mL。禁食甜食，注意观察血糖，防止合并糖尿病。

5.术后恢复期

术后2~6个月，根据体重供给适当的能量及蛋白质，维持理想体重。这时期应忌食豆类、豆制品和含蛋白质高的面制品，多食用动物蛋白。慎用提高免疫功能的食物，如木耳、香菇、红枣等，以免降低环孢素A的作用。

（三）术后补液

（1）肾脏手术后，胃肠道功能恢复前，要采取静脉输液。术后输液主要包括3部分：维持液、补充液及特殊目的的用液。①维持液：主要用于补充尿、肺和皮肤液体的丧失。成人每日丧失量1.5~2mL/（kg·h）或2~3L/d，儿童2~4mL/（kg·h），婴儿4~6mL/（kg·h），新生儿3mL/（kg·h）。由于丧失量中Na^+的含量低，所以以补充低Na^+维持液为主。②补充液：是为了纠正异常的体液丧失，如引流液、创面渗出液等。一般丧失液几乎都是等渗的，以补充含生理性Na^+浓度的液体（如平衡盐溶液、等渗盐水、林格注射液等）为主，并参照丧失液体的成分考虑补钾的量。③特殊目的的用液：主要为了纠正水、电解质紊乱及酸碱平衡失调。

（2）手术后要监测患者的意识状态、生命体征、皮肤张力、输入及排出量、血气分析结果、尿量以及电解质、血尿素氮和尿钠、尿渗透浓度。按照血容量、酸碱平衡、电解质平衡、胶体渗透压和血浆渗透浓度、热量和营养的先后次序考虑机体的需要和输液的排序，正确评价水和电解质的平衡状态。

三、术后并发症的预防及护理

（一）感染

切口感染是肾脏手术后常见的并发症，患者在术后3～4d切口疼痛未减轻甚至加重，或减轻后又重新加重，查切口局部可有红、肿、热痛，伴有体温升高、脉搏细速、血白细胞计数增多。若感染位置较深，局部肿胀、压痛不明显或仅有轻度发红。皮肤及皮下的感染，拆除缝线，用镊子或血管钳将切口撑开充分引流，深部感染者行深部引流，全身应用敏感的抗生素，加强支持疗法。若引流出的液体量多，或持续不断，应疑有异物存留或消化道瘘，应做进一步检查。

（二）继发性出血

术后早期（24h以内），由于伤口缝合欠佳，或止血不彻底，基层断端血管出血，如肾脏与周围粘连明显，分离的创面也会渗血不止，患者体内可出现活动性出血，表现为引流管内引流鲜血或较浓的血性液体，且量多，严重者可引起血压下降、脉搏快，血红蛋白和血细胞比容下降，伤口敷料被血渗透。采取加压包扎伤口、输血、补液及应用止血药等保守治疗，若病情加重，应重新手术探查，缝扎止血。

（三）消化道瘘

如十二指肠瘘、结肠瘘、胰瘘等，手术中损伤这些器官，又未能修补好，术后数日内其内容物流入伤口内，就可形成感染并形成瘘管。十二指肠瘘及胰瘘因消化液大量丧失和对组织的刺激，可继发感染、组织坏死、营养不良和水、电解质紊乱。应密切观察，及时发现，应禁食，行静脉高营养，保持水、电解质平衡。从伤口插入多孔橡皮引流管进行负压吸引，用氧化锌软膏保护周围皮肤，使瘘逐渐愈合。结肠瘘多能自行愈合，久治不愈，可行近端暂时性结肠造口，并扩大手术切口、引流，待瘘口愈合关闭结肠造口。

（四）疼痛

腰部斜切口手术中，肋下神经、髂腹下神经及髂腹股沟神经因牵拉可能会受损，术后出现腰部、下腹部及下肢皮肤麻木或灼痛，可给予镇静药或镇痛药。多数患者疼痛在3~6个月后可缓解或消失。

第六节　消化系统疾病患者手术后的监护

消化系统疾病手术治疗包括消化道和消化器官病变后的手术治疗。手术的治疗方式可分为传统手术和微创手术。

一、一般护理

患者从手术室回到重症监护病房后，立即安置好去枕平卧位，连接好气管插管、动静脉插管以及各种引流管，并妥善固定好各种导管，防止意外拔出。必要时将患者的四肢固定，防止患者大幅度无意识的活动。对患者的手术方式、术中的大致情况以及麻醉情况进行初步的评估。

（一）生命体征监测

大手术或可能发生出血的患者，每15~30min监测生命体征，至病情平稳改为1~2h测量1次，并做好记录。通常使用心电监护仪对患者的生命体征进行持续的监测。

（二）管道的护理

消化系统术后的患者常常带有胃管，以进行胃肠减压或从胃管中注入机体所需要的营养物质。口腔、食管疾病术后患者常常带有伤口引流管以引流伤口内的残存血或液体；胃肠道手术的患者术后常带有腹腔引流管、胃或肠道的造瘘管；肝胆胰等消化器官的手术后常带有腹腔引流管、T管、胆囊造瘘管或胰管引流管。有时一个患者留置有多根腹腔引流管，根据患者原发病变的部位及进展情况而放置在不同的位置，如肝脏手术后的肝断面引流管、胰腺手术后的胰上、胰下引流管等。随着肠内营养技术的发展与成熟，术后早期的肠内营养已经得到广泛的提倡；为了保证术后肠内营养的顺利进行，很多时候在手术的同时行空肠造瘘以注入营养物质。

（三）饮食与运动

1.饮食指导

消化系统手术后患者应禁食至胃肠道功能恢复正常，其标志是肛门排气。对于大手术后禁食时间较长的患者，应给予肠外营养支持，以保证机体所需要的各种营养素，节省内源性能量和蛋白质的消耗。开始饮食后，应遵循循序渐进的原则，从流质饮食开始，逐渐过渡到半流质饮食–软食–普食；从饮食量来看，应少量多餐，每餐的摄入量由少到多；从饮食结构来看，应给患者提供高蛋白、高热量、高纤维素、低脂肪的饮食。

2.运动指导

（1）体位：患者全身麻醉苏醒后，根据手术部位取不同的体位。因食管疾病在颈部或胸部行手术的患者，宜采取高半卧位，以利于呼吸；腹部手术后取低半卧位，以减少腹壁的张力，利于伤口的愈合。出现休克的时候取中凹卧位，即下肢抬高20°的同时抬高头部和躯干5°左右。

（2）早期活动：原则上应早期开始床上活动，争取尽早下床活动。一般患者术后1~2d就可以下床活动。对于不能下床的重症患者，应早期开始给予一定的被动运动。早期活动有利于改善全身血液循环、促进伤口愈合、减少因下肢静脉淤血而导致的血栓形成，还可以预防肠粘连、减轻腹胀等。活动要循序渐进，逐步增加活动量，一般先在床上开始少量的活动，如活动下肢各关节、间歇翻身等。但患者有休克、严重感染、心力衰竭、活动性出血、极度衰竭或有特殊的制动要求时，则不能强求早期活动。

（3）深呼吸：鼓励患者深呼吸和咳嗽，以增加肺活量，减少肺部并发症。

用双手按住患者的切口两侧以限制腹部活动的幅度，嘱患者深吸一口气后用力咳痰，并做间断呼吸。

二、营养与补液

消化系统手术后患者在一定的时间内需要禁食，胃肠道及胆道、胰腺、肝脏等手术后患者的禁食时间更长。补液的目的在于避免因呕吐、出血、渗血、引流和术后代谢物增加所致的脱水。当患者开始从胃肠道摄入营养后，补充营养应遵循由稀到干、由少到多、循序渐进的原则。

（一）补液

成人的基本生理需要量大约为1.5mL/（kg·h）。在体液没有特殊丢失的情况下，可根据"4-2-1规则"评估输液量，即第一个10kg体重按4mL/（kg·h）补充液体，第二个10kg体重按2mL/（kg·h）补充液体，余下的体重按1mL/（kg·h）补充。水、电解质和热量补充还应考虑除手术创伤丢失外的所有因素及术后的额外丢失量，如胃肠减压、各种引流液、机械通气和体温因素等。一般患者术后的补液量为2000~3000mL/d。在禁食期间，患者的所有液体量均由静脉补充，在输液过程中遵循静脉治疗的原则。随着胃肠道功能的恢复，患者经胃肠道摄入一定量的液体后，可逐渐减少静脉输液量。

（二）术后营养补充

手术造成的创伤可引起内分泌及代谢过程的改变，这些改变会导致体内营养物质高度消耗，因此，必然要求给予合理的营养补充，这关系到手术成败及手术后伤口和体质的恢复。营养良好的患者在一般手术后，因具有较充分的营养储备，常常不需要进行特别的营养补充。但患者如长期得不到合理的营养供应，则发生严重营养不良，影响治疗效果，甚至危及生命。

1.高热能、高蛋白饮食

无论手术大小，均可导致热能消耗，因而术后患者应增加热能供给。蛋白质是更新和修补创伤组织的原料。由于术后创面渗出蛋白质及分解代谢增加，若不注意蛋白质的补充，就会引起血浆蛋白降低、伤口愈合能力减弱、免疫功能下降的现象。

2.口腔术后患者的营养

（1）流质饮食主要用于颌面外伤、骨折及术后不能张口的患者。进流质饮食时间较长时，应注意补充热量及其他营养成分，可进食牛奶、豆浆或要素饮食。

（2）半流质饮食是口腔疾病常用的饮食，适用于张口受限、口腔溃疡、扁桃体切除后及拔牙患者。一般应用时间较长，需足够的热量，充足的蛋白质，脂肪用限量。

3.胃十二指肠手术后患者的营养

在胃肠道蠕动恢复前不能经口进食，待排气并有饥饿感后才能逐渐恢复进食。术前营养不良或术后有并发症的患者，可以采用TPN进行营养支持疗法。肠蠕动恢复后尝试让患者饮水，出现呕吐立即停止，并补充失去的水分。患者耐受饮水后，可给予清流质饮食，然后尝试给予质地接近匀浆、能够通过吸管的充分研碎的食物，这种状况要维持1～2个月。进食固体食物时，应先采取少量多餐的原则，平均每日进餐5～6次，大约需要经过半年的恢复，才可改成普食。术后患者还要注意补充多种维生素和矿物质，尤其要给予复合维生素B、铁和其他矿物质的补充剂。

4.直肠肛管手术后患者的营养

术后第2日给予无渣流质饮食，一般用米汤、豆腐脑、蛋羹等，这些可以使患者大便减少，以保持伤口清洁，避免感染及疼痛，有利于伤口愈合。术后4～5d可给予少渣半流质饮食或软食，多喝开水，预防便秘引起的伤口疼痛或出血。1周后，可恢复正常饮食，但不宜食用辛辣及刺激性食物。开始时应少量多餐，切忌暴饮暴食。

5.肝胆手术后患者的营养

肝胆手术会使肝功能下降，出现胆汁分泌减少、脂肪代谢紊乱、消化吸收受影响等现象。肝胆手术会严重影响人体的消化与内分泌，因而需要给予有效的营养支持。

肝叶切除以后，肝功能受损，常在术后第1日即出现代谢紊乱，第5～7日达高峰，临床称为危险阶段。此期间若能进行合理营养补充，一般可较平稳地进入恢复阶段。胆道术后暂时性或永久性的胆汁外引流，除丢失水、电解质外，还会损失一部分胆盐，从而影响营养素在肠内的吸收。

手术创伤较小的情况下，患者术后3d左右胃肠功能即可恢复，此时可停止静脉营养补充而改用经口的肠内营养。由于肝胆手术对脂肪消化吸收影响最大，故应控制脂肪摄入量。术后早期还要限制植物油的摄入，以免引起腹泻。给予清淡流质饮食，以碳水化合物为主，补充蛋白质及含脂肪低的食物，如蛋清汤、肝泥汤等。

较大的手术常会引起胃肠功能紊乱，宜选用静脉营养，使胃肠得到休息。待病情好转后，开始给予低浓度要素饮食，并根据情况逐渐增加浓度和剂量。摄入途径有口服、鼻饲或空肠造瘘滴注。待机体功能逐渐恢复后，过渡到低脂半流质饮食，同时减少要素饮食用量，最终实现完全口服饮食。

三、术后并发症的预防和护理

（一）术后出血

术后伤口引流管内引出少量血性液体是正常现象，常常是手术时的残留或术后吻合口的边缘少量渗血所致，常常在手术后的36～48h内消失。患者的引流管内有大量鲜血或出现呕血、黑粪的现象，或出现血压下降、脉搏细数，甚至出现休克的征象时，应怀疑已发生术后大出血。

1.病因

大出血常发生在术后24h内，常常是由于手术器官断端或吻合口边缘的血管结扎不牢、缝线脱落或遗漏结扎出血点。在患者血压较低的时候，血管在术中发生痉挛或钳夹后暂时不出血，但当患者的血压回升、被搬动或痉挛的因素被解除的时候，可出现大量出血。

2.预防及护理

手术过程中仔细操作、彻底止血；指导并协助患者翻身、咳嗽，避免用力过度诱发出血。在护理中，应严密观察患者的生命体征以及各引流管的引流情况，并对失血量进行估计。一般先应用止血药或冰盐水洗胃，如观察数小时无效，或估计出血量在500mL/h以上、经输血后生命体征仍不稳定等持续性出血的临床表现出现时，常常需要进行手术处理。

（二）感染

感染可发生在局部或全身，最常见的是切口感染及尿路感染。

1.切口感染

指清洁切口或可能污染的切口发生的感染。

（1）临床表现：术后3～7d切口疼痛加重，或减轻后又加重，局部出现红、肿、热、痛的典型表现，切口处有脓性分泌物，伴有体温升高、脉搏细数、白细胞计数升高等时常提示发生了切口感染。

（2）预防措施：严格遵守无菌操作的规程；加强患者的营养补充，增强抗病能力。

（3）处理：发现早期征象时，应用有效抗生素，局部可做理疗，以促进炎症的吸收；若形成了局部脓肿，应切开进行充分引流。

2.尿路感染

低位尿路感染是最常见的院内感染之一。约有5%的短期导尿（不足48h）患者有菌血症，仅1%出现尿路感染的临床表现。多先发生在膀胱，感染上行时可引起肾盂肾炎。

（1）临床表现：急性膀胱炎的临床表现为尿频、尿急、尿痛，有时排尿困难；一般无全身症状，尿镜检有红细胞和脓细胞。

（2）预防措施：每日行会阴清洗以保持会阴部的清洁；预防并及时处理尿潴留；留置导尿管及膀胱冲洗时，严格遵守无菌原则。

（3）处理：尿路感染有效的治疗方法是维持充分的尿量，并保持排尿通畅，当潴留尿量超过500mL时，留置导尿管。

（三）应激性溃疡

是指在各种应激状态下，发生在胃十二指肠及食管黏膜的急性病变。其病理改变主要为糜烂和溃疡，临床上表现为上消化道出血和穿孔。

1.病因

（1）术中/术后出血导致低血容量性休克。

（2）术后合并肝、肾、肺等重要器官的衰竭或MOSF。

（3）术后黄疸。

（4）非甾体抗炎药的应用等。

2.预防及护理

由于术后并发应激性溃疡的患者病死率很高，而且出血后没有很好的治疗方法，因此重在预防。预防应激性溃疡的措施有：

（1）积极治疗原发病（如术后出血）及控制诱发因素；

（2）有效补充血容量，输血、输液以纠正休克及水、电解质紊乱和酸碱平衡失调；

（3）留置胃管，抽吸胃内容物和胃内积气，监测抽吸液的pH值，了解其出血情况；

（4）控制胃内的pH值，保持胃内容物的pH值保持在3.5以上时，对预防应激性溃疡有一定的作用。从胃管内注入抗酸药，如将1g硫糖铝溶解于30mL 0.9%氯化钠注射液中胃管内注入，每4h 1次；使用H_2受体拮抗剂，如雷尼替丁，其用法为首次静脉推注50mg，以后每小时静脉注射12.5mg；使用质子泵抑制剂，如静脉滴注或静脉推注奥美拉唑40mg，每日2次；要素饮食及TPN，可以提高胃内的pH值，使pH≥3.5，同时还可为患者提供足够的营养。

（四）肠梗阻

指任何病因引起的肠内容物不能顺利通过肠道和运行，其临床表现有腹痛、腹胀、呕吐、排便障碍及腹部可见肠形等，严重时可并发肠穿孔，水、电解质紊乱，感染甚至休克等，是腹部手术后较为常见的并发症。

1.病因

（1）肠粘连，以小肠粘连多见。

（2）术后麻痹性肠梗阻。

（3）术后并发水、电解质紊乱及弥漫性腹膜炎、腹腔脓肿、胰腺炎等均可导致肠梗阻的发生。其中以粘连性肠梗阻最为常见，占40%～60%。

2.预防及护理

粘连是机体对损伤的一种炎症反应，因此，减少组织损伤、减轻组织炎症反应，可以有效地预防粘连性肠梗阻的发生。鼓励患者术后早期活动以促进肠蠕动尽早恢复，从而有效预防粘连性肠梗阻的发生。

（五）术后黄疸

术后黄疸有肝前性、肝细胞性及肝后性3类，全身麻醉下手术的患者有1%可发生术后肝功能异常，其程度可由中度黄疸到危及生命的肝衰竭不等。胰腺切除、胆道引流以及门腔分流等手术后的患者发生率更高。

1.病因

（1）肝前性黄疸：是由胆红素产生过多引起的，多见于手术导致血细胞溶解破坏或出血后再吸收。禁食、营养不良以及引起肝细胞毒性的药物的使用均可导致胆红素增高。

（2）肝细胞性黄疸：是术后黄疸最常见的原因，主要由肝细胞大量坏死、炎症以及大块的肝脏切除所致。接受胃肠外营养的患者还有发生胆汁淤积性黄疸的危险。

（3）肝后性黄疸：多见于肝、胆、胰等手术后，因为胆管损伤、胆管水肿、胆管残留结石以及肿瘤压迫胆管以及胰腺炎引起胆汁引流不畅所致。

2.预防及护理

严密监测患者的肝功能，观察患者的皮肤、巩膜，发现异常及时报告医师，做到早诊断、早治疗。

（六）其他

1.肠瘘

指肠道与其他器官或肠道与腹腔、腹壁外有不正常的通道。穿破腹壁与外界相通称为外瘘；与其他空腔脏器相通，肠内容物不流到腹壁外者称为内瘘。肠瘘主要是手术后的并发症，也可继发于感染。肠瘘发生后，由于患者丢失大量的消化液，可出现明显的水、电解质紊乱及酸碱平衡失调。病程长者，由于营养物质的丢失和吸收障碍，可发生严重的营养不良。

2.水、电解质紊乱

手术后补充不当或其他的并发症（如肠梗阻）均可导致水、电解质紊乱的发生，若没有得到及时纠正，严重时甚至会危及生命。动态监测水、电解质水平，结合生理需要量和实验室检查结果补足水分和各种电解质，达到有效预防的目的。正确识别其早期征象，及时采取有效的治疗措施，以防水、电解质紊乱发展到更加严重的程度。

3.营养失调

消化系统术后患者常常需要禁食一段时间，胃肠道及胰腺等手术后禁食的时间更长，若忽略了营养的均衡补充，较易并发蛋白质能量缺乏型或低蛋白性营养不良，给伤口愈合、疾病恢复带来一定的负面影响。术前对患者的营养状况进行评估，严重营养不良者可在术前开始营养支持。若估计术后禁食时间在1周以上时，术后早期开始进行肠外营养。

4.下肢深静脉血栓形成

长期卧床、血流缓慢、静脉壁受到损伤以及血液的凝固性增高，大手术后的患者较易发生下肢深静脉血栓形成，若患者出现腓肠肌部位疼痛、下肢肢体肿胀、皮肤发白伴有浅静脉曲张、腘窝或股管部位的压痛时，应高度怀疑并发了深静脉血栓。预防措施：

（1）抬高下肢、积极行下肢运动或穿弹力袜以促进下肢静脉血液回流；

（2）补充足够的水分以减轻血液浓缩，降低黏度；

（3）必要时可行预防性抗凝治疗。

深静脉血栓一旦形成，有脱落发生肺栓塞的危险，在护理上除了严密观察患肢的情况外，还要对患者的呼吸功能进行监测，以早期发现和处理肺栓塞；行抗凝治疗时，观察患者是否有出血的倾向。

5.肺不张

多发生在胃肠道的大手术后的患者，见于老年患者、长期吸烟或急慢性呼吸道感染的患者。术后患者的呼吸运动受到一定的限制，肺底部、肺泡和支气管内容易积聚分泌物，若不能及时有效地咳出，就有导致堵塞支气管造成肺不张的危险。预防措施有：

（1）告知患者术前禁烟2周，指导其练习胸式呼吸，以增强吸气功能；

（2）术后固定或包扎时尽量避免限制呼吸；

（3）协助排出支气管内的分泌物；

（4）采取适当的卧位，避免误吸。

若发生了肺不张，可采取以下的护理措施：

（1）鼓励患者深吸气；

（2）帮助患者多翻身，促使不张的肺重新膨胀；

（3）痰液黏稠者予以雾化吸入等使痰液变稀而易于被咳出或吸出；

（4）痰量持续过多时，使用支气管镜吸痰，必要时行气管切开。

6.切口裂开

多见于腹部手术后的患者，其主要原因有：

（1）患者的营养不良致组织愈合能力差；

（2）剧烈咳嗽或严重腹胀等导致腹腔内的压力突然升高等。

切口裂开常发生在术后1周左右，表现为一次腹部用力后，突然自觉切口疼痛和突然松开，切口处有大量的淡红色液体流出。

预防方法有：

（1）根据患者病情采用胃肠减压、肛管排气等方法及时处理腹胀；

（2）适当的腹部加压包扎；

（3）患者咳嗽时尽量取平卧位，以减轻横膈突然大幅度下降导致腹腔内压力骤然升高。

当患者的伤口裂开后，积极做好再次手术缝合的术前准备。

第八章　心肺复苏的护理

呼吸、心搏骤停是临床上最为危急的情况，早期识别和实施包括高质量心肺复苏在内的生存链各环节的抢救至关重要。因各种原因导致呼吸不能够维持有效的通气和氧合时，就会发生呼吸骤停。当呼吸骤停时，心脏在最初的数分钟内仍能继续其泵血功能，并将储存的氧输送到脑和其他重要器官。如不及时干预，将恶化为心搏骤停，进而导致死亡的发生。心肺复苏开始的时间与患者的存活率密切相关。一般情况下，心搏骤停后患者在4~6min即发生不可逆性的脑损害，越早干预，就有越高的概率恢复自主循环和呼吸功能。因此，在最佳时间内给予及时有效的心肺复苏，是提高心肺复苏成功的重要环节。

第一节　复苏护理配合

护士在心肺复苏中既是医生的助手，又是抢救现场协调组织者，更可谓是发现病情变化、杜绝差错事故发生的"哨兵"。复苏中的每个环节、每项措施稍有疏忽就可能发生不可弥补的损失。心肺复苏是护士的基本功，护士只有熟练掌握它的操作步骤及方法，才能在复苏过程中发挥有效作用。

一、基础生命支持

基础生命支持（BLS），又称初级心肺复苏（CPR），是指采用徒手和（或）辅助设备来维持心搏骤停患者的循环和呼吸的最基本抢救方法。其关键要点包括胸外心脏按压、开放气道、人工通气（即C-A-B），有条件时可考虑实施电除颤（D）治疗等。

（一）初步评估

（1）护士发现患者无反应，首先判断周围环境安全并做好自身防护，如患者晕倒在环境狭小或不安全的地方需将其置于安全空旷的水平地面上。

（2）护士轻拍患者，判断患者意识情况，双膝跪于患者右侧，与双肩同宽，左膝外侧与患者右肩齐平。俯身双手轻拍患者双肩，并在患者左右耳边各大声呼唤："喂，您能听见我说话吗？"同时，立即检查呼吸和大动脉搏动。判断有无有效呼吸时，可观察患者面部、呼吸情形和胸廓有无呼吸起伏。成人和儿童检查其颈动脉，方法是示指和中指的指尖平齐并拢，从患者的气管正中部位向旁滑移2～3cm，在胸锁乳突肌内侧轻触颈动脉搏动；婴儿可检查其肱动脉，检查时间5～10s。

（二）呼救（启动急救反应系统）

在院外，如果患者无反应，应立即呼叫帮助，请他人或通过手机拨打"120"电话，启动急救反应系统，有条件同时获取自动体外除颤仪（AED）。

在院内，护士判断患者无反应、无呼吸、无大动脉搏动时，派人推抢救车，取除颤仪，向上级医生报告，应立即呼叫医护团队或紧急快速反应小组。

（三）胸外按压

一旦判断患者发生心搏骤停，或不确定是否有脉搏时，均应立即开始胸外按压，尽快提供循环支持。按压时，应让患者仰卧于坚实的平面上，头部位置尽量低于心脏，使血液容易流向头部。如果患者躺卧在软床上，应将按压板放置在患者身下，以保证按压的有效性。为保证按压时力量垂直作用于胸骨，护士可根据患者所处位置的高低，采取跪式或站式（可用脚凳垫高）等不同体位进行按压。

1.定位

确定按压部位，常规为胸骨中下1/3即剑突上两横指，具体确定方法为单手食指和中指并拢，沿肋弓向上滑至剑突后垂直立起，另一手掌紧贴两指放置在胸骨上，此掌根即到位，或者两乳头连线与前正中线的交点处，放置掌根。

2.按压手法

一手掌根置于该点，另一手压于该手上方，十指交叉，下方的手指不要贴近胸壁。手臂要成一条直线，与患者胸壁垂直，肘部不能弯曲，双臂夹紧，以髋部为支点，靠上半身的重量向下按压。

3.频率和深度

频率：100～120次/分。深度：5～6cm，匀速按压30次，匀速数数，1、2、3、4……29、30，注意不要靠上肢力量冲击按压。每次按压要给胸廓足够的空间反弹，以便心脏回血（但掌根不应离开胸壁），按压和放松的时间为1∶1。

（四）开放气道

1.清除气道异物

护士双手拇指压推患者下唇包住下牙打开口腔，检查口腔有无异物，如有异物，双手将患者头部轻柔向右转（如不能确认患者颈部未受伤，省略此步，以免加重损伤），以示指缠绕纱布伸进患者口腔清除异物，恢复患者头部位置。

2.开放气道

可采用"仰头抬颏法"（颈椎或脊髓损伤者采用此法）。左手肘部支撑在地上，左手的小鱼际向下压患者的额头，右手示指和中指向上抬患者的颏部，使颏部和耳垂的连线与地面垂直。或可用"托颌法"患者仰卧，对有自主呼吸者，操作者站在其头部前方；对无自主呼吸者，则站在患者一侧，用双手四指放于患者下颌角，使头后仰并抬起下颌，拇指放在口角处使口轻度张开；对于肌肉完全松弛者，操作者可将拇指直接放入其口中提起下颌。

（五）人工通气

如果患者没有呼吸或不能正常呼吸（或仅是叹息），护士应立即给予口对口、口对面罩等人工通气。

1.口对口人工通气

护士在保持患者气道通畅和口部张开的位置时进行。用近患者头侧手捏住患者的鼻子，张开嘴完全包住患者的嘴（有条件者的话，垫一层纱布或专用人工通气呼吸膜），进行人工呼吸匀速吹气。施救者不需要深吸气，平静呼吸即可，每次吹入500～700mL，每次通气时间不短于1s，吹气时眼睛观察患者胸廓是否有起伏。护士松开捏住患者鼻子的手，头部转向患者胸部，观察患者胸廓起伏情况。同样再进行一次人工通气，然后再行胸外按压。

2.口对面罩通气

护士在患者的一侧，完成30次胸外按压之后，将面罩置于患者口鼻部，使用靠近患者头顶的手，将示指和拇指放在面罩的两侧边缘，将另一只手的拇指放在面罩的下缘固定，封闭好面罩，其余手指置于下颌骨边缘提起下颌/颏以开放气道。护士经面罩通气至患者胸廓抬起，然后将口离开面罩，使患者呼出气体。

胸外按压与人工通气比例为30：2，每次通气应持续1s，使胸廓明显起伏，保证有足够的气体进入肺部，但应注意避免过度通气。如果患者有自主循环存在，但需要呼吸支持，人工通气的频率为10～12次/分，即每5～6s给予人工通气1次。婴儿和儿童的通气频率为12～20次/分。

上述通气方式只是临时性抢救措施，应尽快获得团队人员的支持。

（六）早期除颤

心室颤动是非创伤心搏骤停患者最常见的心律失常，除颤是终止心室颤动最迅速、最有效的方法。CPR的关键起始措施是胸外按压和早期除颤。除颤仪未到前，护士对患者进行高质量CPR，除颤仪到后确保患者去枕平卧于坚硬平面上，检查并除去患者身上的金属及导电物质，松开衣扣，暴露胸部给予除颤。

目前生产的AED和手动除颤仪几乎都是双相波除颤仪，除颤能量为120～200J。使用单相波除颤仪时除颤能量为360J。婴儿与儿童除颤首剂量2J/kg，第二次电击能量为4J/kg或更高级别能量，但不能超过10J/kg或成人剂量。除颤之后应立即给予5个循环30：2的高质量CPR后再检查脉搏和心律，必要时再进行另一次电击除颤。

护士配合除颤时应注意以下几点。

（1）除颤前需识别心电图类型，选择非同步除颤。

（2）电极板放置部位应准确。

常用除颤部位如下。

①前-侧位：即一个电击板放在胸骨右缘锁骨下或第2—3肋间（心底部），另一个电极板放在左乳头外下方或左腋前线内第5肋处。

②前-后位：即一个电极板在左侧心前区标准位置，另一个除颤电极板置于

左/右背部肩胛下区。

（3）导电糊需涂抹均匀，两块电极板之间的距离需大于10cm，不可用耦合剂替代导电糊。

（4）电极板与患者皮肤密切接触，两电极板之间的皮肤应保持干燥，以免灼伤。

（5）放电前一定确保任何人不得接触患者、病床及患者接触的物品，以免触电。

二、高级心脏生命支持

高级心脏生命支持（ACLS）是在基础生命支持的基础上，通过应用辅助设备和药物所提供的更有效的呼吸、循环支持，以恢复自主循环或维持循环和呼吸功能的进一步支持治疗。可分为高级A、B、C、D，即：A（airway）——开放气道；B（breathing）——氧疗和人工通气；C（circulation）——循环支持：建立液体通道，使用药物；D（differential diagnosis）——寻找心搏骤停原因。

（一）开放气道

1.口咽气道

护士选择合适的口咽通气管，长度为口角至耳垂或下颌角的距离（宁长勿短、宁大勿小）。护士将患者置于平卧位，头后仰，使口、咽、喉三轴线尽量重叠。清除口咽分泌物，保持呼吸道通畅。配合医生可采用反向插入法和横向插入法。护士可用手掌放于口咽通气管外口，感觉有无气流，或用少许棉絮置于外口，观察棉絮有无运动。

2.鼻咽气道

置患者为仰卧位。护士选择合适的鼻咽通气管，比较通气管的外径和患者鼻孔的内径，使用尽可能大又易于通过鼻腔的导管，长度为鼻尖到耳垂的距离，在通气管表面涂以润滑剂，配合医师选择通畅的一侧鼻孔置入。插入前可在鼻腔内滴入适量血管活性药，以减少鼻腔出血。插入动作应轻柔、缓慢，遇有阻力不应强行插入。

3.气管插管

气管插管是建立人工气道的主要手段，如果置入气管插管将影响胸外按压和除颤，应尽量优先保证胸部按压和尽快除颤，直至患者自主循环恢复后再行气管插管。

护士选择导管，置入管芯，确保管芯位于离气管导管前端开口1cm处。配合医生置入喉镜、暴露视野、置入导管，确认导管在气管内后安置牙垫，拔出喉镜。采用最小闭合容积法或最小漏气技术对气囊进行充气，直至通气时气囊周围无漏气或测量气囊压力不超过$25\sim30cmH_2O$，以此决定注入气囊的气体量，一般需注入$5\sim10mL$气体。轻压胸廓导管口有气流，连续简易呼吸器压入气体，观察胸廓有无起伏，同时听诊两肺呼吸音是否存在和对称。有条件可将气管导管与CO_2探测器或呼气末CO_2检测仪相连，出现正常的PETCO$_2$波形是气管导管位于气管内的可靠标志。护士用长胶布妥善固定导管和牙垫，气体充气后连接入工通气装置。

护士配合气管插管时应注意以下几点。

（1）动作迅速，勿使缺氧时间过长，尽量使喉部充分暴露，视野清晰。

（2）置管的深度自门齿起计算，男性$22\sim24cm$，女性$20\sim22cm$。气管导管顶端距气管隆脊大约2cm。小儿可参照公式：插管深度（cm）＝年龄÷2＋12。应妥善固定导管，每班记录导管置入深度。

（3）评估患者是否存在非计划性拔管的危险因素，例如插管深度、导管的固定情况、气囊压力、吸痰管的选择、气道湿化、呼吸机管路支架的固定、患者躁动、心理状况等，及时制订防范计划并做好交接班。

4.其他

可选择的声门上部高级气道：包括食管–气管导管、喉罩气道、喉导管等，在心肺复苏过程中可作为选择性替代气管插管的通气方法。

（二）氧疗和人工通气

对心搏骤停患者，心肺复苏时，置入高级气道（气管插管）后，应每6s进行1次通气（10次/分）。同时持续进行不间断的胸外按压。如果有氧气，应给予高浓度或100%氧。患者出现ROSC后，再根据动脉血气分析情况调节氧浓度，维持血氧饱和度大于94%。

心肺复苏时，可选择以下人工通气方法。

1.球囊面罩通气法

使用球囊–面罩可提供正压通气，但未建立人工气道容易导致胃膨胀。挤压球囊，在球囊舒张时空气能单向进入球囊内，在球囊的侧方有一氧气接口，可自此接入高流量（10～15L/min）氧气。应用球囊–面罩通气法进行心肺复苏，最好是2人及以上施救者在场时应用，其中1人胸部按压，1人挤压球囊；或1人胸部按压，2人通气（1人固定面罩，1人挤压球囊）。如果气道开放不漏气，挤压1L成人球囊1/2～2/3量或2L成人球囊1/3量。

2.机械通气

机械通气可以增加或代替患者自主通气，是目前临床上所使用的确切而有效的呼吸支持手段。其目的是：

（1）纠正低氧血症，缓解组织缺氧；

（2）纠正呼吸性酸中毒；

（3）降低颅内压，改善脑循环。

（三）循环支持

1.心电、血压监测

CPR时，应及时连接心电监护仪或除颤仪等心电示波装置或心电图机进行持续心电监测，及时发现并准确辨认心律失常，以采取相应的急救措施。检测心律要迅速，如果观察到规律心律，应检查有无脉搏。监测中还应注意任何心电图的表现均应与患者的临床实际情况紧密相联系。

2.建立给药途径

（1）静脉通路：建立静脉通路时常优先选用肘前静脉（如肘正中静脉或贵要静脉）、颈外静脉，尽量不用手部或下肢静脉。对已建立中心静脉通路者，优选中心静脉给药，因中心静脉给药比外周静脉给药循环时间更短、起效更快。但如果在CPR期间，不论是建立外周静脉通路还是中心静脉通路，不可因置入静脉导管而中断CPR和影响除颤。

（2）骨髓通路：可建立骨髓通路进行液体复苏、给药和采集血液标本。由于骨髓腔内有不塌陷的血管丛，是可供选择的另外一种给药途径，其给药效果相当于中心静脉通道。

（3）气管内给药：某些药物可经气管插管滴入气管。常用药物有肾上腺素、阿托品、利多卡因、纳洛酮和血管升压素等。其剂量应为静脉给药的2~2.5倍，使用5~10mL生理盐水或蒸馏水稀释后，将药物直接注入气管。虽然可经气管内给予某些药物，但应尽量选择经静脉或骨髓通路给药方法，以保证确切给药和药物作用。

3.心肺复苏常用药物

（1）肾上腺素：是CPR的首选物。可用于电击无效的心室颤动（简称：室颤）、无脉性室性心动过速（简称：室速）、心脏停搏或无脉性电活动。肾上腺素的用法是1mg经静脉或骨髓通路推注，每3~5min推注1次。每次从周围静脉给药后应该使用20mL生理盐水冲管，以保证药物能够到达心脏。

（2）胺碘酮：当给予2~3次除颤加CPR及给予肾上腺素之后仍然是室颤/无脉性室速时，应准备给予胺碘酮。对于心脏停搏者，其用法是首次300mg，静脉注射。如无效，给予150mg静脉注射或维持滴法。

（3）利多卡因：室颤/无脉性室速导致的心搏骤停，在出现自主循环恢复后，应准备立即开始或继续使用利多卡因。初始剂量为1~1.5mg/kg静脉注射，如室颤和无脉性室速持续存在，5~10min后，再准备以0.5~0.75mg/kg剂量给予静脉注射，最大剂量不超过3mg/kg。

（4）碳酸氢钠：心搏骤停或复苏时间过长者，或早已存在代谢性酸中毒、高钾血症、三环类抗抑郁药过量患者可适当补充碳酸氢钠。

（5）镁剂：如果室颤/无脉性室速心搏骤停与尖端扭转型室速有关，可给予硫酸镁1~2g溶于5%葡萄糖溶液10mL中缓慢（5~20min）静脉注射。硫酸镁仅是辅助药物，用于治疗或防止尖端扭转型室速复发时应用，不建议心搏骤停时常规使用。

（6）阿托品：可作为救治血流动力学不稳定的心动过缓的措施之一。首次静脉推注0.5mg，每隔3~5min可重复1次，最大总剂量为3mg。

（四）寻找心搏骤停原因

在救治心搏骤停过程中，应尽可能迅速明确引起心搏骤停的病因，以便及时对可逆性病因采取相应的救治措施。

三、心搏骤停后治疗

一旦心搏骤停患者出现ROSC，应立即开始心搏骤停后的系统性综合治疗，防止再次发生心搏骤停。心搏骤停后治疗措施包括维持有效的循环、呼吸与神经系统的功能，特别是脑灌注，及时提供目标温度管理和经皮冠状动脉介入治疗等。

（一）优化通气和吸氧

应注意优化通气和吸氧，促进自主呼吸，及时监测动脉血气分析结果和二氧化碳波形图。为避免心搏骤停后ROSC的患者发生低氧血症，加强气道管理，保持气道通畅，维持血氧饱和度在94%或以上。

（二）维持有效的循环功能

自主循环恢复后，应注意避免低血压，处理可逆性病因，维持有效循环功能，可采取如下措施。

1.建立或维持静脉通路

如尚未建立静脉通路或应用紧急骨髓通路，应建立静脉通路。

2.心电、血压监测

注意监测脉搏、心率和心律，及时识别心律失常，如室性早搏、室速等。由于引起心搏骤停的最常见原因是心血管疾病和冠状动脉缺血，因此，ROSC后应尽快完成12或18导联心电图检查，以帮助判断是否存在ST段抬高。如果疑似院外心搏骤停为心源性原因和存在ST段抬高，应急诊进行冠状动脉造影。如果高度怀疑AMI，即使没有ST段抬高，亦应做好急诊进行PCI的准备。如果心搏骤停后患者有冠状动脉造影指征，不论其是否昏迷或呈清醒状态，均应做好紧急进行冠状动脉造影的准备。

3.有创血流动力学监测

ROSC患者血流动力学状态不稳定时，有时需有创监测血流动力学情况，以评估全身循环血容量状况和心室功能，如监测中心静脉压可了解低血压的原因，决定输液量和指导用药。

（三）脑复苏

脑复苏是心肺复苏的目的，是防治脑缺血缺氧、减轻脑水肿、保护脑细胞、恢复脑功能到心搏骤停前水平的综合措施。

脑复苏的主要措施如下。

1.维持血压

在缺氧状态下，脑血流的自主调节功能丧失，主要靠脑灌注压来维持脑血流，任何导致颅内压升高或平均动脉压降低的因素均可减低脑灌注压，从而进一步减少脑血流。因此，在对心搏骤停患者的救治中，收缩压维持在90mmHg以上，和（或）平均动脉压高于65mmHg。如果发生低血压，应立即纠正，以保证良好的脑灌注。

2.目标温度管理

复苏成功后，如果患者仍处于昏迷状态（不能遵从声音指示活动），应尽快使用多种体温控制方法将患者的核心体温控制为32～36℃，并稳定维持至少24h。常用物理降温法，如冰袋、冰毯、冰帽降温，或诱导性低温治疗。目标温度管理治疗期间的核心温度监测应该选择食道、膀胱或肺动脉等处，肛门和体表温度易受环境因素影响，不建议作为温度监测的首选部位。

3.防治脑缺氧和脑水肿

主要措施如下。

（1）脱水：应用渗透性利尿药脱水，以减轻脑组织水肿和降低颅内压，促进大脑功能恢复。

（2）促进早期脑血流灌注。

（3）高压氧治疗：通过增加血氧含量及其弥散功能，提高脑组织氧分压，改善脑缺氧，降低颅内压。

（四）终止心肺复苏

经过20min的心肺复苏后，患者对任何刺激仍无反应、无自主呼吸、无自主循环征象，心电图为一直线（3个以上导联），可以考虑终止心肺复苏。对于气管插管患者，二氧化碳波形图检测PETCO$_2$仍不能达到10mmHg以上时，其复苏的可能性将很低，综合其他相关因素，可有助于决定终止复苏。

（五）器官捐献

所有心搏骤停患者接受复苏治疗，但继而死亡或脑死亡的患者都可被评估为可能的器官捐献者。

第二节　复苏后患者的护理

一、基础护理

1.保持呼吸道通畅

及时清除呼吸道分泌物，落实胸部物理治疗方法，翻身叩背，抬高床头为30°～45°，预防VAP发生，保持安全、舒适的体位，肢体处于功能位。

2.严格无菌操作技术

由于心肺复苏急救中各种介入性导管较多，如气管切开、气管插管、输液通道、导尿管等各种导管，严格遵守消毒隔离制度和无菌操作技术原则，预防感染的发生。

3.加强生活护理

包括加强眼睛、口腔、会阴、尿道口和皮肤等护理，预防并发症发生。

4.严密观察病情变化

护理人员必须加强观察技术，密切观察患者神志、瞳孔、面色、生命体征、脉氧的变化，并做出综合判断和处理。

5.个人隐私的保护

无论患者有无意识，尽可能使用窗帘、屏风，保护患者隐私。

6.培养患者自理能力

对已脱离危险期、病情相对稳定的患者，要帮助其进行日常生活能力的锻炼，尽可能恢复其独立生活的能力。

二、功能维护

（一）循环系统功能的维护

1.建立静脉通路

为控制血压用血管活性药时应有专用静脉通路，最好建立靠近心脏的大血管通路，通过颈外静脉、肘静脉等大血管内给药，提高复苏成功率。用微量注射泵或输液泵调节速度，确保输入剂量准确、持续，根据症状和体征随时调整。

2.观察尿量

尿量是反映肾组织灌注充足与否的一项较敏感的指标，有助于判断体内水平衡和肾功能情况，更有助于判断心功能和心排血量的情况。密切观察尿量、颜色、pH、比重及有无血尿和血红蛋白尿等。

3.观察末梢循环情况

脉搏、四肢末梢温度、皮肤色泽、毛细血管和静脉床的充盈状况反映了外周循环的状态。如容量不足，应适当补充血容量，纠正低血压。如心功能差或心力衰竭，则患者脉搏细速乏力，肢端出现苍白或发绀，应酌情使用正性肌力药和血管活性药，改善心脏功能，充分吸氧，及时纠正酸中毒。

4.有创血流动力学监测

评估全身循环血容量状况和心室功能，如监测中心静脉压可了解低血压的原因，决定输液量和指导用药。

5.心电监护

应用心电监护仪动态监测患者的心电、血压、心律、心率变化，及时识别心律失常，处理血压不稳定和心律失常等。

（二）呼吸系统功能的维护

1.保持呼吸道通畅

清除患者口鼻腔和呼吸道分泌物及痰液，及时更换吸痰管，遵循无菌操作原则，定时翻身/拍背和气管湿化，促进痰液排出，避免加重感染。加强呼吸功能监测，确保适度通气，控制好二氧化碳分压，以利于获得有效呼吸。

2.正确提供氧疗

呼吸机通气支持护理和气道护理，防止缺氧、人工气道堵塞和误拔出、肺部感染、窒息和气压伤等发生。

3.如使用呼吸机做辅助呼吸

定期测动脉血气，根据PaO_2、$PaCO_2$、pH、血$[HCO_3^-]$、血氧饱和度等数据随时调整氧浓度或呼吸机参数，加强氧疗护理。

4.对病情好转、自主呼吸恢复的患者

在严密观察下可逐步脱离呼吸机。

（三）神经系统功能维护

1.目标温度管理（TTM）

所有心搏骤停后恢复自主循环的昏迷（即对语言缺乏有意义的反应）成年患者都应采用TTM。目标温度选定为32～36℃，并至少维持24h。常用物理降温法，如冰袋、冰毯、冰帽降温，或诱导性低温治疗。但在TTM后应积极预防昏迷患者的发热。

2.防治脑缺氧和脑水肿

（1）脱水：应用渗透性利尿药脱水，配合TTM，以减轻脑组织水肿和降低颅内压，促进大脑功能恢复。在脱水治疗时，应注意防止过度脱水，以免造成血容量不足，难以维持血压的稳定。

（2）促进早期脑血流灌注。

（3）高压氧治疗：通过增加氧含量及其弥散功能，提高脑组织氧分压，改善脑供氧，降低颅内压。有条件者可早期应用。

（四）其他

1.预防急性肾衰竭

急性肾衰竭是心肺复苏后患者的一个常见并发症，是由肾小管急性坏死造成的，尿量是反映机体重要脏器血液灌注状态的敏感指标之一，尿量异常是肾功能改变最直接和最常见的指标。为减少对患者肾功能的损伤，应注意观察尿量、颜色、性状，监测血清肌酐和尿素氮。24h尿量少于400mL为少尿，少于100mL为无尿，多余4000mL为多尿。危重患者病情变化快，观察每小时尿量的变化更具意义。正常成年人每小时尿量为0.5～1mL/kg，当每小时尿量少于17mL时即为少尿。

2.纠正酸中毒

酸中毒破坏血脑屏障，加重脑循环，诱发和加重脑水肿。酸中毒是心肺复苏后、循环功能不稳定，发生心律失常和低血压的重要因素，也是脑复苏失败的重要因素。因此，需要纠正酸中毒。临床上根据血气分析决定碳酸氢钠的用量。

3.提供足够营养，增加机体抵抗力

营养支持的目的不仅是供给细胞代谢所需要的能量与营养底物，维持组织器官正常的结构与功能，更重要的是改善患者应激状态下的炎症、免疫与内分泌状态，影响疾病的病理生理变化，最终影响疾病转归，改善临床结局。在补充营养底物的同时，重视营养素的药理作用。为改善危重症患者的营养支持效果，在肠外与肠内营养液中可根据需要添加特殊营养素。

三、人性化护理

（一）帮助患者家属稳定情绪

患者病情危重，家属往往在短时间内不能接受现实，医护人员在救治过程中，对患者病情发展、救治措施等及时向家属做出解释，缓解家属的紧张情绪，抢救完毕后告知家属下一步诊治流程，让家属及时、动态、全面客观地了解患者病情，减少不必要的疑虑和担心。

（二）注重与患者家嘱的沟通

及时与患者家属沟通并取得信任，有助于稳定患者的情绪，保证治疗护理的顺利进行。重视对家属的照护，把握家属的需求，预防和缓解家属的不良心理状态，使其更好地配合救治工作。耐心解答家属所担心的问题，讲解必要的抢救知识以及出现的各种情况，让家属做好必要的心理准备。

（三）体贴、关怀患者

对尚未恢复意识的患者，可引导患者家属与其进行适当的语言交流，以刺激神经；对神志恢复的患者，应加强与患者的沟通交流，及时了解其心理状态与需要，使用通俗易懂的语言向患者介绍相关的疾病与治疗知识，做好健康宣教，消除患者的不良情绪，提高战胜疾病的自信心，积极配合治疗与护理，以促进康复；对无法说话的患者采取手势交流，使患者感到温暖，尽可能减轻或消除患者的孤独感和压抑感，在不影响监护和治疗的前提下，鼓励家属来院探视；对危重患者进行精神鼓励，使之配合治疗的顺利开展。

第三节　复苏护理管理要点

心肺复苏是抢救心搏骤停患者生命的紧急手段，专业、规范的急救管理尤为重要。心肺复苏急救护理强调定位配合，注重医生和护理人员之间的紧密协作，使急救护理工作极具程序化，医护人员各司其职，分工及职责明确。

一、CPR质量管理

心肺复苏技术允许对CPR质量实施即时监护、记录与反馈，包括患者生理指标与急救员操作值。这些重要资料在CPR期间可即时使用，亦可用于复苏后讨论及质量的改进。根据相关证据总结，2015年心肺复苏指南更新时就CPR期间胸外按压反馈的推荐意见更新为"即时最佳CPR操作，使用自动视频装置是合理的"。

二、团队复苏

高质量的CPR需要团队协助完成，团队中必须指定一位领导者指挥与协调全体成员，其中心目标是给予高质量的CPR。团队的领导者要协调团队工作，减少CPR的中断，通过使用即时反馈装置给予正确的胸外按压速度与深度、减少依靠胸壁及胸外按压的中断，避免过度通气。

三、CPR登记资料

对OHCA（院外心脏骤停）与IHCA（院中心脏骤停）进行登记是很实用的。"Get With The Guidelines-Resuscitation"数据库，是最大的、前瞻性、多中心、观察性IHCA数据库。美国和加拿大超过600家医院参与数据登记。自2000年以来，该数据库已登记20万条"骤停"索引，并对IHCA几个方面提供重要的见解，在IHCA的发生率与存活率方面缩小种族差别，收集支持延长CPR时间的证据，此方面也可在国内建立相关数据库，进行统一推论和演算，更好地指导临床实践。

四、日常抢救管理

（一）组默力

当班护士遇到心搏骤停者，应立即投入抢救，人力不足时请求调度支援，确保各项抢救措施实施准确到位。

（二）物资保障

急救设备、器材、药品等平时均应处于备用完好状态，定点放置，专人清点，每班交接，做到所有急救物品标记醒目、数量充足。

（三）抢救秩序的维持

护士应劝告与抢救无关人员离开抢救区域，对患者家属要诚恳耐心，取得配合，保持抢救通道畅通。护士应执行抢救程序，做到有条不紊、忙而不乱。

（四）确保各项医嘱准确执行

护士必须按照医嘱执行规范，执行各项医嘱。

（五）完善护理记录

护士对患者病情及护理评估给予客观、及时、准确、完整记录，按护理文书书写规范认真记录，不得涂改。抢救用药、抢救措施、病情变化、生命体征、出入量和各项治疗在规定时间内补记完整。

（六）安全转运患者

复苏后患者的转运必须做好转运前的准备（转运需求的评估、知情同意的签署、转运人员的组成、转运路线的确定、患者的准备、转运仪器设备及药物的准备等），转运过程中病情的严密观察（生命体征、脉氧、面色、末梢循环、导管等），转运目的地患者的交接（患者的一般信息、病史、重要体征、实验室检查、治疗抢救经过、导管等，并书面签字确认）。

（七）预防感染和并发症的发生

严格遵循无菌技术操作和手卫生原则，做好口腔护理、雾化护理、胸部物理治疗等，预防呼吸道感染和呼吸机相关性肺炎。留置中心静脉导管和动脉导管的患者应防止发生导管相关性血流感染。留置尿管患者严格进行会阴和尿管护理，防止发生导尿管相关性尿路感染。对可疑感染部位必要时正确采集标本进行病原学检查，以明确有无感染和选择敏感抗生素。

（八）涉及法律问题的处理

对无名患者急救的同时向科室领导、医务处、总值班汇报，请医院保卫部门联系家属；对涉及法律问题的患者应及时向保卫人员汇报，配合公安部门做好有关事务，及时书写病历并妥善保管，死亡病历应由专人登记管理。

五、提高护士反应能力

由于心搏骤停患者抢救需要争分夺秒，护士必须熟练掌握心肺复苏技术、急救技能和急救程序，必须思维敏捷，反应迅速，及时准确地完成紧急状态下的各种救治和抢救工作无缝衔接，才能提高心肺复苏成功率。

（一）提高心肺复苏能力

组织护士学习美国心脏协会（AHA）发布的《2015年心肺复苏和心血管急救指南更新》和国际复苏联络委员会（ILCOR）与AHA共同发布的建议《心脏停搏后体温管理》（2017年有更新内容），进行心肺复苏培训并考核合格。熟练掌握心肺复苏的程序和各项操作，运用有效的心肺复苏流程图和心搏骤停的情景模拟，实施标准化心肺复苏，做到每人均可进行操作和角色互换，不仅做到与医生的熟练配合，还可以替换医生实施徒手心肺复苏。

（二）提高团队合作能力

护理工作作为团队合作性工作，其合作程度直接关系到患者的安全与护理质量，若护士团队的合作程度越高，则护士对工作的满意程度就越好。在《2015年心肺复苏和心血管急救指南更新》中团队协作属于重点部分，护士经标准化考核的实施，才能更好地锻炼口头表达能力与分析判断能力及应急应变能力，加上多人抢救配合练习，合理分工与协作，才能创建高效的护理合作团队。

（三）提高急救能力

护士在心肺复苏培训后，能更积极自信地去参与抢救，给予常态化的心肺复苏培训和考核，能提高护士理论知识水平与实践操作技能。

（四）提高急救服务态度

突发疾病或意外死亡造成患者和其家属的痛苦和焦虑，他们来院时由于角色的突然转变，加之对医院环境陌生、规章制度不了解及医务人员在紧张的抢救工作气氛中对其无暇顾及时，表现出不安、压抑、恐惧。抢救过程中，护士应注意满足患者家属的合理需求，对其问题耐心解答和处理，增强患者家属对医务人员的信任。

第九章　常见意外伤害的急救及护理

第一节　中暑

中暑是指人体处于热环境中，体温调节中枢发生障碍，汗腺功能衰竭和水电解质紊乱为特征和以突然发生的高热、皮肤干燥、无汗及意识丧失或惊厥等为临床表现的一种急性疾病。

一、病因

烈日暴晒与高温下长时间劳作等。

二、诱因

（1）肥胖。

（2）缺乏体育锻炼。

（3）过度劳累。

（4）睡眠不足。

（5）伴发潜在性疾病，如糖尿病、心血管疾病、下丘脑病变。

（6）某些药物的应用，如阿托品、巴比妥等。

（7）饱食后立即进行高温环境下作业。

（8）酷暑季节，老年人，久病卧床者，产妇终日逗留在通风不良、空气潮湿、温度较高的室内，均易发生中暑。

三、诊断

根据有高温环境暴露史、过多出汗而缺乏液体的补充，临床症状和实验室检查可以做出诊断，也应注意其他器质性疾病。

四、临床表现

中暑按病情轻重可分为以下几种。

（一）先兆中暑

在高温环境下，中暑者出现头晕、眼花、耳鸣、恶心、胸闷、心悸、无力、口渴、大汗、注意力不集中、四肢发麻，此时体温正常或稍高，一般不超过37.5℃，此为中暑的先兆表现，若及时采取措施如迅速离开高温现场等，多能阻止中暑的发展。

（二）轻度中暑

除有先兆中暑表现外，还有面色潮红或苍白、恶心、呕吐、气短、大汗、皮肤热或湿冷、脉搏细弱、心率增快、血压下降等呼吸、循环衰竭的早期表现，此时体温超过38℃。

（三）重度中暑

除先兆中暑、轻症中暑的表现外，还伴有晕厥、昏迷、痉挛或高热。
重度中暑还可分为以下几类。

1.热痉挛

在高温环境中，由于大量出汗，使水和盐丢失过多，如仅补充大量水而补盐不足造成低钠、低氧血症，导致四肢无力、肌肉痉挛、疼痛，体温正常或低，严重的肌肉痉挛伴收缩痛（腓肠肌、咀嚼肌、腹直肌、肠道平滑肌），呈对称性、阵发性、痉挛性、多见于健康的青壮年。

2.热衰竭

由于水电解质盐的大量丢失，使得有效循环血量明显减少，发生低血容量休克，机体为了散热，心排血量大大增加，使得心血管系统的负荷加重，导致心血管功能不全或周围循环衰竭，多见于老年人和有慢性疾病患者。

3.热射病

由于人体受外界环境中热原作用和体内热量不能通过正常生理性散热达到热平衡，致使体内热蓄积，引起体温升高。起初，可通过下丘脑体温调节中枢以增加心排血量和呼吸频率，扩张皮肤血管等加快散热；之后，体内热量进一步蓄积，体温调节中枢失控，心功能减退，心排血量减少，中心静脉压升高，汗腺功能衰竭，使体内热量进一步蓄积，体温骤升，引起以高热、无汗、意识障碍为临床特征的热射病，多见于老年人和热适应不良者。

4.日射病

在烈日的暴晒下，强烈的日光穿透头部皮肤及颅骨引起脑细胞受损，进而造成脑组织的充血、水肿。由于受到伤害的主要是头部，所以最开始出现的不适就是剧烈头痛、恶心、呕吐、烦躁不安，继而可出现昏迷及抽搐。

五、辅助检查

（1）血、尿常规：白细胞总数和中性粒细胞升高、蛋白尿和管型尿。

（2）肝、肾功能与电解质检测：严重病例常出现氨基转移酶升高、血肌酐和尿素氮升高、肌酸激酶（CK）和乳酸脱氢酶（LDH）升高、电解质紊乱、凝血机制异常。

（3）心电图。

（4）CT检查：方便、迅速而安全，尤其是对于急诊患者能较快做出排除性诊断，对争取时间抢救患者起到重要作用。

（5）血气分析：混合性酸碱平衡失调。

六、救治原则

（1）立即脱离高温环境、迅速降温。

（2）对症治疗，纠正水电解质紊乱和酸碱平衡紊乱。

（3）积极防治循环衰竭、休克和并发症。

七、救治要点

（一）先兆中暑和轻度中暑急救处理

（1）改变环境。

（2）降温（使体温<38℃，冷水冷敷）。

（3）使用降暑药物：给予十滴水、人丹、藿香正气水。

（二）重度中暑处理

1.降温

（1）物理降温：冰袋冷敷，乙醇擦浴，有条件者可使用控温仪（降温毯）。

（2）药物降温：与上同时进行，首选氯丙嗪，调节体温调节中枢功能，扩张血管、松弛肌肉降低耗氧。

2.纠正水、电解质失衡

每日进水量3000mL，还可静脉滴注5％葡萄糖盐水1500～2000mL；酸中毒者酌情静脉滴注5％碳酸氢钠200～250mL。

3.对症治疗

（1）保持呼吸道通畅，并给予吸氧。

（2）脑水肿和颅内高压者：甘露醇脱水。

（3）心力衰竭：洋地黄制剂。

（4）肾衰竭：血液透析。

（5）弥漫性血管内凝血：肝素＋纤溶酶抑制剂。

八、主要护理问题

1.体温过高

与机体热调节机制障碍有关。

2.有效循环量不足

与出血、出汗和心功能不全有关。

3.低效性呼吸形态

与肺的顺应性降低，呼吸肌疲劳，气道阻力增加，气道分泌物过多有关。

4.有感染的危险

与机体免疫力降低和侵入性操作有关。

5.出血

与凝血功能障碍、应激性溃疡有关。

6.潜在并发症

休克、DIC。

九、护理措施

（一）保持有效降温

1.室温

20～25℃。

2.准确执行各种降温措施

（1）冰袋放置位置准确，及时更换，防止冻伤，乙醇擦拭时应顺着动脉方向走行。

（2）乙醇全身擦浴为拍打式擦拭背、臀及四肢。

（3）使用控温仪（降温毯）时，应注意各管道衔接严密，患者宜平卧。

（二）密切观察病情变化

（1）降温效果的观察。

（2）监测患者脉搏、呼吸、血压、神志变化和皮肤出汗情况，防止虚脱、衰竭发生。

（3）观察与高热同时存在的其他症状。

（三）保持呼吸道通畅

协助医生给予患者经口气管插管，并接呼吸机辅助呼吸，监测指脉氧、动脉血气及呼吸形态。

（四）严格执行无菌操作

遵医嘱应用抗生素，并注意观察用药反应。

（五）保持室内空气新鲜，环境适宜

限制探视，减少感染因素。

（六）加强基础护理

防止并发症发生。

十、健康宣教

（1）大量饮水。在高温天气，不论运动量大小都要增加液体摄入。不要等到口渴时再饮水。对于某些需要限制液体摄入量的患者，高温时的饮水量应遵医嘱。

（2）注意补充盐分和矿物质。乙醇性饮料和高糖分饮料会使人体失去更多水分，在高温时不宜饮用。同时，要避免饮用过凉的冰冻饮料，以免造成胃部痉挛。

（3）少食高油、高脂食物，减少人体热量摄入。

（4）穿着质地轻薄、宽松和浅色的衣物。

（5）中午高温时应减少户外工作。如必须进行户外工作，则应每小时饮用500mL以上的水或茶水。

（6）虽然各种人群均可受到高温中暑影响，但婴幼儿、65岁以上的老年人、患有精神疾病以及心脏病和高血压等慢性病的人群更易发生危险，应格外予以关注。对于这些高危人群，在高温天气应特别注意，及时观察是否出现中暑征兆。

（7）合理安排工作，注意劳逸结合。

第二节　淹溺

淹溺是指患者淹没于水中或其他液体中，堵塞了呼吸道或因惊恐、寒冷、异物刺激等因素反射性地引起喉痉挛，引起窒息和缺氧。水充满呼吸道和肺泡引起窒息，吸收到血液循环的水引起血液渗透压改变、电解质紊乱，最后造成呼吸停止和心脏停搏而死亡。

根据发生机制可分为干性淹溺和湿性淹溺。

（1）干性淹溺：是指人入水后，因受强烈刺激（惊慌、恐惧、骤然寒冷等），引起喉头痉挛，以致呼吸道完全梗阻，造成窒息死亡。当喉头痉挛时，心脏可反射性地停搏，也可因窒息、心肌缺氧而致心脏停搏。

（2）湿性淹溺：是指人淹没于水中，本能地引起反应性屏气，避免水进入呼吸道。由于缺氧，不能坚持屏气而被迫深呼吸，从而使大量水进入呼吸道和肺泡，阻滞气体交换，引起全身缺氧和二氧化碳潴留；呼吸道内的水迅速经肺泡吸收到血液循环，由于淹溺的水所含的成分不同，引起的病变也有差异。

一、病因

（1）游泳过程中或意外落入水：由于腓肠肌痉挛、疲劳过度、水草缠绕、水急浪高等因素。

（2）潜水意外而造成：潜水用具发生故障、潜水时间过长、体内血氧浓度过低。

（3）疾病发作或醉酒：患者有心脑血管疾病或游泳时急性病发作而导致淹溺；在醉酒时不慎跌落水中的危险性很大，所有成人溺死者＋约45％伴有酒精中毒。

（4）过度紧张换气：导致呼吸性碱中毒，或手足抽搐。

二、诊断和鉴别诊断

（一）病史诊断

（1）对成年人或意外淹溺者应注意有无淹溺前其他病变，如醉酒、服用过量镇静药、癫痫、脑血管意外、心肌梗死等。

（2）区别是淡水淹溺还是海水淹溺。

（二）临床表现

（1）患者被救上岸时往往已处于昏迷、呼吸停止，仅有微弱心跳或已心脏停搏，四肢冰冷，发绀，口鼻充满泡沫液体。

（2）轻者呼吸加快、咳嗽，重者有肺水肿，部分发生呼吸窘迫综合征。

（3）神经系统可有癫痫发作，精神症状，烦躁不安，言语和视力障碍。

（4）其他，有发热、上腹膨隆、胃扩张、肾衰竭、出血等表现。

（5）淡水溺水者有血液稀释现象，且有溶血及血红蛋白尿症、高钾血症；海水溺水者则有血液浓缩现象。

三、辅助检查

1.血生化检查

白细胞常有轻度升高，血钾升高，血和尿中出现游离血红蛋白。

2.尿常规

蛋白尿及管型尿，可有血红蛋白尿。

3.动脉血气分析及pH测定

显示低氧血症、高碳酸血症和呼吸性酸中毒，可合并代谢性酸中毒。

4.胸部X线检查

斑片浸润，肺部阴影增大，肺野中有大小不等的絮状渗出或炎症改变，有时可出现典型肺水肿征象。

5.心电图检查

常表现有窦性心动过速，非特异性ST段和T波改变，通常数小时内恢复正常。

四、救治原则

（1）迅速救离出水。

（2）立即恢复有效通气。

（3）心肺复苏。

（4）对症处理。

五、救治要点

（一）恢复呼吸道通气功能

（1）立即清除溺水者口、鼻中的杂草、污泥，保持呼吸道通畅，剪开内衣，利于呼吸运动。

（2）将患者腹部置于抢救者屈膝的大腿上，头部向下，按压背部迫使呼吸道和胃内的水倒出，也可将淹溺者面朝下扛在抢救者肩上，上下抖动而排水，但不可因倒水而延误心肺复苏。

（二）心肺复苏

（1）胸外心脏按压和人工呼吸。

（2）不要轻易放弃抢救，特别是低温情况下应延长抢救时间，直到专业医务人员到达现场。现场救护有效，患者恢复心跳、呼吸，可用干毛巾擦遍全身，自四肢、躯干向心脏方向摩擦，以促进血液循环。

（三）转运途中监护

（1）心肺复苏有效者，高流量氧气吸入。

（2）未恢复者，边转运边抢救。

（3）开通静脉通道，及时用药。

（4）观察生命体征变化，做好观察记录。

（5）注意保暖。

（四）心肺复苏后处理

（1）淡水淹溺者出现肺脑水肿者，可以使用利尿药，如速尿20mg加入5%

葡萄糖40～60mL静脉注射，或速尿20mg，肌内注射，必要时4h重复一次，同时可用地塞米松10mg静脉滴注，每日2次，连续使用。

（2）出现电解质紊乱者，在未进行血生化测定时，可先输注3%氯化钠纠正血液稀释，随后再按监测结果进行调整。

（五）纠正水、电解质平衡

淡水淹溺者用3%生理盐水500mL静脉滴注，纠正血液的稀释，防止溶血的加重。海水淹溺者因为有血液浓缩，用5%葡萄糖溶液500～1000mL静脉滴注或用右旋糖酐500mL静脉滴注，以稀释血液。

（六）病情监测

1.循环系统的监护

复苏成功后，安装心电监护，监测患者的心律、血压、血氧饱和度。如发生心室颤动，可采用电除颤或药物除颤；心力衰竭者可用毛花苷C；心律失常者可用抗心律失常药治疗。

2.呼吸功能监测

迟发型肺水肿是患者的主要死亡原因。要注意输液速度，有肺水肿征象者，及时给予强心药和利尿药。

3.肾功能的监测

观察尿量和颜色，记录患者的出入量，观察患者是否有少尿和血红蛋白尿，出现后给予利尿药和5%碳酸氢钠以碱化尿液。

4.中枢神经系统的监测

密切观察患者的脑水肿的变化和脑疝的出现。使用渗透性利尿药、糖皮质激素减轻脑水肿；头部降温，降低大脑耗氧量；必要时可行高压氧治疗。

六、主要护理问题

1.不能维持自主呼吸

与淹溺、窒息、呼吸中枢受损有关。

2.清理呼吸道无效

与深昏迷、痰液无法自主排出有关。

3.营养失调

低于机体需要量、与意识障碍、高热、机械通气消耗增多有关。

4.有发生呼吸机相关性肺炎（VAP）的危险

患者昏迷使用呼吸机有关。

5.有皮肤完整性受损的危险

与长期卧床有关。

七、护理措施

（一）呼吸道护理

溺水患者经倒水处理后，口鼻呼吸道仍有泥沙杂草或异物残留，同时胃内的水未被完全倒出，为保持呼吸道通畅，应将头偏向一侧，意识清楚、病情允许时可抬高肩部，动作要轻柔快捷，同时要备好呼吸兴奋药、呼吸机、气管插管等急救药品及器材。

（二）静脉用药的护理

选择合适的静脉通路，应用静脉留置针连接三通管，保持静脉通路通畅，有休克患者应建立多条静脉通路，最好建立中心静脉通路，及时、准确地遵医嘱给予渗透性利尿药、强心药、激素、镇静药等药物，并观察用药的效果，做好记录。

（三）观察病情

观察意识、瞳孔、面色、皮肤、温度、呼吸、血压和心率，给予持续心电监测及血氧饱和度监测，留置导尿，观察尿色、尿量及性质，根据医嘱及时有效地留取各标本，特别是动脉血气分析标本，为医生的治疗提供依据。

（四）输液护理

维持体液平衡，准确记录24h出入量，严密监测中心静脉压，及时调整输液量，最好使用输液泵输液，防止输液过多、过快，加重肺水肿及心力衰竭。

（五）体温护理

在其他抢救治疗进行的同时，做好复温护理，首先要脱去潮湿的衣裤袜，加盖棉被，调节室温为26℃左右，可用34～35℃温水擦洗，先擦洗四肢，然后擦躯干，监测直肠温度，监测体温变化，必要时输入液体加温至37℃，待体温接近正常时停止复温并注意保暖。可将热水袋用毛巾包裹后置于足底，昏迷患者对热感觉不灵敏，应防止烫伤，应掌握逐渐复温原则，不可将热水袋置于头部复温或保暖，避免加重脑部氧耗，引起抽搐，加重脑部症状。

（六）防治肺部感染

由于溺水误吸，气管插管，使用呼吸机均增加肺部感染的机会，应积极做好如下几点工作：

（1）保持病房清洁，空气新鲜，定时做好物表、地面、空气消毒；

（2）严格执行无菌操作原则，有气管插管者，使用一次性吸痰管，定期更换吸痰管管路、呼吸机管路和人工鼻饲管，有污染时及时更换，每日口腔护理、会阴部护理2次；

（3）医护人员严格执行洗手及手消毒制度，做好标准预防工作，防止交叉感染；

（4）有鼻饲者，应抬高床头30°～45°，鼻饲后30min内避免吸痰搬动患者，防止反流及误吸；

（5）根据医嘱正确留取痰血培养标本，并根据结果合理选用抗生素，并观察药物疗效。

（七）心理护理

患者入院后积极组织抢救及治疗，还要做好家属安慰解释工作，对意识清楚者，针对不同原因，做好心理疏导，让其树立正确的恋爱观、人生观，采用合适的方式来减轻生活工作的压力和矛盾纠纷，鼓励患者的家庭做好亲情、爱情、友情的力量支持，争取早日恢复健康，康复出院。

八、健康宣教

（1）小孩尽量不得接近水域，有心脑血管等疾病的患者，不宜游泳。

（2）游泳前要做好热身运动，不要在过于冰冷的水中游泳，游泳时间不宜过长，游泳时一旦出现痉挛，不必惊慌，可采取仰卧位，头顶向后，口向上方，口鼻可露出水面。让身体漂浮于水面，等待他人的援助或慢慢向岸边游去，上岸后按摩或热敷患处。

（3）加强体育锻炼，提高身体的抵抗力，如有不适，及时复诊。

第三节　电击伤

电击伤是指高于一定量的电流通过人体，造成机体局部或全身性损伤及功能障碍。电击伤包括触电和雷击，又分为低压电击伤和高压电击伤。

一、病因

电流通过人体造成损害，尤其是高压电流、雷击等常为致命性损伤。不仅有局部皮肤损伤，严重者还可伤及皮下组织、肌肉、骨骼甚至引起休克和死亡。低压电流可以抑制心脏，引起心室颤动，高压电流则影响中枢神经系统，导致呼吸、循环功能障碍。

二、发病机制

人体作为导电体，在接触电流时，即成为电路中的一部分。电压40V即有组织损伤的危险，220V可引起心室纤维颤动，1000V可使呼吸中枢麻痹。电流能使肌肉细胞膜去极化，10～20mA已能使肌肉收缩，50～60mA能引起心室纤维颤动。交流电能使肌肉持续抽搐，能被电源"牵住"，使触电者不能挣脱电源。低频交流电的危害比高频大，尤其每秒钟频率在50～60Hz时，易诱发心室纤颤。因此交流电的危害比直流电更大。电流能量可以转变为热量，使局部组织温度升高，引起灼伤。人体肌肉、脂肪和肌腱等深部软组织的电阻较皮肤和骨骼小，极易被电流灼伤，还可引起小血管损伤、血栓形成，引起组织缺血和局部组织水肿，加重血管压迫，使远端组织严重缺血、坏死。

三、诊断和鉴别诊断

（一）病史

有电击史或雷击史。

（二）临床表现

轻者可有头晕、头痛、心悸、耳鸣、面色苍白、惊恐、四肢酸软、全身乏力，重者抽搐、昏迷、休克甚至因心脏停搏而死亡。局部表现：皮肤损害主要为电灼伤，灼伤面积多不太大，呈椭圆形，焦黄色，界限清楚，有焦煳味，损伤深者可达骨骼。

（三）全身及神经系统检查

1.神经系统损害

除电流对脑部直接损害外，可有因倒地摔伤而造成的颅脑外伤，部分受电击伤者可出现周围神经病变、肢体单瘫或偏瘫等。

2.心律失常

受伤者在复苏后48h内可出现心室颤动等严重的心律失常。

3.肢体坏死

关节脱位和骨折。

4.其他

尚可有肝损害、胰腺、胆囊坏死、白内障、耳聋、性格改变和智力障碍等。

四、辅助检查

（1）心电图在48h内可出现心室颤动等严重心律失常。

（2）尿常规异常，可呈肌红蛋白尿，血尿素氮、肌酐增高。

五、救治原则

（1）迅速脱离电源。

（2）实施有效心肺复苏和心电监护。

（3）对症治疗。

六、救治要点

（一）轻型患者

严密观察，卧床休息，给予镇静及对症处理。

（二）重型患者

对心跳、呼吸停止者迅速进行心脏复苏，保持呼吸道通畅。有条件时行气管插管或气管切开、呼吸机辅助呼吸、心脏电除颤，并快速建立静脉通道，遵医嘱输入晶体、胶体溶液。

（三）局部伤口

进行清创处理，清除坏死组织，必要时截肢。肌内注射破伤风抗毒素，并同时应用抗生素以预防感染，尤其要注意厌氧性细菌感染的发生。

（四）积极纠正休克，纠正水电解质、酸碱平衡紊乱，防止脑水肿

由于肌肉及红细胞的破坏，释放出大量肌红蛋白和血红蛋白，可静脉滴注20%甘露醇100～200mL，或与地塞米松10～20mg静脉滴注，以防止急性肾衰竭的发生。

（五）防治并发症

1.急性肾衰竭

由于肌肉及红细胞的破坏，而释放出大量肌红蛋白和血红蛋白，可刺激肾血管引起痉挛，并在酸性环境下沉淀而阻塞肾小管，引起急性肾衰竭，可静脉滴注20%甘露醇100～200mL或与地塞米松10～20mg静脉滴注，以防止急性肾衰竭的发生。

2.心律失常

电击伤时心肌遭到强大电流刺激而有严重损害，特别是低电压，可致心肌细胞内离子紊乱而产生致命的心室纤颤引起死亡。因此，需每15～30min观察生命体征，监测心肌酶谱，了解心肌损害程度。持续心电监护，监测心律和心率。

3.脑损伤

包括电流对脑部的损害、电击伤致心肺损伤导致低氧性脑病及严重电击伤致机体大面积烧伤引发脑水肿。观察是否有脑损伤所致的血压升高、休克，好转时是否突然出现心率、呼吸不规则及双侧瞳孔不等大等情况，治疗时注意处理脱水与抗休克的矛盾，原则为参考血压与尿量，边补边脱。

4.骨筋膜室综合征

以四肢电击伤发生率最高，电击伤后，肢体深部组织坏死，液体大量渗出，造成筋膜下水肿，静脉回流障碍，形成骨筋膜室综合征。注意观察足背动脉搏动及肢端氧饱和度监测，如肿胀肢体出现持续剧烈疼痛且进行性加剧、足背动脉搏动消失、肢端氧饱和度测不到、被动牵拉肢端疼痛加剧，要警惕骨筋膜室综合征的发生，协助做好筋膜切开减压准备工作。

七、主要护理问题

1.意识障碍

与电击伤致脑水肿、脑疝有关。

2.低效型呼吸形态

与意识丧失，呼吸骤停有关。

3.有效循环血量不足

与电击伤致大面积烧伤有关。

4.清理呼吸道无效

与意识丧失、分泌物过多有关。

5.并发症

心律失常、急性肾衰竭、脑损伤。

八、护理措施

（一）保持患者呼吸道通畅

面罩或鼻塞给氧，使用呼吸机者保证气道湿化，及时清除呼吸道分泌物，维持有效呼吸，监测动态血气分析。严密观察病情、意识和生命体征变化。

（二）持续心电监护

密切观察心率、心律情况，对于轻型触电者，神志清醒仅感心慌乏力和四肢麻木者，也应该在心电监护下观察1~2d。

（三）严密观察

观察电击伤后伤口渗血、渗液、局部血液循环情况，肢端水肿程度和动脉搏动情况，出血时间大多发生在伤后2~3周，如治疗过程中出现大出血立即采取紧急止血措施，并立即通知医生，及时处理。

（四）饮食

清醒者给予高热量、高蛋白、高维生素饮食，昏迷者给予鼻饲流质饮食，1500~2000mL/d。

（五）遵医嘱

按时、准确地使用强心药、利尿药、血管收缩药和抗生素。观察用药反应及疗效，特殊用药最好用微量泵进入，注意用药配伍禁忌，输入多种药物最好不要在一条通路上进入，以防出现局部药物不良反应。

（六）密切观察患者尿的颜色、比重和尿量的变化

观察有无血红蛋白尿或肌红蛋白尿，并做好记录。定时留取尿标本及尿生化检验，如尿少或出现血红蛋白尿，应加快补液速度，以达到每小时尿量50mL以上、减少肾功能损害、碱化尿液等目的。对合并有心肌损伤的患者，输液速度应适当控制，防止脑水肿和心衰的发生。

（七）预防控制创面感染

保持创面干燥保持病室内干净整洁，空气清新，所有医护操作严格按照无菌原则进行，密切观察患者伤口的变化，并对创面分泌物及痰液进行培养。

（八）心理护理

电击伤是一种意外事故，而且大都有不同程度的伤残。由于事发突然，患者及家属毫无思想准备，患者一时之间无法接受现实，心理受到了巨大的打击；患者容易产生焦虑、恐惧等负面情绪，甚至部分患者会产生自杀的念头，因此，在整个救治过程中，护士的语言、举止沉着，动作轻柔以及救护措施迅速得当能使患者情绪稳定，消除和缓解紧张恐惧心理。在临床护理过程中要多给予安慰、鼓励，做好患者的心理护理，对患者做耐心细致的护理的同时向患者进行心理疏导和安慰，解除思想顾虑，使患者乐观对待疾病，树立战胜疾病的信心，积极配合治疗和护理，增强生活信念。

九、健康宣教

（1）加强安全用电常识的宣传教育，严格遵守技术操作规程。

（2）雷雨时不可在大树下躲雨，遇火灾或台风袭击时应切断电源。

（3）定期检查室内电线，如果受潮或被损坏，要及时修补或更换。

（4）不要用湿手直接触电源开关，更不能随便触摸已经接通了电源的电线的破损处。

第四节　烧伤

烧伤一般是指由于热力（如沸液、热金属、火焰、蒸汽等）、电流、化学物质、放射性物质等致机体组织损害，可伤及皮肤、皮下组织、肌肉、骨骼、关节、神经、血管、内脏等，所以，烧伤不仅是局部组织的损伤，而是在一定程度上，可引起全身性的反应或损伤。

一、分类

烧伤主要分为热力烧伤、化学性烧伤、电流烧伤、放射性烧伤。

（1）热力烧伤：可由火焰、热水、热液、热气流、蒸汽、爆炸时高温、电火花和直接接触热物所致。热力烧伤是最常见的烧伤。

（2）化学烧伤：是化学物质与人体表面直接接触导致的组织损害，化学烧伤可累及皮肤、黏膜、呼吸道和眼等部位，平时常见为强酸、强碱、磷。强酸烧伤由于氢离子具有极强的吸水性，接触后细胞脱水，蛋白质凝固成痂，保护了痂下组织。强碱不但吸水且溶解组织蛋白、皂化脂肪，连续加深组织的损坏。磷则在烧伤中产生三氧化二磷，遇水形成磷酸，进一步对组织造成损伤。

（3）电烧伤：由电火花引起的电弧烧伤程度较轻，电接触烧伤常常引起广泛的组织凝固坏死。烧伤程度与电流、电压、电弧等大小有关。电烧伤临床表现为入口大，出口小，入口处损伤比出口处严重，组织深部损伤严重，易发生继发性出血。

（4）放射性损伤：主要是由于特有的核辐射伤和电热力所引起的损伤，可分为单纯性放射线损伤和放射性复合伤。

二、烧伤的病理变化

（一）局部变化

主要是由热力作用引起毛细血管壁损伤和细胞变质、坏死、凝固或炭化，取决于热力（湿度）和接触组织的时间。

根据烧伤程度的不同，皮肤可出现红斑→水疱→焦痂。

（二）全身反应

全身反应的轻重取决于烧伤面积的大小和深度，烧伤范围越大，全身反应越严重。根据烧伤创面引起全身病理生理变化的阶段性，烧伤病程经过可分为休克期、急性感染期、修复期。各期有不同的特点，各期之间紧密联系而有重叠，并非截然分开。

1.休克期（体液渗出期）

体液大量丢失引起低血容量性休克，烧伤导致微静脉和毛细血管均受到损伤，血管通透性增加，大量血浆样液体渗出。烧伤面积越大、越深，则水肿越重，休克发生越早。特重烧伤在伤后2～4h，重度烧伤在4～8h即可陷入严重休克状态。

2.急性感染期感染

急性感染期感染是烧伤临床上最常见的问题，是严重烧伤患者主要死亡原因之一。资料显示，烧伤面积超过30％的死亡病例中约70％死于感染。在烧伤12h后创面开始有大量细菌，一般继休克后或休克的同时，急性感染即已开始。烧伤面积越大、深度越深，感染机会也就越多、越重，尤其是在休克期渡过不平稳、并发症多的患者，更易发生全身性感染。

3.修复期

伤后第5～8日开始，直到创面痊愈；无明显感染的浅Ⅱ度烧伤，一般在第8～14日愈合，深Ⅱ度第17～21日痂下愈合；Ⅲ度烧伤，面积很小的（直径3～5cm）可由四周的上皮长入而愈合，面积较大的需要经过植皮方可愈合。

三、烧伤严重程度的分类

1.轻度烧伤

总面积9％以下的Ⅱ度烧伤。

2.中度烧伤

总面积10％～29％，或Ⅲ度烧伤面积10％以下。

3.重度烧伤

总面积30％～49％，或Ⅲ度面积10％～19％；或总面积不足30％，但全身情况较重或已有休克、复合伤、中重度吸入性损伤者。

4.特重烧伤

总面积50％以上，Ⅲ度20％以上。

四、诊断和鉴别诊断

（一）烧伤面积计算法

我国统一使用的烧伤面积计算法如下。

1.新九分法

为便于记忆将人体按体表面积划分为11个9%的等份，另加1%，构成100%，适用于较大面积烧伤的评估，可简记为：3、3、3（头、面、颈），5、6、7（双上肢），5、7、13、21（双臀、下肢），13、13（躯干），会阴1。

2.手掌法

患者五指并拢的手掌面积约为体表面积的1%。临床上常结合九分法一起使用。

（二）烧伤深度的估计

烧伤深度的估计，一般采用Ⅲ度四分法。

Ⅰ度烧伤、浅Ⅱ度烧伤、深Ⅱ度烧伤和Ⅲ度烧伤的病理变化及临床特征如下。

1.Ⅰ度烧伤

仅伤及表皮、局部皮肤发红，故又称为红斑烧伤。有轻度肿胀和疼痛，一般2~3d后红斑消失，局部坏死的表皮细胞由深层细胞增生修复。临床上出现脱屑，不留瘢痕，有时可有轻度色素沉着。

2.浅Ⅱ度烧伤

伤及全层表皮和真皮浅层，有大小不一的水疱。水疱表皮脱落可见淡红色的基底，其上有均匀的鲜红色斑点，为真皮乳头层中充血的血管丛断面。皮温高，渗出多，肿胀明显。并且由于末梢神经受刺激而疼痛剧烈、感觉过敏。3~4d结成一薄层棕黄色干痂。如无感染，则由残留表皮10~14d增生愈合，愈合后有色素沉着，但无瘢痕。

3.深Ⅱ度烧伤

伤及真皮深层，但有皮肤附件残留，也可形成水疱，但因变质的表皮组织稍厚，故水疱较小或较扁薄，且基底呈浅红或红白相间或可见网状栓塞血管；感觉迟钝、皮温稍低；表面渗液较少，但底部肿胀明显。伤后1~2周创面逐渐干燥，如无感染等并发症，3～4周可愈合，愈合后留有瘢痕。如被感染，则残留的皮肤附件往往被破坏，而变成Ⅲ度。

4.Ⅲ度烧伤

伤及皮肤全层，甚至可达皮下、肌肉、骨骼等。皮肤坏死、脱水后可形成焦痂，故又称为"焦痂性烧伤"。创面可呈苍白、棕褐色、焦黑、炭化或可见树枝状栓塞血管；局部变硬、干燥、无水疱，但皮下组织间隙有大量液体积聚。焦痂一般于伤后2～4周逐渐分离并露出肉芽创面，除较小面积能自行愈合外，一般都需经皮肤移植方能愈合，愈合后留有瘢痕或畸形，不能出汗。

五、辅助检查

（1）重度烧伤早期，体液丢失，血液浓缩时，血常规检查红细胞计数、血红蛋白量和血细胞比积明显增高，尿比重增高；代谢性酸中毒时，二氧化碳结合力降低，非蛋白氮升高，有条件时可查血气分析以及血清Na^+、K^+、Cl^-的测定，以确定是否酸中毒。

（2）脓毒败血症时，白细胞总数常为（10～25）×10^9/L，中性粒细胞达85%以上，并可见中性核左移及中毒颗粒，血培养阳性时有助于诊断。

（3）脓液细菌培养及药敏试验有助于确定致病菌种类，可有针对性地选择抗生素。

六、救治要点

（一）急救处理

烧伤急救原则在于使伤员迅速脱离引起烧伤的现场，进行必要的急救；对于轻症进行妥善的创面处理，对于重症做好转运前的准备和及时转送。

1.脱离致伤原因

将伤员救离火源现场后，迅速脱去着火衣物、立即卧倒就地慢慢滚动，或扑、盖来灭火，或用水浇灭，切勿惊慌乱跑、呼喊或用手扑打，以免火借风势燃烧更旺和引起呼吸道烧伤，或引起双手烧伤。中小面积的四肢烧伤，可将肢体浸入冷水中，以减轻疼痛和热力的损害。一般浸泡时间为半小时，或到不痛为止。

被酸、碱或其他化学物品浸湿的衣物应立即脱去，创面迅速以大量清水长时间冲洗，不强调使用中和剂。

磷烧伤时应立即以湿布覆盖创面，或将受伤部位浸入水中，以防磷遇空气继续燃烧。随后处理时，应尽量将磷粒去除。再用2％碳酸氢钠溶液湿敷。创面应湿敷包扎，忌用油质敷料，以免磷溶于油而加速吸收，引起中毒。触电后应立即中断电源，扑灭电火花引起的火焰。

2.保护创面

将创面用清洁的被单、衣物等包裹，以免污染和再损伤，不要用有颜色的外用药，以免影响以后对烧伤深度的估计。

3.镇静止痛

烧伤患者都有较剧烈的疼痛并烦躁不安，应给以安慰和鼓励，使其情绪稳定、安静合作；酌情使用镇痛药（如哌替啶），轻度烧伤患者可采用肌内注射或口服给药，重症患者微循环障碍，肌内注射吸收不良，故需静脉给药（1岁以下婴儿忌用上述止痛药）。对于所用药物名称、剂量、给药途径、时间必须详细记录。

4.呼吸道的观察

对于颜面烧伤的患者，或现场发生在密闭环境中，很有可能发生呼吸道烧伤，抢救时应注意检查，嗅闻口腔有无烟熏味，观察痰中和口腔内是否存在碳颗粒，口腔黏膜是否红肿，声音是否嘶哑，有无呼吸困难，听诊有无呼气性喘鸣。呼吸道受刺激后可很快出现喉头水肿引起窒息，要严密观察，做好气管切开准备。

5.静脉补液

对于轻度烧伤患者可以给口服含盐饮液，较大面积或大面积烧伤患者应及早给以静脉补液。

6.转送

对于重症患者最好在伤后2～3h内转送到医院，否则等到休克期渡过再转送为宜，切忌休克期高峰时转送。途中静脉输入生理盐水。并且转送途中忌用冬眠药物，以防出现直立性低血压。有呼吸道烧伤时以湿纱布覆盖口鼻，密切观察呼吸情况。伤员的位置尽量与行驶方向垂直或足前头后，以防止脑缺血和颠簸。

（二）初期处理

（1）维持呼吸道通畅，并给以氧气吸入；建立静脉补液通道，应选用较粗的血管，使用套管针刺效果更好；酌情使用镇痛药；肌内注射破伤风抗毒素。

（2）创面初期处理，又称为烧伤清创术，目的是尽量清除创面污染：

①刮除创面部位及附近的毛发，修剪手指甲；

②以灭菌生理盐水冲洗创面轻拭去表面黏附物，使创面清洁；

③正确处理水疱，浅Ⅱ度创面水疱小者可不予处理，大者可于底部剪破排空；深Ⅱ度创面水疱应剪除以防感染；

④Ⅲ度创面的残留表皮要尽量去除，外涂碘仿或磺胺嘧啶银，择期手术。

（三）创面处理

正确处理创面是治疗烧伤的关键环节。

1.处理原则

保护创面、减轻损害和疼痛、防止感染。Ⅰ度烧伤创面只需保持清洁；浅Ⅱ度烧伤创面要防止感染、减轻疼痛；深Ⅱ度烧伤创面要防止感染、保存残留上皮组织，促使结痂，争取痂下愈合；Ⅲ度烧伤创面要防止感染，保持焦痂完整、干燥、有计划地手术治疗。

2.处理方法

（1）包扎疗法：采用敷料对烧伤创面包扎封闭固定的方法。

①目的：减轻创面疼痛，防止创面加深，预防创面感染；一定的压力可部分减少创面渗出、减轻创面水肿。

②适用范围：适用于污染较轻、创面清洁的四肢浅度烧伤。

③方法和注意事项：于清创后的创面上先覆以单层凡士林纱，外加脱脂纱布和2～3cm厚的棉垫，然后以绷带由远端至近端均匀加压包扎。包扎时尽量使指趾端外露，以便观察肢体血运；指趾分开包扎以防止并指畸形的发生；并注意关节部位的功能位，以免形成功能障碍。包扎后，肢体应抬高，并经常变换受压部位，经常检查敷料松紧、有无渗出、有无臭味和肢端循环。一般可在伤后5d更换敷料，如创面渗出多、有恶臭且伴有患者高热、创面跳痛，需及时换药检查创面。

（2）暴露疗法：将创面直接暴露于空气中。

①目的：为创面局部提供一个温暖、干燥、不利于细菌生长繁殖的环境，可预防与控制创面感染。对深度烧伤则可抑制焦痂液化与糜烂。

②适用范围：适用于颜面、会阴等不适于包扎部位的烧伤，以及严重污染和已经发生感染的创面。

③方法和注意事项：将患者安放在铺有灭菌床单和纱布垫的床上，使创面直接暴露在温暖、干燥、清洁的空气中，可结合使用电热吹风或远红外线辐射。为使创面充分暴露，应经常变换体位，为使腋窝会阴得到充分暴露，患者应尽量呈大字形。病室要求病房内应清洁、舒适，采用暴露疗法的患者，不能用衣物保暖，因此病室温度应为28～32℃，并有湿度监测仪及加热保暖措施，如各种烤灯；另外，还应具备通风设施和消毒隔离装置，如紫外线消毒仪。

（3）创面的观察和护理：如创面出现水肿、渗出液增加、颜色转暗、加深，创缘下陷、上皮生长停止、腥臭、焦痂潮湿变色，肉芽血管栓塞、组织变性坏死以及创缘出现炎性侵入都是创面脓毒症或败血症的征象，应密切观察，随时记录。对于采用包扎疗法的患者体温升高、创面疼痛加剧、持续性跳痛或烦躁不安者，均应及时打开检查。

（四）感染创面的处理

感染不仅侵蚀组织影响创面愈合，而且可导致脓毒血症和其他并发症，必须认真处理，消除致病菌、促进组织新生。创面感染的细菌主要有铜绿假单胞菌、金黄色葡萄球菌、大肠埃希菌、变形杆菌等，多为混合感染。感染最易发生在受压迫或潮湿、隐蔽的部位，如腋窝、会阴等。感染的创面应及时引流，清除已溶解的坏死组织，选用湿敷、半暴露疗法或浸润等去除。脓液应进行细菌培养并做药敏试验，正确选用抗生素，合理用药。

（五）并发症的预防和护理

1.低血容量性休克的预防和护理

此为休克期护理要点，主要以补液维持有效血容量。

成人浅度烧伤面积小于15%，小儿小于10%（非头部烧伤），可口服烧伤饮料补充液体的丢失，一般不需静脉补液。大面积烧伤患者必须采用静脉补液，根据烧伤面积做出输液计划。

（1）补液的种类

①胶体：通常用血浆及血浆代用品，如血浆、羟乙基淀粉、右旋糖酐等。

②晶体：通常用生理盐水或平衡盐溶液，如复方林格液、乳酸钠林格液等。

③水：5%或10%葡萄糖溶液。

（2）补液量的计算：根据烧伤程度计算补液量，一般Ⅱ度、Ⅲ度烧伤患者的补液量如下。

①补充晶体和胶体的量（mL）：

第1个24h：

成人：1.5mL×面积（%）×体重（kg）

婴幼儿：2mL×面积（%）×体重（kg）

第2个24h：所需补充晶体和胶体的量为第一个24h所需量的一半。

第3个24h：所需补充晶体和胶体的量为第一个24h所需量的1/4。

②水分需要量：成人，2000～3000mJ；儿童，60～80mL/kg；婴幼儿100mL/kg。

（3）补液的方法：补液的速度应掌握先快后慢的原则，其中晶体和胶体的各半量最好在伤后8h内输完，水分则每8h各输入1/3。晶体、胶体和水分要交替输入，特别注意不要在一段时间输入大量不含盐或胶体的液体。

2.感染

感染是烧伤三大死亡原因之一，应及早发现及时处理。全身症状的观察和护理如下。

（1）体温：患者出现高热伴寒战，革兰阴性杆菌感染时出现低体温，对患者可采用各种物理或药物降温措施，同时增加补液对于低体温患者应注意保暖。

（2）脉搏、心率：休克期后的患者心率一般为120～140次/分，感染时可增至140次/分以上，低体温时心率并不下降，出现体温、心率分离现象。

（3）呼吸：感染早期呼吸多快而浅，呼吸音粗，进一步可为呼气性呼吸困难，后期出现张口、抬肩、点头呼吸。

（4）精神症状：早期症状多为兴奋，表现为烦躁、谵语、幻觉；以后转为抑制，表现为表情淡漠、神志恍惚。此时应注意安全，必要时以镇静药。室内保持安静以减少对患者的刺激。

（5）胃肠道症状：主要有食欲缺乏、腹胀。

（6）实验室检查：血白细胞明显上升或下降。

3.肺炎

肺部感染不仅是烧伤患肺部并发症的首位，也是所有烧伤患者并发症中最常见的。

七、主要护理问题

1.有窒息的危险

与头面部、呼吸道或胸部等部位烧伤有关。

2.体液不足

与烧伤后大量体液自创面丢失、血容量减少有关。

3.皮肤完整性受损

与烧伤导致组织破坏有关。

4.自我形象紊乱

与烧伤后毁容、肢体残障及功能障碍有关。

5.营养失调

低于机体需要量与烧伤后机体处于高分解状态和摄入不足有关。

6.潜在并发症

感染、应激性溃疡。

八、护理措施

（一）维持有效呼吸

1.保持呼吸道通畅

及时清除口鼻及呼吸道的分泌物；鼓励患者深呼吸、用力咳嗽及咳痰；对气道分泌物多者，定时翻身及拍背，改变体位，以利于分泌物排出。

2.加强观察

若发现患者有刺激性咳嗽或咯黑痰、呼吸困难、呼吸频率增快，SpO_2下降、血氧分压下降等表现，应积极做好气管切开及气管插管的准备。

3.吸氧

中重度呼吸道烧伤患者多有不同程度缺氧，一般用鼻导管或面罩给氧，氧浓度为40%左右，氧流量4~5L/min，合并CO中毒者可经鼻导管给高浓度氧或纯氧吸入，有条件者积极采用高压氧疗。

4.加强气管插管及气管切开后的护理

严格无菌操作，正确进行气管内吸引，给予蒸汽吸入、雾化吸入含有抗菌药、糜蛋白酶的液体，保持呼吸道湿润，以控制呼吸道炎症及稀释痰液。

（二）补充液体、维持有效循环

1.建立静脉输液通道

迅速建立2~3条能快速输液的通道，保证各种液体及时输入，尽早恢复有效循环血量。

2.合理安排输液的种类及速度

遵循"先晶后胶、先糖后盐、先快后慢"的输液原则合理安排输液的种类及速度。

（三）加强创面护理，促进愈合

1.抬高肢体

肢体烧伤者，保持各关节处于功能位，适当地进行局部肌锻炼。观察肢体末梢血运循环情况，如皮温和动脉搏动。

2.保持敷料清洁和干燥

采用吸水性强的敷料，若敷料被渗液浸湿、污染或有异味时应及时更换，包扎时压力均匀，达到要求的厚度和范围。

3.适当约束肢体

极度烦躁和意识障碍者，适当予以肢体的约束，以防止无意抓伤。

4.定时翻身

定时为患者翻身，以避免创面因长时间受压而影响愈合。

5.用药护理

定期做创面、血液及各种排泄物的细菌培养和药敏试验，合理应用广谱、高效抗菌药及抗真菌药，注意药物配伍、观察用药效果及不良反应。

6.病室温度

接受暴露疗法患者的病室温度应控制在28～32℃，相对湿度50%～60%。

九、健康宣教

（1）烧伤是一种破坏很强的损伤，对患者以后的生活质量有很大的影响。因此，预防火灾发生至关重要。增强防火意识，进行安全操作是每一个公民的义务。安全用电、安全用火、安全生活。

（2）在火灾现场，切记不要喊叫，应以湿毛巾掩口鼻离开，以防呼吸道烧伤。

（3）保护创面、隔离热源使创面不再继续受损，对预后很有利。如烫伤后，及时用凉水冲淋。

（4）大面积烧伤患者应及早送至有经验的医院进行抢救，尽可能早地为患者补液。

（5）在治疗中，营养支持很重要，应鼓励患者多进饮食，增加蛋白及维生素摄入量。

（6）患者要以最佳的心态接受治疗，积极配合。

（7）创面愈合后尽早进行功能锻炼，减少二次手术。

参考文献

[1]王一镗，刘中民. 心肺脑复苏[M]. 上海：上海科学技术出版社，2020.

[2]李红霞，石多莲. 急诊急救护理[M]. 北京：中国医药科技出版社，2019.

[3] 马志华，狄树亭，金松洋. 急危重症护理[M]. 武汉：华中科技大学出版社，2019.

[4]梁品. 外科急危重症[M]. 北京：中国协和医科大学出版社,2018.

[5]德尔，麦克沃伊，塔地夫. 急危重症救护手册[M]. 李冬梅，冯艳梅，陈兰兰，译. 天津：天津科技翻译出版公司,2019.

[6]赵海霞，王云霞，朱国超. 实用急危重症学[M]. 上海：上海交通大学出版社,2018.

[7]闫怀军，郁志磊，贾建华. 新编急危重症学[M]. 北京：科学技术文献出版社,2018.

[8]史铁英. 急危重症临床护理[M]. 北京：中国协和医科大学出版社,2018.

[9]徐鹤. 心内科急危重症救治手册[M]. 郑州：河南科学技术出版社,2019.

[10]毛之奇. 外科急危重症救治手册[M]. 郑州：河南科学技术出版社,2019.

[11]彭蔚，王利群. 急危重症护理学[M]. 武汉：华中科技大学出版社,2017.

[12]牟万宏. 新编临床急危重症学[M]. 上海：上海交通大学出版社,2018.

[13]王大冰. 实用临床急危重症学[M]. 上海：上海交通大学出版社,2018.

[14]逯萍. 现代临床急危重症学[M]. 上海：上海交通大学出版社,2018.

[15]梁名吉. 心内科急危重症[M]. 北京：中国协和医科大学出版社,2018.

[16] 刘凤侠，梁军利，刘晋. 急危重症护理常规[M]. 南宁：广西人民出版社,2016.

[17]华清泉，许昱. 耳鼻咽喉—头颈外科急诊诊断与处理[M]. 北京：人民军医出版社，2014.